U0260917

编　委　会

高职高专"十二五"规划教材

药物检验技术

朱伟军　马　林　主编
季剑波　主审

化学工业出版社

·北京·

本教材立足课程改革和教材创新，以案例教学的模式进行编写，全书共分为十四章，包括药物检验基础知识，物理常数检测技术，药物的鉴别，杂质及其检查方法，醇、醚、醛和酮类药物的检验，芳酸及其酯类药物的检验，胺类药物的检验，巴比妥类药物的检验，杂环类药物的检验，维生素类药物的检验，生物碱类药物的检验，甾体激素类药物的检验，抗生素类药物的检验及药物制剂的检验等内容。书中针对每一类药物的检验均设计了若干典型案例，在对每一个案例进行分析的基础上，对完成该案例所需的理论知识和技能要求进行了阐述。案例选择力求贴近生活和生产实际，充分体现知识的应用型，有利于读者对知识的理解和应用。

本书为高职高专化学制药类专业教材，同时也可以作为相关职业培训、进修所用，或作为相关企业技术及管理人员的参考书。

图书在版编目（CIP）数据

药物检验技术/朱伟军，马林主编. —北京：化学工业出版社，2015.1
高职高专"十二五"规划教材
ISBN 978-7-122-22234-3

Ⅰ.①药… Ⅱ.①朱…②马… Ⅲ.①药物-检验-教材 Ⅳ.①R927.1

中国版本图书馆 CIP 数据核字（2014）第 254154 号

责任编辑：陈有华　窦　臻　　　　　文字编辑：周　倜
责任校对：宋　玮　　　　　　　　　装帧设计：王晓宇

出版发行：化学工业出版社（北京市东城区青年湖南街 13 号　邮政编码 100011）
印　　装：三河市延风印装厂
787mm×1092mm　1/16　印张 18½　字数 470 千字　2015 年 2 月北京第 1 版第 1 次印刷

购书咨询：010-64518888（传真：010-64519686）　　售后服务：010-64518899
网　　址：http://www.cip.com.cn
凡购买本书，如有缺损质量问题，本社销售中心负责调换。

定　　价：40.00 元

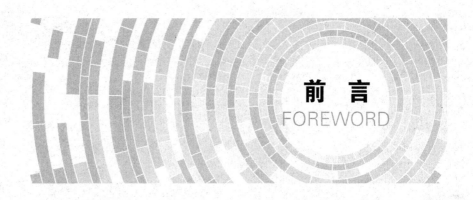

前 言
FOREWORD

    本教材针对当前高职教育改革发展的新形势，为了满足社会对应用型人才的需求，在总结多年的教学改革和教学经验的基础上，结合医药企业的生产实际，由一线教师与企业工程师共同合作编写而成。

    本教材立足课程改革和教材创新，体现校企合作及现代职业教育特色。为了突出教材的实用性，全书采用案例教学模式编写，针对各类药物的检验，均结合企业岗位生产实际，精心设计了若干典型案例，每个案例均依据《中华人民共和国国家药典》2010年版进行编排。在对每个案例进行分析的基础上，指出了要完成该案例所应具备的理论基础和技能基础，使学生明确学习目标。同时为了帮助学生学习，在每一章开始，均明确了理论学习要点和能力训练要点以及完成本章学习后，应达到的能力目标；在每章后列有本章小结，并附有一定量的复习思考题和自测题，以方便教师的教学和帮助学习者自我测试学习效果。

    本教材由徐州工业职业技术学院教师和部分企业技术人员共同合作完成。朱伟军（徐州工业职业技术学院）、马林（江苏蓝丰生物化工股份有限公司）任主编，全书由朱伟军统稿。朱伟军编写第一、二章；相艳（徐州医药高等专科学校）编写第三、四章；孙桃编写第五～八章；马林编写第九章；慕金超编写第十～十四章。全书由徐州工业职业技术学院季剑波教授主审，编者在此表示衷心感谢。

    本教材在编写过程中得到了江苏蓝丰生物化工股份有限公司马林和江苏万邦生化医药股份有限公司陆海波等多家企业技术人员的大力支持，他们根据企业对员工的要求对编写提纲进行反复修改，并提供部分生产案例等，对全书的案例及每章后的课后练习进行了精心编写。教材编写过程中参考了部分作者的专著、期刊和书籍，在此一并表示感谢！

    由于编者水平有限，加之时间仓促，疏漏和不当之处，恳请读者批评指正。

编者

2014 年 10 月

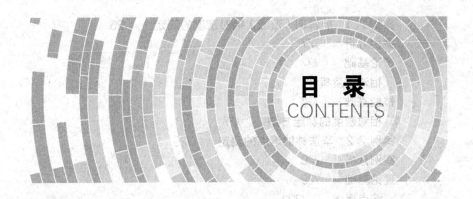

目 录
CONTENTS

第七章 ▶ 胺类药物的检验　　　　　　　121

第一章
药物检验基础知识

📖 **理论学习要点**

药品质量标准及其制定的目的、意义；药品质量标准的分类；药品质量标准制定的原则；药品质量标准的主要内容；《中华人民共和国药典》(以下简称《中国药典》)的基本结构和内容；标准品、对照品与试药的区别及其选用原则；国外主要药典；药品检验基本程序；药品质量标准分析方法的验证内容(准确度、精密度、专属性、检测限、定量限、线性、范围和耐用性等)；本课程的学习方法与要求。

💡 **应达到的能力目标**

1. 能够正确认知药品质量标准。
2. 学会使用《中国药典》。
3. 能够使用相关指标对药品质量标准分析方法进行评价。
4. 熟悉药品检验的基本程序。

药品是指用于预防、治疗、诊断人的疾病，有目的地调节人的生理机能并规定有适应证或者功能主治、用法和用量的物质，包括中药材、中药饮片、中成药、化学原料药及其制剂、抗生素、生化药品、放射性药品、血清、疫苗、血液制品和诊断药品等。药物检验的目的就是为新药研发过程提供有力的现代检测手段；为药品生产过程中的质量控制、工艺优化、合理贮藏等提供有效依据；为药物不良反应的及时发现、确认、处理和危害性评价提供快速、准确的分析手段等。因此，药物检验技术对于研究和发展药品的全面质量监控具有重要意义。

第一节　药品质量标准的制定

一、药品质量标准制定的目的和意义

药品质量直接影响到药品的安全性和有效性，关系到用药者的健康和生命安危。由于各药品生产厂家的生产工艺、技术水平及设备条件均有所不同，贮运及保存情况也存在着一定

的差异，都将影响到药品的质量。为了加强对药品质量的控制及行政管理，必须有一个统一的药品质量标准。

为保证药品质量而对各种检查项目、指标、限度、范围等所做的规定，称为药品质量标准，简称药品标准。它是对药品的来源、制药工艺等生产及贮运过程中的各环节所制定的、用以检测药品质量是否达到用药要求并衡量其质量是否稳定均一的技术规定。由国家政府制定并颁布的药品标准即国家药品标准，系国家站在公众的立场为保证药品质量而规定的药品所必须达到的最基本的技术要求，它是药品现代化生产和质量管理的重要组成部分，是国家对药品质量、规格、检验方法及生产工艺所作的技术要求，是药品生产、经营、使用、检验和行政、技术监督管理各部门应共同遵循的法定技术依据，也是药品生产和临床用药水平的重要标志。

药典是国家（或国际间多国组成的地区）对其所编纂制定的法定药品标准的统一集成，并对各药品标准中的共性要求给予统一的规定。药品标准，特别是国家药典，既是组织生产、提高质量的手段，又是科学管理和技术监督的组成部分，也是联系科研、生产、经营、使用和检验的技术纽带。总之，制定并实施统一的质量标准，将对我国的医药科学技术、生产管理、经济效益和社会效益产生良好的影响与促进作用。

二、药品质量标准的分类

1. 依据药品标准的发布机构及其地位划分

药品质量标准按其发布的机构及其地位可分为法定标准和企业标准两种。

（1）法定标准　《中华人民共和国药品管理法》（简称《药品管理法》）已由中华人民共和国第九届全国人民代表大会常务委员会第二十次会议于 2001 年 2 月 28 日修订通过，2002 年 9 月 1 日实施。《药品管理法》明确规定，药品必须符合国家药品标准。《中国药典》和国家食品药品监督管理总局发布的药品标准为国家药品标准。

根据《药品注册管理办法》规定，药品注册标准是指国家食品药品监督管理总局批准给申请人的特定药品标准。生产该药品的企业必须执行该注册标准。药品注册标准不得低于《中国药典》的规定，药品注册标准也是法定的药品标准。

根据《中华人民共和国标准化法》的规定："保障人体健康，人身、财产安全的标准和法律，行政法规规定强制执行的标准是强制性标准，其他标准是推荐性标准。"国家药品标准是保障人体健康和人身安全的标准，属于强制性标准，只有符合国家药品标准的药品才是合格药品，方可销售使用。国家药品标准对产品的质量指标要求是基本要求，是企业应达到的最起码的合格水平。

（2）企业标准　由药品生产企业自己制定并用于控制其药品质量的标准，称为企业标准或企业内部标准。它仅在企业内部系统的管理上有约束力。一般有两种情况：一是检验方法还不成熟，但能够达到某种程度的质量控制；二是高于法定标准要求，主要指增加检验项目或提高限度标准。企业标准在企业创优、企业竞争，特别是对保护优质产品本身以及严防假冒等方面均起到了重要作用。企业标准一般对外保密。

2. 按药品的类别划分

《中国药典》2010 年版分为三部，共收载药品 4567 种，并首次将《中国生物制品规程》收入其中。一部收载药材及饮片、植物油脂和提取物、成方制剂和单味制剂等，收载品种2165 种；二部收载化学药品、抗生素、生化药品、放射性药品及药用辅料等，收载品种2271 种；三部收载生物制品，收载品种 131 种。根据《药品注册管理办法》的规定，新药按审批管理的要求分为中药、化学药品和生物制品三大类，相应的有中药质量标准、化学药品质量标准和生物制品质量标准，三种标准编号中的代表字母分别为 Z、X、S。

三、药品质量标准的制定原则

1. 安全有效性原则

药品标准必须能够有效地控制药品的质量，保证用药的安全、有效。药品质量的内涵主要包括三个要素：真伪、纯度和品质。三者主要表现为临床应用中的安全性（即毒副作用小）和有效性（即疗效肯定）。安全和有效是药品必须具备的两条基本属性。优质的药品应具有肯定的疗效、尽量小的毒性和副作用。

2. 先进性原则

在制定药品质量标准的过程中，所采用的方法和技术，在我国国情允许的情况下，应尽可能采用较先进的技术和方法。现代分析技术的发展，使药品检测手段已经由经典的方法向仪器化、自动化方向发展。例如，在 2010 年版《中国药典》中，高效液相色谱法、电泳法、荧光光度法、原子吸收分光光度法等现代分析方法的应用已占有相当比例，比以往各版药典要多得多。

3. 针对性原则

要从生产工艺、流通、使用等各个环节了解影响药品质量的因素，有针对性地规定检测项目。应在保证药品安全性和有效性的前提下，使得所制定的质量标准既能确保药品质量，又能符合生产实际。要充分考虑使用的条件，针对不同剂型规定检测项目并确定合理的限度。

4. 规范性原则

药品质量标准的制定要符合国家药典或其他法定标准，应按照《中国药典》的格式、使用术语和计量单位等进行书写，力求规范化。需在国际范围内使用交流的新药，应按有关国际标准进行制定。

总之，药品质量标准的制定，必须坚持质量第一，充分体现"安全有效、技术先进、经济合理、不断完善"的原则。要从保护公众健康需要出发，并充分考虑生产水平和临床使用实际，制定出既能确保药品质量，又能符合生产实际水平的药品标准。

四、药品质量标准的主要内容

各国药品质量标准在制定的格式方面略有不同，不同品种的药品标准的格式也不尽相同，但其内容基本相似。《中国药典》正文项下各药品根据品种和剂型不同，按顺序可分别列有：品名（包括中文名称、汉语拼音与英文名）、有机药物的结构式、分子式与分子量、来源或有机药物的化学名称、含量或效价规定、处方、制法、性状、鉴别、检查、含量或效价测定、类别、规格、贮藏及制剂等。

1. 名称

药品的名称包括中文名称、汉语拼音名和英文名。药品中文名称应按照《中国药品通用名称》推荐的名称及其命名原则命名，《中国药典》收载的药品中文名称均为法定名称。药品汉语拼音名应按照文字改革委员会的规定对"中文名"进行拼音，当在拼音中遇有与前一字母能合拼读出其他音的，要用分音符号。如果药名较长（一般在 5 个字以上），应按音节分开拼音。药品英文名除另有规定外，均采用世界卫生组织编订的国际非专利药名（International Nonproprietary Names，INN）。

2. 有机药物化学名称及结构式

有机药物化学名称，系根据中国化学会编撰的《有机化学命名原则》命名，母体的选定与国际纯粹与应用化学联合会（International Union of Pure and Applied Chemistry,

IUPAC）的命名系统一致。

药品化学结构式采用世界卫生组织（World Health Organizaiton，WHO）推荐的"药品化学结构式书写指南"书写。

3. 性状

药品的性状是药品质量的重要表征之一，包括药品的外观、臭、味、色泽、稳定性、溶解度以及物理常数等。"性状"项下记述的外观、臭、味，是一种感官规定，仅作一般性描述，没有确切的法定检验方法；不构成法定标准的组成部分，不作为质量的法定要求。性状可因生产条件的不同而有差异，只要这些差异不影响质量和药效，一般是允许的。

4. 鉴别

鉴别试验，是指用理化方法或生物方法来证明药品的真实性，其主要目的是判断药物的真伪，有时通过鉴别药物也能检查药物的纯度。鉴别试验要求专属性强、重现性好、灵敏度高、操作简便、快速。鉴别项下规定的试验方法，系根据反映该药品的某些物理、化学或生物学等特性所进行的药物鉴别试验，不完全代表对该药品化学结构的确证。

5. 检查

检查项下包括反映药品的安全性与有效性的试验方法和限度、均一性、纯度等制备工艺要求等内容。对于规定中的各种杂质检查项目，系指该药品在按既定工艺进行生产和正常贮藏过程中可能含有或产生并需要控制的杂质（如残留溶剂、有关物质等），改变生产工艺时需另考虑增修订有关项目。根据我国药品标准的惯例，检查内容可归纳为：有效性试验、酸碱度、溶液的澄清度与颜色、无机阴离子、有机杂质、干燥失重或水分、炽灼残渣、金属离子或重金属、硒或砷盐以及安全性检查十大类。

6. 含量测定

含量测定项下规定的试验方法，用于测定原料及制剂中有效成分的含量，一般可采用化学、仪器或生物测定方法。

7. 类别

类别，系按药品的主要作用与主要用途或学科的归属划分，不排除在临床实践的基础上作其他类别药物使用。要收载药品主要的、确切的作用与用途。

8. 规格

制剂的规格，系指每一支、片或其他每一个单位制剂中含有主药的重量（或效价）、含量（％）或装量；注射液项下，如为"1mL：10mg"，系指 1mL 中含有主药 10mg；对于列有处方或标有浓度的制剂，也可同时规定装量规格。

9. 贮藏

贮藏项下的规定，系为避免污染和降解而对药品贮存与保管的基本要求，以下列名词术语表示：遮光、密闭、密封、熔封或严封、阴凉处、凉暗处、冷处、常温。除另有规定外，贮藏项下未规定贮藏温度的一般系指常温。

10. 制剂

制剂中使用的原料药和辅料，均应符合《中国药典》2010 年版的规定；药典未收载者，必须制定符合药用要求的标准，并需经国务院药品监督管理部门批准。同一原料药用于不同制剂（特别是给药途径不同的制剂）时，需根据临床用药要求制定相应的质量控制项目。

第二节　药典的查询与使用

一、《中国药典》的沿革

自 1953 年，卫生部编印发行《中华人民共和国药典》（简称《中国药典》）1953 年版以来，我国已先后编订了《中国药典》1953 年版、1963 年版、1977 年版、1985 年版、1990 年版、1995 年版、2000 年版、2005 年版和 2010 年版，共 9 个版次。

1. 1953 年版药典

1953 年版药典共收载药品 531 种，其中化学药 215 种，植物药与油脂类 65 种，动物药 13 种，抗生素 2 种，生物制品 25 种，各类制剂 211 种。1957 年出版了《中国药典》1953 年版第一增补本。

2. 1963 年版药典

1965 年 1 月 26 日，卫生部公布了《中国药典》1963 年版，并发出通知和施行办法。1963 年版药典共收载药品 1310 种，分一、二两部，各有凡例和有关的附录。一部收载中医常用的中药材 446 种和中药成方制剂 197 种；二部收载化学药品、生化药品、抗生素、生物制品等 667 种；有些中药材如甘草、龙胆、远志、大黄等，西医也应用的，根据不同要求，一、二两部同时分别收载。此外，一部记载药品的"功能与主治"，二部增加了药品的"作用与用途"。

3. 1977 年版药典

1979 年 10 月 4 日，卫生部颁布《中国药典》1977 年版，自 1980 年 1 月 1 日起正式执行。1977 年版药典分一、二两部，共收载药品 1925 种。一部收载中草药材（包括少数民族药材）、中草药提取物、植物油脂以及一些单味药材制剂等 882 种，成方制剂（包括少数民族药成方）270 种，共 1152 种；二部收载化学药、生化药、抗生素、放射性药品、生物制品等 773 种。

4. 1985 年版药典

《中国药典》1985 年版于 1985 年 9 月出版，卫生部批准于 1986 年 4 月 1 日起正式执行。1985 年版药典分一、二两部，共收载药品 1489 种。一部收载中药材、植物油脂及单味制剂 506 种，中药成方 207 种，共 713 种；二部收载化学药、生化药、抗生素、放射性药品、生物制品等 776 种。1987 年 11 月出版《中国药典》1985 年版增补本，新增品种 23 种，修订品种 172 种，附录 21 项。1988 年 10 月，第一部《中国药典》1985 年版英文版正式出版。同年还出版了二部注释选编。

5. 1990 年版药典

1990 年 12 月 3 日，卫生部批准颁布《中国药典》1990 年版，自 1991 年 7 月 1 日起正式执行。1990 年版药典分一、二两部，共收载品种 1751 种。一部收载 784 种，其中中药材、植物油脂等 509 种，中药成方及单味制剂 275 种；二部收载化学药、抗生素、生化药、放射性药品、生物制品等 967 个。与 1985 年版药典收载品种相比，一部新增 80 种；二部新增 213 种（含 1985 年版药典一部移入 5 种）；1985 年版药典收载而 1990 年版药典删去的品种共 25 种，一部 3 种，二部 22 种；对药品名称，根据实际情况作了适当修订；对药典二部品种项下规定的"作用与用途"和"用法与用量"，分别改为"类别"和"剂量"；有关品种的红外光吸收图谱，收入《药品红外光谱集》另行出版，该版药典附录内不再刊印。

1992 年、1993 年还先后编制出版了《中国药典》1990 年版第一、第二增补本，二部注释和一部注释选编。1993 年 7 月，编译出版了《中国药典》1990 年版英文版。

6. 1995 年版药典

《中国药典》1995 年版，自 1996 年 4 月 1 日起正式执行。1995 年版药典仍分一、二两部，收载品种共计 2375 种。一部收载 920 种，其中中药材、植物油脂等 522 种，中药成方及单味制剂 398 种；二部收载 1455 种，包括化学药、抗生素、生化药、放射性药品、生物制品及辅料等。与 1990 年版药典相比，一部新增品种 142 种；二部新增品种 499 种；二部药品外文名称改用英文名，取消拉丁名；中文名称只收载药品法定通用名称，不再列副名。《药品红外光谱集》第一卷（1995 年版）亦出版发行。《中国药典》1995 年版英文版于 1997 年完成。

7. 2000 年版药典

《中国药典》2000 年版，于 2000 年 1 月出版发行，自 2000 年 7 月 1 日起正式执行。2000 年版药典共收载药品 2691 种，其中一部收载 992 种，二部收载 1699 种。一、二两部共新增品种 399 种，修订品种 562 种。该版药典的附录作了较大幅度的改进和提高，一部新增附录 10 个，修订附录 31 个；二部新增附录 27 个，修订附录 32 个；二部附录中首次收载了药品标准分析方法验证要求等六项指导原则，对统一、规范药品标准试验方法起到了指导作用；此外，按照国际惯例，本版药典取消了"剂量"和"注意"等项目，有关内容移至《临床用药须知》一书中；现代分析技术在这版药典中也得到进一步扩大应用。《中国药典》2000 年版英文版与中文版同步出版。《药品红外光谱集》第二卷（2000 年版）也出版发行。

8. 2005 年版药典

《中国药典》2005 年版，于 2005 年 1 月出版发行，2005 年 7 月 1 日起正式执行。2005 年版药典收载的品种有较大幅度的增加，共收载 3212 种，其中新增 525 种，并首次将生物制品单独列为一部，将原《中国生物制品规范》并入药典，设为第三部。药典一部收载品种 1147 种，其中新增 154 种、修订 453 种；药典二部收载 1964 种，其中新增 327 种、修订 522 种；药典三部收载 101 种，其中新增 44 种、修订 57 种。《中国药典》2000 年版收载而本版药典未收载的品种共有 9 种；2000 年版《中国生物制品规范》及 2002 年增补本收载而未收载入本药典的品种共有 123 种。本版药典收载的附录，药典一部为 98 个，其中新增 12 个、修订 48 个、删除 1 个；药典二部为 137 个，其中新增 13 个、修订 65 个、删除 1 个；药典三部为 140 个，其中新增 62 个、修订 78 个、删除 1 个。一、二、三部共同采用的附录分别在各部中予以收载，并进行了协调统一。《中国药典》2005 年版英文版，也于 2005 年完成。

9. 2010 年版药典

《中国药典》2010 年版，自 2010 年 10 月 1 日起正式执行。2010 年版药典分一部、二部和三部，收载品种总计 4567 种，其中新增 1386 种。药典一部收载药材和饮片、植物油脂和提取物、成方制剂和单味制剂等，品种共计 2165 种，其中新增 1019 种（包括 439 个饮片标准）、修订 634 种；药典二部收载化学药品、抗生素、生化药品、放射性药品以及药用辅料等，品种共计 2271 种，其中新增 330 种、修订 1500 种；药典三部收载生物制品，品种共计 131 种，其中新增 37 种、修订 94 种。2010 年版药典收载的附录亦有变化，其中药典一部新增 14 个、修订 47 个；药典二部新增 15 个、修订 69 个；药典三部新增 18 个、修订 39 个。一、二、三部共同采用的附录分别在各部中予以收载，并尽可能做到统一协调、求同存异。

《中国药典》包括凡例、正文及附录，是药品研制、生产、经营、使用和监督管理等均应遵循的法定依据。所有国家药品标准应当符合《中国药典》凡例及附录的相关要求。

二、《中国药典》的基本结构和内容

《中国药典》，系依据《中华人民共和国药品管理法》组织制定和颁布实施。其英文名称为 Pharmacopoeia of The People's Republic of China；英文简称 Chinese Pharmacopoeia；英文缩写为 Ch. P.。

《中国药典》2010 年版由一部、二部、三部及其增补本组成，内容分别包括凡例、正文和附录。国家药品标准由凡例与正文及其引用的附录共同构成。

1. 凡例

凡例是为正确使用《中国药典》进行药品质量检定的基本原则，是对《中国药典》正文、附录及与质量检定有关的共性问题的统一规定。凡例中的有关规定具有法定的约束力。凡例是药典的重要组成部分，包括：名称与编排，项目与要求，检验方法和限度，标准品、对照品，计量，精确度，试药、试液、指示剂，动物试验，说明书、包装、标签等分类项目。便于查阅和使用。在此仅列举数项以说明之。

（1）名称与编排　名称：见本章第一节"四、药品质量标准的主要内容"中所述。编排：正文品种按药品中文名称笔画顺序排列，同笔画数的字按起笔笔形一丨丿丶乛的顺序排列；单方制剂排在原料药后面；药用辅料集中编排；附录包括制剂通则、通用检测方法和指导原则，按分类编码；索引按汉语拼音顺序排序的中文索引、英文名和中文名对照索引排列。

（2）检验方法和限度　2010 年版药典正文收载的所有品种，均应按规定的方法进行检验；如采用其他方法，应将该方法与规定的方法做比较试验，根据试验结果掌握使用，但在仲裁时仍以药典规定的方法为准。

药典中规定的各种纯度和限度数值以及制剂的重（装）量差异，系包括上限和下限两个数值本身及中间数值。规定的这些数值不论是百分数还是绝对数字，其最后一位数字都是有效位。

试验结果在运算过程中，可比规定的有效数字多保留一位数，而后根据有效数字的修约规则进舍至规定有效位。计算所得的最后数值或测定读数值均可按修约规则进舍至规定的有效位，取此数值与标准中规定的限度数值比较，以判断是否符合规定的限度。

原料药的含量（%），除另有注明者外，均按重量计。如规定上限为 100% 以上时，系指用本药典规定的分析方法测定时可能达到的数值，它为药典规定的限度或允许偏差，并非真实含有量；如未规定上限时，系指不超过 101.0%。

（3）精确度　2010 年版药典规定了取样量的准确度和试验精密度。

① 试验中供试品与试药等"称重"或"量取"的量，均以阿拉伯数码表示，其精确度可根据数值的有效数位来确定，如称取"0.1g"系指称取重量可为 0.06～0.14g；称取"2g"，系指称取重量可为 1.5～2.5g；称取"2.0g"，系指称取重量可为 1.95～2.05g；称取"2.00g"，系指称取重量可为 1.995～2.005g。

"精密称定"系指称取重量应准确至所取重量的千分之一；"称定"系指称取重量应准确至所取重量的百分之一；"精密量取"系指量取体积的准确度应符合国家标准中对该体积移液管的精确度要求；"量取"系指可用量筒或按照量取体积的有效数位选用量具。取用量为"约"若干时，系指取用量不得超过规定量的 ±10%。

② 恒重，除另有规定外，系指供试品连续两次干燥或炽灼后称重的差异在 0.3mg 以下的重量；干燥至恒重的第二次及以后各次称重均应在规定条件下继续干燥 1h 后进行；炽灼至恒重的第二次称重应在继续炽灼 30min 后进行。

③ 试验中规定"按干燥品（或无水物、或无溶剂）计算"时，除另有规定外，应取未经干燥（或未去水、或未去溶剂）的供试品进行试验，并将计算中的取用量按【检查】项下测得的干燥失重（或水分、或溶剂）扣除。

④ 试验中的"空白试验"，系指在不加供试品或以等量溶剂替代供试液的情况下，按同法操作所得的结果；含量测定中的"并将滴定的结果用空白试验校正"，系指按供试品所耗滴定液的量（mL）与空白试验中所耗滴定液量（mL）之差进行计算。

⑤ 试验时的温度，未注明者，系指在室温下进行；温度高低对试验结果有显著影响者，除另有规定外，应以 25℃±2℃为准。

（4） 试药、 试液、 指示剂 试验用的试药，除另有规定外，均应根据附录试药项下的规定，选用不同等级并符合国家标准或国务院有关行政主管部门规定的试剂标准。试液、缓冲液、指示剂与指示液、滴定液等，均应符合附录的规定或按照附录的规定制备。

试验用水，除另有规定外，均系指纯化水。酸碱度检查所用的水，均系指新沸并放冷至室温的水。

酸碱性试验时，如未指明用何种指示剂，均系指石蕊试纸。

（5） 说明书、 包装、 标签 药品说明书应符合《中华人民共和国药品管理法》及国务院药品监督管理部门对说明书的规定。

直接接触药品的包装材料和容器应符合国务院药品监督管理部门的有关规定，均应无毒、洁净，与内容药品应不发生化学反应，并不得影响内容药品的质量。

药品标签应符合《中华人民共和国药品管理法》及国务院监督管理部门对包装标签的规定，不同包装标签其内容应根据上述规定印制，并应尽可能多地包含药品信息。

麻醉药品、精神药品、医疗用毒性药品、放射性药品、外用药品和非处方药品的说明书和包装标签，必须印有规定的标识。

2. 正文

正文系根据药物自身的理化与生物学特性，按照批准的处方来源、生产工艺、贮藏运输条件等所制定的，用以检测药品质量是否达到用药要求并衡量其质量是否稳定均一的技术规定。

正文部分为所收载药品或制剂的质量标准。正文项下根据品种和剂型不同，按顺序可分别列有：品名（包括中文名称、汉语拼音与英文名）、有机药物的结构式、分子式与分子量、来源或有机药物的化学名称、处方、制法、性状、鉴别、检查、含量或效价测定、类别、规格、贮藏及制剂等。

现以氟罗沙星为例，给出其在 2010 年版药典中的质量标准。

氟罗沙星

Fuluoshaxing

Fleroxacin

$$C_{17}H_{18}F_3N_3O_3 \quad 369.34$$

本品为 6,8-二氟-1-(2-氟乙基)-1,4-二氢-7-(4-甲基-1-哌嗪基)-4-氧代-3-喹啉羧酸。按干燥品计算，含 $C_{17}H_{18}F_3N_3O_3$ 应为 98.5%～102.0%。

【性状】 本品为白色至微黄色结晶性粉末；无臭，味微苦。

本品在三氯甲烷中微溶，在甲醇中极微溶解，在水中极微溶解或几乎不溶，在乙酸乙酯中几乎不溶；在冰醋酸中易溶，在氢氧化钠试液中略溶。

【鉴别】　(1) 取本品 10mg，置干燥试管中，加丙二酸 10mg 和醋酐 0.5mL，水浴加热 10min，溶液颜色应由黄色渐变成红黑色；取本品 10mg，加水 1mL，加氯化铁试液 2 滴，应显橘红色；取本品 1mg，加水 2mL，加 1mol/L 的盐酸溶液 4 滴，加稀碘化铋钾试液 0.5mL，应显橘红色沉淀；取本品 4mg，加水 2mL，加盐酸羟胺溶液 (1→10) 1mL，再加稀盐酸 2mL，氯化铁试液 4 滴，应显浅橘红色。

(2) 取本品与氟罗沙星对照品适量，分别加三氯甲烷-甲醇 (4∶1) 制成每 1mL 中含 1mg 的溶液，分别作为供试品溶液与对照品溶液；另取氟罗沙星对照品与氧氟沙星对照品适量，加三氯甲烷-甲醇 (4∶1) 制成每 1mL 含 1mg 氟罗沙星和 1mg 氧氟沙星的混合溶液，作为系统适用性溶液。照薄层色谱法 (附录Ⅴ　B) 试验，吸取上述三种溶液各 2μL，分别点于同一硅胶 G 薄层板上，以乙酸乙酯-甲醇-浓氨溶液 (5∶6∶2) 为展开剂，展开，取出，晾干，置紫外线灯 (254nm) 下检视，系统适用性溶液中氟罗沙星与氧氟沙星应显示两个清晰分离的斑点，供试品溶液所显主斑点的荧光颜色与位置应与对照品溶液主斑点的荧光颜色与位置相同。

(3) 在含量测定项下记录的色谱图中，供试品溶液主峰的保留时间应与对照品溶液主峰的保留时间一致。

(4) 本品的红外光吸收图谱应与对照的图谱 (光谱集 799 图) 一致。

以上 (2) (3) 两项可选做一项。

【检查】　溶液的澄清度与颜色　取本品 5 份，各 0.5g，加氢氧化钠试液 10mL 溶解后，溶液应澄清无色；如显浑浊，与 2 号浊度标准液 (附录Ⅸ　B) 比较，均不得更浓；如显色，与黄色或黄绿色 5 号标准比色液 (附录Ⅸ　A 第一法) 比较，均不得更深 (供注射用)。

有关物质　取本品适量，用流动相溶解并制成每 1mL 中含氟罗沙星 2.0mg 的溶液，作为供试品溶液；精密量取适量，用流动相制成每 1mL 中含 20μg 的溶液，作为对照溶液。照含量测定项下的色谱条件，取对照溶液 20μL 注入液相色谱仪，调节检测灵敏度，使主成分色谱峰的峰高为满量程的 20%～25%，精密量取供试品溶液与对照溶液各 20μL，分别注入液相色谱仪，记录色谱图至主成分峰保留时间的 2 倍。供试品溶液色谱图中如有杂质峰，各杂质峰面积的和不得大于对照溶液主峰面积 (1.0%)。

干燥失重　取本品，在 105℃ 干燥至恒重，减失重量不得过 0.5% (附录Ⅷ L)。

炽灼残渣　取本品 1.0g，置铂坩埚中，依法检查 (附录Ⅷ N)，遗留残渣不得超过 0.2% (供口服用) 或 0.1% (供注射用)。

重金属　取炽灼残渣项下遗留的残渣，依法检查 (附录Ⅷ H 第二法)，含重金属不得过百万分之二十 (供口服用) 或百万分之十 (供注射用)。

【含量测定】　照高效液相色谱法 (附录Ⅴ D) 测定。色谱条件与系统适用性试验：用十八烷基硅烷键合硅胶为填充剂；以三乙胺磷酸溶液 (取三乙胺 5mL 与磷酸 7mL，加水至 1000mL)-乙腈 (87∶13) 为流动相；检测波长为 286nm。取氟罗沙星对照品适量，用流动相溶解并稀释制成每 1mL 中含氟罗沙星 2.0mg 的溶液，取 10μL 注入液相色谱仪，记录色谱图；理论板数按氟罗沙星峰计算不低于 2000。氟罗沙星峰与相邻杂质峰间的分离度应符合要求。

测定法　取本品约 100mg，精密称定，置 100mL 量瓶中，加流动相使溶解并稀释至刻度，摇匀，精密量取 5mL，置 100mL 量瓶中，加流动相稀释至刻度，摇匀，精密量取 10μL 注入液相色谱仪，记录色谱图；另取氟罗沙星对照品，同法测定，按外标法以峰面积

计算供试品中 $C_{17}H_{18}F_3N_3O_3$ 的含量。

【类别】 喹诺酮类抗菌药。

【贮藏】 遮光,密封,在干燥处保存。

【制剂】 (1)氟罗沙星片   (2)氟罗沙星胶囊

3. 附录

附录主要收载制剂通则、通用检测方法和指导原则。制剂通则系按照药物剂型分类,针对剂型特点所规定的基本技术要求;通用检测方法系各正文品种进行相同检查项目的检测时所应采用的统一的设备、程序、方法及限度等;指导原则系为执行药典、考察药品质量、起草与复核药品标准等所制定的指导性规定。

附录按分类编码,共归纳为 18 大类,由附录Ⅰ、附录Ⅱ到附录ⅩⅧ,包括:制剂通则、一般鉴别试验、分光光度法、色谱法、制剂用水、原子量表等。每一大类下又包含一项或多项内容,如成方制剂中 2010 年版药典未收载的药材和饮片(附录Ⅲ)、制药用水(附录ⅩⅣ)、灭菌法(附录ⅩⅥ)、原子量表(附录ⅩⅦ)等类下仅含有一项内容,其他各类下均含有多项内容。如制剂通则(附录Ⅰ)中收载有丸剂、片剂、注射剂等 26 种制剂;分光光度法(附录Ⅴ)中包括紫外-可见分光光度法、红外分光光度法和原子吸收分光光度法等 3 种方法;物理常数测定法(附录Ⅶ)中包含相对密度测定法、熔点测定法等 7 项测定方法。正文中所出现或所用的试药、试液、指示剂、鉴别试验、检查方法等均应参照附录中相应类别项下的规定。

综上可见,药典中凡例、正文和附录三部分的内容是紧密相扣、缺一不可的。

三、标准品、对照品与试药的区别及其选用原则

1. 标准品、 对照品与试药

标准品,指用于生物检定、抗生素或生化药品中含量或效价测定的标准物质,按效价单位(或 μg)计,以国际标准品进行标定。

对照品,指在用于检测时,除另有规定外,均按干燥品(或无水物)进行计算后使用的标准物质。

试药,指不同等级的符合国家标准或国家有关规定标准的化学试剂。

标准品与对照品均应附有使用说明书,标明批号、用途、使用方法、贮藏条件和装量等。

2. 标准品与对照品的选用原则

标准品、对照品系指用于鉴别、检查、含量测定的标准物质,它是国家药品标准不可分割的组成部分。药品标准物质不同于一般的药品,是执行国家药品标准的实物对照,是量值传递的安全载体,是国家颁布的一种计量标准品。标准品与对照品(不包括色谱用的内标物质)均由国务院药品监督管理部门指定的单位制备、标定和供应。

药品标准物质必须具备材料均匀、性能稳定、量值准确等条件,才能发挥其统一量值的作用。因此选择标准品、对照品应具备以下原则。

(1) 参比物质与测定物质的同质性 这种同质主要关注二者在测定过程中具有相同结构,而非普通意义上的同质性,不一定要求对照品固态下的结构与被测定物质固态下结构完全一致。

(2) 物质稳定性 由于标准物质可溯源性是其基本要求,因此必须保证所选择的标准品、对照品具有物理化学稳定性。

在检测时,除效价测定采用"标准品",以及某些检查或含量测定应采用"对照品"外,

其他可用化学试剂取代的，应尽量避免使用标准品和对照品。

四、国外主要药典简介

截至 21 世纪初，世界上已有近 40 个国家编制了国家药典，另外，尚有区域性药典 4 种（《北欧药典》、《欧洲药典》、《亚洲药典》及《非洲药典》）和世界卫生组织（WHO）编订的《国际药典》。这些药典无疑对世界医药科技交流和国际医药贸易具有极大的促进作用。目前，《美国药典》、《英国药典》、《欧洲药典》、《日本药典》和《国际药典》在全世界制药行业和药品监督管理部门之间的影响越来越大，下面分别就这几个主要药典做一简单介绍。

1. 《美国药典》-《国家处方集》（U. S. Pharmacopeia-National Formulary, USP-NF）

《美国药典》-《国家处方集》（USP-NF）是两个法定药品标准：《美国药典》（USP）和《国家处方集》（NF）的三卷合订本，由美国政府所属的美国药典委员会编辑出版。它包含关于药物、剂型、原料药、辅料、医疗器械和食物补充剂的标准。USP 第一版于 1820 年出版，1950 年以后每 5 年出一次修订版；NF 于 1883 年出版第一版，1980 年第 15 版起并入USP，但仍分两部分，前面为 USP，后面为 NF。《美国药典》目前已经出版到第 36 版（USP36-NF31，2012 年 12 月份出版，2013 年 5 月生效）。每一版本的《美国药典》包含 3卷及 2 个增补版。USP 中提供关于原料药和制剂的质量标准。关于食物补充剂和成分的质量标准在 USP 中以独立章节予以收载。NF 中提供关于辅料的质量标准。质量标准中包括成分或制剂的名称、定义、包装、贮藏和标签要求及检测项目。检测项目中包括一系列检测、测定方法和合格标准。这些测试和程序必须采用 USP 法定标准物质。只要符合药典标准质量要求，原料药及制剂的规格、品质和纯度将得到保障。

《美国药典》正文药品名录分别按法定药名字母顺序排列，各药品条目大都列有药名、结构式、分子式、CAS 登记号、成分和含量说明、包装和贮藏规格、鉴定方法、干燥失重、炽灼残渣、检测方法等常规项目，正文之后还有对各种药品进行测试的方法和要求的通用章节及对各种药物的一般要求的通则。可根据书后所附的 USP 和 NF 的联合索引查阅。

对于在美国制造和销售的药物和相关产品而言，《美国药典》是唯一由美国食品与药品管理局（FDA）强制执行的法定标准。USP 标准在全球 130 多个国家得到认可和使用。USP-NF 也被有志于在全球销售药品的制造厂商广泛使用，符合 USP-NF 标准即意味着全球认可的质量保证。

《美国药典》除了印刷版外，还提供 U 盘版和互联网在线版。《美国药典》官方网站为http：//www.usp.org/。

2. 《欧洲药典》（European Pharmacopoeia, EP）

《欧洲药典》由欧洲药品质量管理局下属的职能机构欧洲药典委员会出版。欧洲药典委员会成立于 1964 年，1977 年出版第一版《欧洲药典》，从 1980 年到 1996 年，每年将增修订的项目与新增品种出一本活页本，汇集为第二版《欧洲药典》各分册，未经修订的仍按照第一版执行。1997 年出版第三版合订本，并在随后的每一年出版一部增补本，由于欧洲一体化及国际间药品标准协调工作不断发展，增修订的内容显著增多。2002 年 1 月 1 日第四版《欧洲药典》开始生效，第四版《欧洲药典》除了主册之外，还出版了 8 个增补版。《欧洲药典》目前最新的版本为第八版，于 2013 年 7 月出版发行，2014 年 1 月正式生效。《欧洲药典》第八版包括两个基本卷，以后在每次欧洲药典委员会全会作出决定后，通过非累积增补本更新，每年出 3 个增补本。第八版累计共有 8 个非累积增补本（8.1～8.8）。最初的两卷包括第七版完整的内容，以及欧洲药典委员会在 2012 年 12 月全会上通过或修订的内容，共收载了 2224 个各论、345 个含插图或色谱图的总论，以及 2500 种试剂的说明。变化的内容（插入或删除的内容）在页边进行了标注。

《欧洲药典》的基本组成有凡例、通用分析方法（包括一般鉴别实验，一般检查方法，常用物理、化学测定法，常用含量测定法，生物检查和生物分析，生药学方法）、容器和材料、试剂、正文和索引等。《欧洲药典》正文品种的内容包括：品名、分子结构式、CAS 登录号、化学名称及含量限度、性状、鉴别、检查、含量测定、贮藏、可能的杂质结构等。《欧洲药典》最大的特点是其各论中只收载原料药质量标准，不收载制剂质量标准。除此以外，《欧洲药典》的附录也独具特色，其不仅包括各论中通用的检测方法，而且凡是与药品质量密切相关的项目和内容在附录中都有规定。如药品包装容器及其制造的原材料，分别设有两个附录，包括 20 多个小项，内容十分详细，甚至注射用的玻璃容器和塑料容器所用的瓶塞都有规定。另外，在收载的附录中，除了采用通用的检测方法外，收载的先进技术也比较多，如原子吸收光谱、原子发射光谱、质谱、核磁共振谱和拉曼光谱测定法等，对色谱法还专门设立一项色谱分离技术附录。从整体上看，《欧洲药典》的附录是至今世界药典中最全面、最完善，也是最先进的。《欧洲药典》虽不收载制剂，但制定的制剂通则与制剂有关的检测方法很全面，并具有一定的特点。每个制剂通则总则中包含三项内容：一是定义（Definition）；二是生产（Production）；三是检查（Test）。附录中与制剂有关的专项，根据不同内容和要求分别在三项内容中作出规定。

近年来，《欧洲药典》的权威性和影响力正在不断扩大，参与制定和执行《欧洲药典》的国家也在不断增加。目前采用《欧洲药典》的国家已达 30 个，除欧共体成员国和其他欧洲国家外，还有一部分亚洲国家，中国药典委员会于 1994 年成为欧洲药典委员会的观察员之一。

《欧洲药典》有英文版与法文版，西班牙文版正在翻译之中。除印刷版外，《欧洲药典》还提供 USB 闪存版和在线版。《欧洲药典》官方网站为 http://www.edqm.eu/。

3.《英国药典》(British Pharmacopoeia, BP)

《英国药典》是由英国药典委员会编纂，英国卫生和社会安全部颁布施行的英国国家药品标准，是英国制药标准的重要来源，也是英国国内任何与药品和兽药研究、开发、制造有关的活动的官方参考。《英国药典》的标准对照品还被欧洲药品质量管理局作为标准对照品。另外，《英国药典》还经常被没有自行制定药品标准的国家所采用，例如澳大利亚和韩国。

《英国药典》于 1864 年初版，1948 年以前是根据当时情况不定期改版，1948 年以后为每 5 年改版一次。1980 年版是全面修订、改变较大的版本，收入了英国药学会编纂的《英国副药典》中的许多药品制剂，分为一、二两卷，卷一收载原料药，卷二收载各类制剂、手术材料、放射性药品、血液制品、免疫制品以及附录、索引等。《英国药典》在世界各国药典中享有一定声誉。在国际贸易中，一些贸易机构和贸易商常以《英国药典》标准签订合同，作为药品质量检验的依据。1980 年以后，出版周期不定。目前最新的版本是 BP2013版，于 2012 年 8 月出版，2013 年 1 月起正式生效。该版药典共分 6 卷，包含《欧洲药典》7.0～7.5 的所有内容。与 BP2012 版相比，2013 版《英国药典》新增了 41 个英国药典专论、40 个欧洲药典专论，修正了 619 个专论；新增了 1 个红外光谱，修正了 6 个红外光谱。

《英国药典》由凡例、正文、附录和索引等内容组成。其正文品种的内容包括：品名、分子结构式、分子式与分子量、CAS 登录号、作用与用途、制剂、来源或含量限度、化学名称、性状、鉴别、检查、含量测定、贮藏和可能的杂质结构等。《英国药典》与《欧洲药典》有密切的关系，按照惯例，《欧洲药典》中的全部专论与要求都收录在《英国药典》或其姐妹篇《英国药典（兽医）》中。这些内容一般不作任何编辑修改，只在确实恰当的情况下，增加《英国药典》相应的用法要求。《欧洲药典》与《英国药典》之间的这种对应关系列在《英国药典》的附录中。

《英国药典》提供印刷版、在线电子版和光盘版。《英国药典》官方网站为 http：//www. pharmacopoeia. org. uk/。

4.《日本药典》（Japanese Pharmacopoeia， JP）

《日本药典》，又名《日本药局方》，是一部由日本药局方编辑委员会编纂、日本厚生劳动省颁布执行且具有法律效力的药典。《日本药典》第一版于 1886 年 6 月 25 日发布，1887 年 7 月 1 日正式执行，至今已出版 16 版，目前最新版为 2011 年出版的第十六改正版（JP16），于 2011 年 4 月 1 日正式生效。

目前，《日本药典》主要分为两部分：第一部分包括通则、制剂总则、一般试验法及 781 种药品条目，主要收载原料药及其制剂；第二部分包括生药总则以及 469 种药品条目，收载生药、家庭用药制剂和制剂原料。索引置于最后，包括药物的日本名索引、英文名索引和拉丁名索引三种，其中拉丁名索引用于生药品种。《日本药典》"医药品各论"中药品的质量标准，按顺序分别列有：品名（包括日文名、英文名、拉丁名和日文别名）、有机药物的结构式、分子式与分子量、来源或有机药物的化学名称、CAS 登录号、含量或效价规定、性状和理化常数、鉴别、检查、含量或效价测定、容器和贮藏、有效期等。

《日本药典》有日文版和英文版两种。与其他药典不同的是，《日本药典》英文版可以在网上免费查询和下载。另外日本厚生省还专门出版了一本关于抗生素质量标准的法典《日本抗生物质基准解说》，简称"日抗基"。"日抗基"主要分两个部分：第一部分是基准和检验方法，第二部分是解说。解说主要是对新抗生素药品的有关方面，如药理、毒性、抗菌谱等进行说明。《日本抗生物质基准解说》相当于厚生省标准，抗生素药品的检验主要依据《日本抗生物质基准解说》。《日本药典》也收载抗生素药品标准，但没有具体的检验方法。《日本药典》官方网站为 http：//jpdb. nihs. go. jp/jp16e/。

5.《国际药典》（International Pharmacopoeia， Ph. Int.）

《国际药典》是世界卫生组织为了统一世界各国药品的质量标准和质量控制方法而编纂的，它所采用的信息是综合了各国实践经验并广泛协商后整理出来的。但它对各国无法律约束力，仅作为各国编纂药典时的参考标准。

《国际药典》的历史可以追溯到 1874 年，由于当时需要将术语标准化以及明确药物的剂量和成分，从而产生了制定一部《国际药典》纲要的尝试。第一次会议在 1902 年由比利时政府在布鲁塞尔组织召开，此次会议在共有有效药物处方上达成了一致协议，该协议在 1906 年被 19 个国家批准。这对随后的各国药典的出版有着深远的影响。《国际药典》1951 年出版第一版，1967 年出版第二版，1979 年出版第三版第一部，其第二、三、四部分别于 1981 年、1988 年和 1994 年出版，2003 年出版第五部。2006 年发布了《国际药典》第四版，2008 年对其进行第一次增补，2011 年又对其进行了第二次增补。

《国际药典》第四版将第三版分散的 5 卷整合成 2 卷，并新增抗逆转录病毒药物。其第 1 卷的内容包括通则和正文品种（首字母 A～O 的原料药）；第 2 卷的内容包括药品标准正文品种（首字母 P～Z 的原料药），制剂，放射药品，分析方法，试剂、试液和滴定液，补充信息和索引。其中制剂包含制剂通则和特定药品标准。制剂通则对胶囊、眼制剂、注射剂、栓剂、片剂和典型半固体制剂进行了规定。《国际药典》第四版共收载原料药 418 个、制剂 67 个（其中片剂 47 个、注射剂 15 个、胶囊剂 4 个、口服补液盐 1 个）。通则的内容包括：命名、化学式和相对分子质量、化学名、其他名称、定义、制造与杂质、描述、溶解度、类别、贮藏、稳定性信息、标签、补充信息、一般要求、鉴别试验、紫外检测、澄清度、无色溶液、干燥失重、试验和含量测定、pH、准确度和精密度、结果计算、有关物质（不纯度）、专利和商标、试剂、试液、滴定液、对照品、对照光谱。通则附录包括缩写和标识、测量单位、名称、标识、元素的相对原子质量。《国际药典》中被各国广泛使用的药品都注明了优先级。高优先级表示对世界卫生组织卫生计划很重要的药品，并且很可能在其他药典中没有出现，如新型的抗疟药。正如世界卫生组织的 GMP 一样，《国际药典》在国际间的应用正不断扩大。

《国际药典》提供有印刷版和光盘版。《国际药典》官方网站为 http：//apps. who. int/phint/en/p/about/。

第三节　药品检验基本程序的认知

一、药品检验基本程序

药品检验工作的根本目的就是保证人民用药的安全、有效。药品检验工作者必须具备高度的责任感，严谨求实和一丝不苟的工作态度，必须具有熟练、正确的操作技能以及良好的科学作风，才能保证药品检验工作的公正性。

药品检验工作的基本程序一般为：取样（样品收审）、鉴别、检查、含量测定、写出报告。

1. 取样（样品收审）

分析任何样品，首先是取样。取样，系指从一批产品中，按取样规则抽取一定数量具有代表性的样品，供检验用。取样时，应先检查品名、批号、数量、包装等情况，符合要求后方可取样。

取样的基本原则应该是均匀、合理。要从大量的药物样品中取出能代表试样整体质量的小量样品进行分析，应特别注意样品的代表性与真实性，否则就失去了检验的意义。有时，为了保证所取样品具有科学性、真实性和代表性，需要用到一些特殊装置，如生产规模的固体原料药，需用取样探子取样等。

药物检验工作者，有时还需对送检的样品进行分析。在收到送检样品后，应对样品进行全面审查，如样品数量、包装情况、外观性状、检验目的等；并确定检验的依据，即药品质量标准如《中国药典》；正确理解药品质量标准规定的检验项目和方法，然后再进行分析。

2. 鉴别

鉴别，系依据药物的化学结构和理化性质进行某些化学反应，测定某些理化常数或光谱特征，来判断药物及其制剂的真伪。通常，某一项鉴别试验，如焰色反应、官能团反应，只能表示药物的某一特征，绝不能将其作为判断的唯一依据。因此，药物的鉴别不只是一项试验，而是采用一组（二项或几项）试验全面评价一个药物，力求结论准确无误。例如，《中国药典》（2010 年版）在吡哌酸鉴别项下就规定了高效液相色谱法、紫外-可见分光光度法及红外分光光度法三项鉴别试验。

3. 检查

药物在不影响疗效及人体健康的原则下，可以允许在生产及贮藏过程中所引入的微量杂质的存在。通常按照药品质量标准规定的项目进行"限度检查"，以判断药物的纯度是否符合限量规定要求，所以也称为纯度检查。检查的结果可用于判定药物优劣。

4. 含量测定

含量测定，就是测定药物中主要有效成分的含量。一般采用化学分析或理化分析的方法来测定，以确定药物的含量是否符合药品标准的规定要求。

判断一个药物的质量是否符合要求，必须全面考虑鉴别、检查和含量测定三者的检验结果，并兼顾药品的性状要求，如外观、色泽、气味、物理常数等。

5. 写出报告

药品检验及其结果必须要有完整的原始记录，它是检验工作的原始资料，也是判断药品质量优劣的原始依据。因此，药品分析检验记录必须做到内容真实可靠，简明具体；原始数据不得涂改；宜用钢笔书写。

全部项目检验完毕后，还需根据分析检验的结果，写出检验报告书。报告书中主要内容有检品名称、数量、外观性状、检验目的、检验依据、检验结果、报告日期、检验人员和复核人员的签章、结论等。检验报告必须明确、肯定、有依据，并得出明确的结论。

药物检验工作者在完成药品检验工作，并写出书面报告后，还应对不符合规定的药品提出处理意见，以便供有关部门参考，并协助生产企业尽快提高药品质量以达到合格要求。

二、计量仪器认证要求

为了确保药物检验过程中，所使用的测量设备随时处于满足预期使用要求的状态，通常须对所使用仪器和量具进行计量认证。

1. 计量基准器具（计量基准）与计量标准器具（计量标准）

计量基准器具简称计量基准，是指用以复现和保存计量单位量值，经国家技术监督局批准，作为统一全国量值最高依据的计量器具。通常计量基准分为国家计量基准（主基准）、国家副计量基准和工作计量基准三类。

计量标准器具简称计量标准，是指按国家计量检定系统表规定的准确度等级，用于检定较低等级计量标准或工作计量器具的计量器具。广义地说，计量标准还可以包括用以保证测量结果统一和准确的标准物质、标准方法和标准条件。

2. 使用计量标准器具（计量标准）应具备的条件

使用计量标准器具，必须具备以下条件。

① 计量标准器具及配套设备经计量检定合格（无计量检定规程的，按校准执行）。

② 具有正常工作所需要的环境条件。

③ 具有称职的保存、维护、使用人员。

④ 具有完善的管理制度。

3. 计量仪器认证要求

① 使用实行强制检定的工作计量器具的单位和个人，应当向当地县（市）级人民政府计量行政部门指定的计量检定机构申请周期检定。当地不能检定的，向上一级人民政府计量行政部门指定的计量检定机构申请周期检定。

② 企业、事业单位应当配备与生产、科研、经营管理相适应的计量检测设施，制定具体的检定管理办法和规章制度，规定本单位管理的计量器具明细目录及相应的检定周期，保证使用的非强制检定的计量器具定期检定。

③ 计量检定工作应当符合经济合理、就地就近的原则，不受行政区划和部门管辖的限制。

三、《中国药品检验标准操作规范》和《药品检验仪器操作规程》简介

2010 年版《中国药品检验标准操作规范》和《药品检验仪器操作规程》是《中华人民

共和国药典》（2010 年版）的配套用书，由中国药品生物制品检定所组织编写，中国医药科技出版社 2010 年 9 月出版。

《中国药品检验标准操作规范》主要收载《中华人民共和国药典》附录对于各项药品质量检测方法、各类制剂以及生物测定、中药等诸多方面检验操作规范化的要求，是执行《中华人民共和国药典》标准的重要依据和补充。

《药品检验仪器操作规程》收载的内容主要是各项仪器常规使用的基本的规范性操作。收载的仪器操作规程包含了各种药品检验仪器，共分为 23 大类，合计 446 项，新起草的规程达 205 项。该书的出版，对于药品质量检验的标准化和规范化发挥着巨大作用。

第四节　药品质量标准分析方法的验证

药品质量标准分析方法的验证目的是证明采用的方法适合于相应的检测要求，包括原料药及制剂的性状、鉴别、检查、含量测定等有关项目。方法验证是一个持续的发展过程，在药品生产工艺变更、制剂的组成改变、原分析方法进行修订或药典规定的常规方法用于新药时，质量标准分析方法均需要验证。验证应证明分析方法能够保持其性能（如专属性），适用于相应的检测要求。验证内容包括：准确度、精密度、专属性、检测限、定量限、线性、范围和耐用性等。

一、准确度

准确度，系指用该方法测定的结果与真实值或参考值接近的程度，一般以回收率（％）表示。准确度应在规定的范围内建立。

1. 含量测定方法的准确度

（1）原料药　原料药可用已知纯度的对照品或样品进行测定，按式（1-1）计算回收率；或用本法测定所得结果与已知准确度的另一方法测定的结果进行比较。

$$回收率（\%）=\frac{测得量}{加入量}×100\%　　　　　　　　　（1-1）$$

（2）制剂　制剂可用含已知量被测物的制剂各组分混合物（包括制剂辅料）进行测定，回收率的计算同原料药。

如不能得到制剂的全部组分，可向制剂中加入已知量的被测物进行测定，按式（1-2）计算回收率；或与另一个已建立准确度的方法比较结果。

$$回收率（\%）=\frac{测得量-本底量}{加入量}×100\%　　　　　　　　　（1-2）$$

如该法已建立了精密度、线性和专属性，准确度有时也能推算出来，该项目可不再进行验证。

2. 杂质定量测定的准确度

杂质定量测定的方法多采用色谱法，其准确度可通过向原料药或制剂中加入已知量杂质进行测定。如果不能得到杂质或降解产物，可用本法测定结果与另一成熟的方法进行比较，如药典标准方法或经过验证的方法。如不能测得杂质或降解产物的相对响应因子，则可用原料药的响应因子。同时，应明确表示单个杂质和杂质总量相当于主成分的重量比（％）或面积比（％）。

3. 数据要求

在规定范围内，至少用 9 次测定结果进行评价，例如制备 3 个不同浓度的样品，各测定

3 次。应报告已知加入量的回收率（％），或测定结果平均值与真实值之差及其可信限。

二、精密度

精密度，系指在规定的测试条件下，同一个均匀样品，经多次取样测定所得结果之间的接近程度。精密度一般用偏差（d）、标准偏差（SD）或相对标准偏差（RSD）表示。含量测定和杂质定量测定应考虑方法的精密度。

1. 重复性

在相同条件下，由一个分析人员测定所得结果的精密度称为重复性。

在规定范围内，至少用 9 次测定结果进行评价，如制备 3 个不同浓度的样品，各测定 3 次；或把被测物浓度当作 100％，用至少测定 6 次的结果进行评价。

2. 中间精密度

在同一个实验室，不同时间由不同分析人员用不同设备测定结果的精密度，称为中间精密度。

为考察随机变动因素对精密度的影响，应设计方案进行中间精密度试验。变动因素为不同日期、不同分析人员、不同设备。

3. 重现性

在不同实验室由不同分析人员测定结果的精密度，称为重现性。

当分析方法将被法定标准采用时，应进行重现性试验。如建立药典分析方法时通过协同检验得出重现性结果，协同检验的过程、重现性结果均应记载在起草说明中。

4. 数据要求

均应报告标准偏差、相对标准偏差和可信限。

三、专属性

专属性，系指在其他成分（如杂质、降解产物、辅料等）可能存在下，采用的方法能准确测定出被测物的特性。鉴别反应、杂质测定、含量测定方法，均应考察其专属性。如方法不够专属，则应采用多个方法予以补充。

1. 鉴别反应

应能与可能共存的物质或结构相似的化合物区分。不含被测成分的样品，以及结构相似或组分中的有关化合物，均应呈负反应。

2. 含量测定和杂质测定

色谱法和其他分离方法，应附代表性图谱，以说明专属性。图中应标明诸成分的位置，色谱法中的分离度应符合要求。

在杂质可获得的情况下，对于含量测定，试样中可加入杂质或辅料，考察测定结果是否受干扰，并可与未加杂质和辅料的试样比较测定结果。对于杂质测定，也可向试样中加入一定量的杂质，考察杂质能否得到分离。在杂质或降解产物不能获得的情况下，可将含有杂质或降解产物的试样进行测定，与另一个经验证了的或药典方法比较结果；用强光照射，高温、高湿、酸、碱水解，或氧化的方法进行加速破坏，以研究降解产物。含量测定方法应比对二法的结果，杂质测定应比对检出的杂质个数，必要时可采用光二极管阵列检测和质谱检测，进行纯度检查。

四、检测限

检测限（LOD），系指试样中被测物能被检测出的最低量。常用的方法如下。

1. 目视法

用含已知浓度被测物的试样进行分析，目视确定能被可靠地检测出的被测物的最低浓度或量。

该方法适用于可用目视法直接评价结果的分析方法，如显色鉴别法、薄层色谱法等。

2. 信噪比法

用于能显示基线噪声的分析方法，即把已知低浓度试样测出的信号与空白样品测出的信号进行比较，计算出能被可靠地检测出的最低浓度或量。一般以信噪比为 3∶1 或 2∶1 时相应浓度或注入仪器的量确定检测限。

3. 数据要求

无论用何种方法，均应使用一定数量（如 5～6 份）的试样进行分析，其浓度为近于或等于检测限目标值，以可靠地测定检测限。同时，报告应附测试图谱，说明测试过程和检测限结果。

五、定量限

定量限（LOQ），系指样品中被测物能被定量测定的最低量，其测定结果应具有一定的准确度和精密度。

杂质和降解产物用定量测定方法研究时，应确定定量限。常用信噪比法确定定量限，一般以信噪比为 10∶1 时相应的浓度或注入仪器的量进行确定。

数据要求：除附测试图谱，并说明测试过程和定量限结果外，还应说明测试结果的准确度和精密度。

六、线性

线性，系指在设计的范围内，测试结果与试样中被测物浓度直接成正比关系的程度。

应在规定的范围内测定线性关系。可用一贮备液经精密稀释，或分别精密称样，制备一系列（至少 5 份）供试样品的方法进行测定。以测得的响应信号作为被测物浓度的函数作图，观察是否呈线性，再用最小二乘法进行线性回归。必要时，响应信号可经数学转换，再进行线性回归计算。

数据要求：应列出回归方程、相关系数和线性图。

七、范围

范围，系指能达到一定精密度、准确度和线性，测试方法适用的高低限浓度或量的区间。

范围应根据分析方法的具体应用和线性、准确度、精密度结果和要求确定。原料药和制剂含量测定，范围应为测试浓度的 $80\%\sim120\%$；制剂含量均匀度检查，范围应为测试浓度的 $70\%\sim130\%$，根据剂型特点，如气雾剂、喷雾剂，范围可适当放宽；溶出度或释放度中的溶出量测定，范围应为限度的 $\pm20\%$，如规定了限度范围，则应为下限的 -20% 至上限的 $+20\%$；杂质测定，范围应根据初步实测，拟订出规定限度的 $\pm20\%$；如果含量测定与杂质检查同时测定，用百分归一化法，则范围应为杂质规定限度的 -20% 至含量限度（或上限）的 $+20\%$。

八、耐用性

耐用性，系指在测定条件有小的变动时，测定结果不受影响的承受程度，为使方法可用于常规检查提供依据。

开始研究分析方法时，就应考虑其耐用性。如果测试条件要求苛刻，则应在方法中写明。典型的变动因素有：被测溶液的稳定性，样品提取次数、时间等。液相色谱法中典型的变动因素有：流动相的组成和 pH 值，不同品牌或不同批号的同类色谱柱，柱温，流速等。气相色谱法变动因素有：不同品牌或批号的色谱柱、固定相，不同类型的担体、柱温，进样口和检测器温度等。经试验，应说明小的变动能否通过设计的系统适用性试验，以确保方法有效。

验证一种分析方法，并不一定对上述八项指标都有要求，而应视方法使用对象拟定验证的内容。大体有以下三种情况。

（1）非定量分析方法　如鉴别试验和杂质的限度检查法，一般需要验证专属性、检测限和耐用性等三项。

（2）定量分析方法　如原料药中主成分或制剂中有效组分的含量测定及含量均匀度、溶出度或释放度的测定方法，除检测限和定量限外，其余六项均须验证。

（3）微量定量分析方法　如杂质的定量测定方法，除检测限视情况而定外，其余七项内容均须验证。

第五节　药物检验技术新进展和本课程的学习方法

一、药物检验技术新进展

传统的药物分析，大多是采用化学方法分析药物分子，控制药品质量。然而，随着科学技术的发展，现代药物检验无论是分析领域，还是分析技术都已经大大拓展，它已不再仅仅局限于对药物进行静态的质量控制，而是发展到对制药过程、生物体内和代谢过程进行综合评价和动态分析研究。随着近年来仪器分析和计算机技术的发展，为药物分析的发展提供了坚实的基础，药物检验新技术也在不断涌现。

1. 高效毛细管电泳技术

高效毛细管电泳（HPCE），又称毛细管电泳，是 20 世纪末发展的一种高效、快速的分离技术，是经典电泳技术和现代微柱分离相结合的产物。HPCE 技术作为一种强有力的分离分析手段，在全世界范围内得到了迅速发展，特别是在生命科学、中药学、食品安全等领域得到了广泛应用。

HPCE 在 DNA、氨基酸及蛋白质的分析中应用非常广泛，已在生命科学和生物工程等领域中显示出极其重要的应用前景。同时，HPCE 技术因其特别适宜快速大量地分析复杂的中药成分而被广泛用于中药材鉴别和质量控制、中药有效成分的分离与测定、中成药和中药制剂的分析。此外，HPCE 技术在食品药品安全检测中也发挥了重要作用，如可用于鸡肉样品中青霉素、氨苄西林和阿莫西林等药物残留量的测定。

2. 高效液相色谱-质谱联用技术

高效液相色谱-质谱（HPLC-MS）联用技术是近几年发展起来的一项新的分离分析技术。它将高效液相色谱（HPLC）对复杂样品的高分离能力，与质谱（MS）具有高选择性、高灵敏度及能够提供相对分子质量与结构信息的优点结合起来，在生物、药物、临床医学、化工和环境等领域得到了广泛应用。

HPLC-MS 联用技术特别适合于痕量分析，可以鉴别和测定各种类型的农药、兽药以及生物毒素等残留物，如动物组织（肌肉、脂肪、肝、肾）中磺胺类、硝基咪唑类、喹诺酮类药物等。此外，HPLC-MS 联用技术在中药指纹图谱研究及在药物代谢研究等领域也已广泛应用。

3. 高速逆流色谱技术

高速逆流色谱技术（HSCCC）是 20 世纪 80 年代后发展起来的一种连续高效的新型液-液分配色谱分离技术。其最大的优点是无需固相载体作固定相，并具有操作简单快捷、分离纯度高、样品回收率高、适用范围广、可一步制备纯品的优点。既适用于小量分析，也可用于规模纯化，在中药、生化、食品、天然产物化学、环境分析等领域有着广泛的应用。

在天然产物分离方面，HSCCC 在有机酸、黄酮、生物碱、植物多酚、醌类、萜类、木脂素、香豆素、皂苷等几乎所有的天然植物化学成分的分离中都有应用，还可用来对天然产物的粗提物进行有效成分的提纯以及对天然产物进行除杂处理；在食品制备分离和除杂方面，HSCCC 可以在食品研究中实现功能性成分的制备分离和食品的除毒去杂。

4. 时间分辨荧光分析技术

时间分辨荧光分析技术（TRFA），是近年来发展起来的非同位素免疫分析技术，是目前最灵敏的微量分析技术，被公认为是最有发展前途的一种非同位素标记分析技术，现已用于药物含量测定、酶活性测定、DNA 检测等方面。

TRFA 用镧系元素标记抗原或抗体，根据镧系元素螯合物的发光特点，用时间分辨技术测量荧光，同时检测波长和时间两个参数进行信号分辨，可有效地排除非特异荧光的干扰，极大地提高了分析灵敏度。随着检验医学的发展，对微量、超微量的测定会越来越多，同时放射免疫分析的污染问题会越来越被重视，因此，时间分辨荧光分析法具有越来越大的应用空间。

5. 流动注射分析技术

流动注射分析（FIA）是丹麦分析化学家 Ruzicka 和 Hansen 首次提出的一种新型快速自动分析技术，近年来得到飞速发展，已成为一种新型的微量、高速和自动化的分析技术。其原理是一定体积的样品注入一种密闭的、由适当液体（反应试剂或水）组成的连续流动的载液中，同时与载液中的某些试剂发生反应或进行渗析、萃取，生成某种可检测的物质；该物质流经检测器产生响应，通过反应信号的强弱计算待测物质的量。

流动注射分析技术打破了以往一定要应用达到化学平衡的稳定反应才能用于定量分析的传统，在物理和化学非平衡动态条件下就能进行含量测定。FIA 具有分析速度快、样品和试剂消耗量少、设备与操作简单、重现性好、适应性广泛、检测手段多、分析效率高等特点，尤其适合生物样品量少、样品数量多的体内药物分析。其可与紫外-可见分光光度计、荧光分光光度计、原子吸收分光光度计、电化学检测器、化学发光检测器等联用。

二、本课程的学习方法与要求

药物检验技术是一门研究药品及各种制剂的组成、理化性质、真伪鉴别、纯度检查及其有效成分含量测定的课程，是在学习了有机化学、分析化学、药物化学以及其他相关课程的基础上开设的。要学好本课程，应努力做到以下几点。

1. 培养学习兴趣

伟大的科学家爱因斯坦说过："兴趣是最好的老师"。也就是说一个人一旦对某种事物有了浓厚的兴趣，就会主动去求知、去探索、去实践，并在求知、探索、实践中产生愉快的情绪和体验。药物检验技术课程的特点是信息量大、系统性差、记忆困难等，同学们学习起来常常会感觉比较枯燥。因此，要学好药物检验技术课程，就必须努力培养学习兴趣。在学习过程中，我们可以结合相关时事，结合身边的案例，激发对相关事实的好奇心，产生对相关知识探索的欲望，从而增强学习的兴趣。

2. 抓住主线，把握重点，学好理论知识

在学习过程中，要抓住主线，把握重点。要努力抓牢"药物的结构性质—鉴别检验—杂质的检查—含量测定"这条主线，从各类药物的基本结构入手，分析其结构特征及其相应的理化性质，然后去学习其鉴别、检查和含量测定的基本规律与基本方法。

另外，还要加强对药典、药品质量标准的学习和使用。要了解药典的基本组成，正确理解药典和药典中各项条文规定，熟悉药品质量标准制定的原则和内容，并能够正确、有效地使用药典。

3. 增强主动性，提高实践技能

药物检验技术课程实践性很强，单纯掌握药物理论知识是不够的，还要有扎实的实验操作技能。在学习过程中，应注重理论联系实践，加强实践操作练习，提高实践操作技能。

首先，应培养实验前主动预先的习惯，提高实践操作的主动性。预习能提高学习效率和培养独立思考的能力。通过预习实验，可以了解实验目的、实验内容，明确实验任务，熟悉实验步骤，增强对相关知识的理解和思考，避免在实验过程中出现手忙脚乱、"依葫芦画瓢"的情况，提高学习效率。

其次，应注重养成严谨的科学作风。在实验过程中，应自觉坚持一切从实际出发，切忌随便捏造或修改数据，更不得抄袭他人实验数据；应严格按照操作规程要求进行实验，如实记录实验现象和实验结果，规范书写实验报告，做到有据可凭。

药物检验，如果只有理论知识而不具备操作技术，则犹如纸上谈兵；反之，如果只会"依葫芦画瓢"，按部就班进行简单的实验操作，缺乏必要的理论支撑，则只会盲目行事。因此，只有理论与实践并重，才能掌握药物检验技术，才能在我国药物研究从仿制为主到创新为主的转变中，具备为新药创制和全面提高药品质量所需的独立分析问题和解决问题的能力。

本 章 小 结

1. **药品质量标准**

为保证药品质量而对各种检查项目、指标、限度、范围等所做的规定，称为药品质量标准，简称药品标准。它是对药品的来源、制药工艺等生产及贮运过程中的各环节所制定的、用以检测药品质量是否达到用药要求并衡量其质量是否稳定均一的技术规定。

2. **药品质量标准的分类**

药品质量标准按其发布的机构及其地位可分为法定标准和企业标准两种。

《中国药典》2010 年版分为三部，一部收载药材及饮片、植物油脂和提取物、成方制剂和单味制剂等；二部收载化学药品、抗生素、生化药品、放射性药品及药用辅料等；三部收载生物制品。根据《药品注册管理办法》的规定，新药按审批管理的要求分为中药、化学药品和生物制品三大类，相应的有中药质量标准、化学药品质量标准和生物制品质量标准。

3. **药品质量标准制定的原则**

（1）安全有效性原则。

（2）先进性原则。

（3）针对性原则。

（4）规范性原则。

4. 药品质量标准的主要内容

各国药品质量标准在制定的格式方面略有不同，不同品种的药品标准的格式也不尽相同，但其内容基本相似。《中国药典》正文项下各药品根据品种和剂型不同，按顺序可分别列有：品名（包括中文名称、汉语拼音与英文名）、有机药物的结构式、分子式与分子量、来源或有机药物的化学名称、含量或效价规定、处方、制法、性状、鉴别、检查、含量或效价测定、类别、规格、贮藏及制剂等。

5.《中国药典》的沿革

自 1953 年，卫生部编印发行《中华人民共和国药典》（简称《中国药典》）1953 年版以来，我国已先后编印了《中国药典》1953 年版、1963 年版、1977 年版、1985 年版、1990 年版、1995 年版、2000 年版、2005 年版和 2010 年版，共 9 个版次。

6.《中国药典》的基本结构和内容

《中国药典》包括凡例、正文及附录，是药品研制、生产、经营、使用和监督管理等均应遵循的法定依据。

（1）凡例　包括：名称与编排，项目与要求，检验方法和限度，标准品、对照品，计量，精确度，试药、试液、指示剂，动物试验，说明书、包装、标签等分类项目。

（2）正文　正文项下根据品种和剂型不同，按顺序可分别列有：品名（包括中文名称、汉语拼音与英文名）、有机药物的结构式、分子式与分子量、来源或有机药物的化学名称、处方、制法、性状、鉴别、检查、含量或效价测定、类别、规格、贮藏及制剂等。

（3）附录　附录按分类编码，共归纳为 18 大类，由附录Ⅰ、附录Ⅱ到附录ⅩⅧ，包括：制剂通则、一般鉴别试验、分光光度法、色谱法、制剂用水、原子量表等。

7. 标准品、对照品与试药

标准品，指用于生物检定、抗生素或生化药品中含量或效价测定的标准物质，按效价单位（或 μg）计，以国际标准品进行标定。

对照品，指在用于检测时，除另有规定外，均按干燥品（或无水物）进行计算后使用的标准物质。

试药，指不同等级的符合国家标准或国家有关规定标准的化学试剂。

8. 标准品与对照品的选用原则

（1）参比物质与测定物质的同质性。

（2）物质稳定性。

9. 国外主要药典

截至 21 世纪初，世界上已有近 40 个国家编制了国家药典，另外，尚有区域性药典 4 种（《北欧药典》、《欧洲药典》、《亚洲药典》及《非洲药典》）和世界卫生组织（WHO）编订的《国际药典》。

目前，国际上使用的主要药典有：《美国药典》、《英国药典》、《欧洲药典》、《日本药典》和《国际药典》。

10. 药品检验基本程序

药品检验工作的根本目的就是保证人民用药的安全、有效。药品检验工作的基本程序一般为：取样（样品收审）、鉴别、检查、含量测定、写出报告。

11. 药品质量标准分析方法的验证

药品质量标准分析方法的验证目的是证明采用的方法适合于相应的检测要求，包括原料药及制剂的性状、鉴别、检查、含量测定等有关项目。验证内容包括：准确度、精密度、专属性、检测限、定量限、线性、范围和耐用性等。

12. 准确度

准确度，系指用该方法测定的结果与真实值或参考值接近的程度，一般以回收率（%）表示。

原料药：
$$回收率（\%）=\frac{测得量}{加入量}\times100\%$$

制剂：
$$回收率（\%）=\frac{测得量-本底量}{加入量}\times100\%$$

13. 精密度

精密度，系指在规定的测试条件下，同一个均匀样品，经多次取样测定所得结果之间的接近程度。精密度一般用偏差（d）、标准偏差（SD）或相对标准偏差（RSD）表示。

（1）重复性　在相同条件下，由一个分析人员测定所得结果的精密度称为重复性。

（2）中间精密度　在同一个实验室，不同时间由不同分析人员用不同设备测定结果的精密度，称为中间精密度。

（3）重现性　在不同实验室由不同分析人员测定结果的精密度，称为重现性。

14. 专属性

专属性，系指在其他成分（如杂质、降解产物、辅料等）可能存在下，采用的方法能准确测定出被测物的特性。鉴别反应、杂质检查、含量测定方法，均应考察其专属性。

15. 检测限

检测限（LOD），系指试样中被测物能被检测出的最低量。常用的方法主要有目视法和信噪比法。

16. 定量限

定量限（LOQ），系指样品中被测物能被定量测定的最低量，其测定结果应具有一定的准确度和精密度。

17. 线性

线性，系指在设计的范围内，测试结果与试样中被测物浓度直接成正比关系的程度。应在规定的范围内测定线性关系。

18. 范围

范围，系指能达到一定精密度、准确度和线性，测试方法适用的高低限浓度或量的区间。范围应根据分析方法的具体应用和线性、准确度、精密度结果和要求确定。

19. 耐用性

耐用性，系指在测定条件有小的变动时，测定结果不受影响的承受程度，为使方法可用于常规检查提供依据。

20. 药物检验技术新进展

随着近年来仪器分析和计算机技术的发展，为药物分析的发展提供了坚实的基础，药物检验新技术也在不断涌现。药物检验新技术，包括：高效毛细管电泳技术、高效液相色谱-质谱联用技术、高速逆流色谱技术、时间分辨荧光分析技术及流动注射分析技术等。

复习思考题

1. 什么是药品质量标准？为何要制定药品质量标准？

2. 药品质量标准是如何分类的？

3. 制定药品质量标准，需遵循哪些原则？

4. 新中国成立以来，我国先后编订了哪几个版次的药典？

5. 简述 2010 年版药典的基本结构。

6. 何谓标准品和对照品？其选用原则是怎样的？

7. 在国际上有较大影响力的药典主要有哪几种？

8. 药品检验工作的基本程序一般包括哪几个步骤？

9. 使用计量标准器具，应具备何种条件？

10. 药品质量标准分析方法的验证目的是什么？验证内容包括哪些？

自 测 题

一、选择题

1. 以下原则中，不属于药品质量标准制定原则的是 （　　）。

A. 安全有效性原则　　　　　　　　B. 公正性原则

C. 先进性原则　　　　　　　　　　D. 规范性原则

2. 《中国药典》2010 年版分为 （　　）部。

A. 一　　　　　　B. 二　　　　　　C. 三　　　　　　D. 四

3. 以下项目中，不属于药品性状记述内容的是 （　　）。

A. 杂质含量　　　B. 色泽　　　　　C. 溶解度　　　　D. 物理常数

4. 药品质量标准分析方法验证内容中的准确度，系指用该方法测定的结果与真实值或参考值接近的程度，一般以 （　　）表示。

A. 误差　　　　　B. 偏差　　　　　C. 精密度　　　　D. 回收率

5. 自 1953 年，我国已先后编订了 （　　）个版次的《中国药典》？

A. 7　　　　　　　B. 8　　　　　　　C. 9　　　　　　　D. 10

6. 恒重，除另有规定外，系指供试品连续两次干燥或炽灼后称重的差异在 （　　）以下的重量。

A. 0.01mg　　　　B. 0.1mg　　　　C. 0.2mg　　　　D. 0.3mg

7. 药品标准物质必须具备 （　　）等条件，才能发挥其统一量值的作用。

A. 材料均匀　　　B. 性能稳定　　　C. 安全可靠　　　D. 量值准确

8. 根据我国药品质量标准的惯例，检查内容通常包括 （　　）等类型。

A. 有机杂质　　　B. 炽灼残渣　　　C. 安全性检查　　　D. 稳定性检查

二、填空题

1. _____是国家（或国际间多国组成的地区）对其所编纂制定的法定药品标准的统一集成。

2. 药品质量标准按其发布的机构及其地位可分为_____和_____两种。

3. 国家药品标准包括《中国药典》和_____发布的药品标准。

4. 《中国药典》正文项下各药品名称，一般包括_____名、_____名和_____名。

5. 鉴别试验，是指用_____方法或_____方法来证明药品的真实性，其主要目的是_____。

6. 凡例是为正确使用《中国药典》进行_____的基本原则，是对《中国药典》_____、_____及与_____有关的共性问题的统一规定。

7. 《中国药典》中所规定的"精密称定"，系指称取重量应准确至所取重量的

_____；"称定"系指称取重量应准确至所取重量的_____；取用量为"约"若干时，系指取用量不得超过规定量的_____。

8.《中国药典》附录，主要收载_____、_____和_____。

9. 药品检验工作的根本目的就是保证人民用药的_____、_____。药品检验工作的基本程序一般为：_____、_____、_____、_____和_____。

10. 判断一个药物的质量是否符合要求，必须全面考虑_____、_____和_____三者的检验结果，并兼顾药品的性状要求，如外观、色泽、气味、物理常数等。

11. 定量限，系指样品中被测物能被定量测定的_____量，其测定结果应具有一定的_____和_____。

12. 在相同条件下，由一个分析人员测定所得结果的_____称为重复性。

第二章
物理常数检测技术

理论学习要点

相对密度的概念、熔点的概念、凝点的概念、黏度的概念、动力黏度的概念、运动黏度的概念、特性黏数的概念、旋光度与比旋度的概念、折光率的概念、pH 的概念。

能力训练要点

相对密度的测定方法及测定注意事项、熔点的测定方法及测定注意事项、凝点的测定方法及测定注意事项、黏度的测定方法及测定注意事项、旋光度的测定方法及测定注意事项、折光率的测定方法及测定注意事项、pH 的测定方法及测定注意事项、标准缓冲溶液的配制。

应达到的能力目标

1. 能够依据药典，测定药品的相对密度。
2. 能够依据药典，测定药品的熔点。
3. 能够依据药典，测定药品的凝点。
4. 能够依据药典，测定药品的黏度。
5. 能够依据药典，测定药品的旋光度。
6. 能够依据药典，测定药品的折光率。
7. 能够依据药典，测定药品的 pH。

案例2.1 煎膏剂（膏滋）相对密度的测定

煎膏剂，系指药材用水煎煮，取煎煮液浓缩，加炼蜜或糖（或转化糖）制成的半流体制剂，是中国中医长期习惯用于治疗慢性病的一种浸出药剂，如益母草膏、枇杷膏等。根据《中国药典》2010 年版（一部）附录 I "制剂通则"的相关规定，应对煎膏剂的相对密度进行检查。其方法是：取供试品适量，精密称定，加水约 2 倍，精密称定，混匀，作为供试品溶液。照相对密度测定法（附录 Ⅶ A）进行测定，并计算测定结果。结果应符合各品种项下的有关规定。

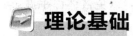

1. 在上述案例中，测定的是煎膏剂（膏滋）的相对密度。根据《中国药典》2010年版"制剂通则"的相关规定，应对煎膏剂的相对密度进行检查。

2. 药品相对密度的测定依据为《中国药典》2010年版(一部)附录ⅦA——相对密度测定法。

为完成煎膏剂（膏滋）相对密度的测定任务，我们需掌握如下理论知识和操作技能。

理论基础

相对密度概述

相对密度，系指在相同的温度、压力条件下，某物质的密度与水的密度之比。除另有规定外，温度为20℃。

纯物质的相对密度在特定的条件下为不变的常数。但如物质的纯度不够，则其相对密度的测定值会随着纯度的变化而改变。因此，测定药品的相对密度，可用以检查药品的纯杂程度。

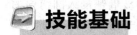

技能基础

相对密度的测定方法

《中国药典》2010年版一部附录ⅦA"相对密度测定法"，只限于液体药品。测定方法有两种，即比重瓶法和韦氏比重秤法。一般用比重瓶法测定；测定易挥发液体的相对密度，可用韦氏比重秤法。用比重瓶测定时的环境（指比重瓶和天平的放置环境）温度应略低于20℃或各品种项下规定的温度。

1. 比重瓶法

（1）测定方法

① 取洁净、干燥并精密称定重量的比重瓶［图2-1（a）］，装满供试品（温度应低于20℃或各品种项下规定的温度）后，装上温度计（瓶中应无气泡），置20℃（或各品种项下规定的温度）的水浴中放置若干分钟，使内容物的温度达到20℃（或各品种项下规定的温度），用滤纸除去溢出侧管的液体，立即盖上罩。然后将比重瓶自水浴中取出，再用滤纸将比重瓶的外面擦净，精密称定，减去比重瓶的重量，求得供试品的重量后，将供试品倾去，洗净比重瓶，装满新沸过的冷水，再照上法测得同一温度时水的重量，按下式计算：

$$供试品的相对密度 = \frac{供试品的重量}{水的重量} \tag{2-1}$$

② 取洁净、干燥并精密称定重量的比重瓶［图2-1（b）］，装满供试品（温度应低于20℃或各品种项下规定的温度）后，插入中心有毛细孔的瓶塞，用滤纸将从塞孔溢出的液体擦干，置20℃（或各品种项下规定的温度）恒温水浴中，放置若干分钟，随着供试液温度的上升，过多的液体将不断从塞孔溢出，随时用滤纸将瓶塞顶端擦干，待液体不再由塞孔溢出，迅速将比重瓶自水浴中取出，照上述①法，自"再用滤纸将比重瓶的外面擦净"起，依法测定，即得。

（2）注意事项

① 比重瓶必须洁净、干燥（所附温度计不能采用加温干燥），操作顺序为先称量空比重瓶重，再装供试品称重，最后装水称重。

② 装过供试液的比重瓶必须冲洗干净，如供试品为油剂，测定后应尽量倾去，连同瓶塞可先用石油醚和氯仿冲洗数次，待油完全洗去后，再以乙醇、水冲洗干净，再依法测定水重。

③ 供试品及水装瓶时，应小心沿壁倒入比重瓶内，避免产生气泡；如有气泡，应稍放置待气泡消失后再调温称重；供试品如为糖浆剂、甘油等黏稠液体，装放时更应缓慢沿壁倒入，以免因黏稠度大产生的气泡很难逸去而影响测定结果。

④ 将比重瓶从水浴中取出时，应用手指拿住瓶颈，而不能拿瓶肚，以免液体因手温影响体积膨胀外溢。

⑤ 测定有腐蚀性供试品时，为避免腐蚀天平盘，可在称量时用一表面皿放置天平盘上，再放比重瓶称量。

⑥ 当室温高于20℃或各药品项下规定的温度时，必须设法调节环境温度至略低于规定的温度。

2. 韦氏比重秤法

（1）测定方法 取20℃时相对密度为1的韦氏比重秤（图2-2），用新沸过的冷水将所附玻璃圆筒装至八分满，置20℃（或各品种项下规定的温度）的水浴中，搅动玻璃圆筒内的水，调节温度至20℃（或各品种项下规定的温度），将悬于秤端的玻璃锤浸入圆筒内的水中，秤臂右端悬挂游码于1.0000处，调节秤臂左端平衡用的螺旋使平衡，然后将玻璃圆筒内的水倾去，拭干，装入供试液至相同的高度，并用同法调节温度后，再把拭干的玻璃锤浸入供试液中，调节秤臂上游码的数量与位置使平衡，读取数值，即得供试品的相对密度。

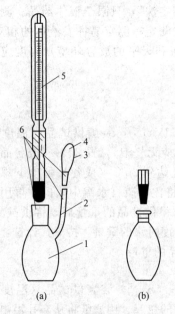

图 2-1 比重瓶
1—比重瓶主体；2—侧管；3—侧孔；
4—罩；5—温度计；6—玻璃磨口

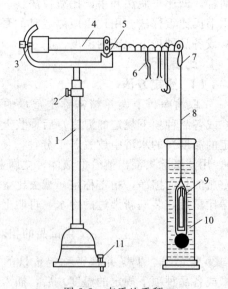

图 2-2 韦氏比重秤
1—支架；2—调节器；3—指针；
4—横梁；5—刀口；6—游码；
7—小钩；8—细铂丝；9—玻璃锤；
10—玻璃圆筒；11—调整螺丝

如该比重秤系在 4℃时相对密度为 1，则用水校准时游码应悬挂于 0.9982 处，并应将在 20℃测得的供试品相对密度除以 0.9982。

（2）注意事项

① 韦氏比重秤应安装在固定平放的操作台上，避免受热、冷、气流及震动的影响。

② 玻璃圆筒应洁净，在装水及供试液时的高度应一致，使玻璃锤沉入液面的深度应前后一致。

③ 玻璃锤应全部浸入液面内。

案例2.2　华法林钠熔点的测定

华法林钠为白色结晶性粉末，无臭，味微苦，在水中极易溶解。华法林钠能够防止血栓的形成及发展，用于治疗血栓栓塞性疾病；能够治疗手术后或创伤后静脉血栓的形成，并可作心肌梗死的辅助用药。根据《中国药典》2010 年版（二部）"华法林钠"的质量标准要求，在鉴别项下需对其熔点进行测定。测定方法为：取本品 0.1g，加水 25mL 溶解后，加稀盐酸 2 滴即生成白色沉淀；滤过，沉淀用水洗净。在 105℃干燥后，依法测定（附录Ⅵ C），熔点约为 162℃。

案例分析

1. 在上述案例中，测定的是华法林钠的熔点。根据《中国药典》2010 年版"华法林钠"的质量标准要求，需对其熔点进行测定。

2. 药品熔点的测定依据为《中国药典》2010 年版（二部）附录Ⅵ C——熔点测定法。为完成华法林钠熔点的测定任务，我们需掌握如下理论知识和操作技能。

理论基础

熔点概述

熔点，系晶体将其物态由固态转变（熔化）为液态的过程中固液共存状态的温度，它是物质的一项物理常数。各种晶体的熔点不同，对同一种晶体，熔点又与所受压强有关；非晶体则没有固定的熔点。

纯的有机化合物大都具有一定熔点，同时熔点距（即开始熔化到完全熔化的温度）也很短。若有少量杂质存在，则将增大物质的熔点距，并使熔点降低，因此可以通过测定熔点来鉴定有机化合物的纯度。依法测定熔点，既可以鉴别药物，也可以检查药品的纯杂程度。

技能基础

熔点的测定方法

根据待测物质的不同性质，在《中国药典》2010 年版（二部）附录Ⅵ C "熔点测定法"项下有三种不同的测定方法，分别用于测定易粉碎的固体药品、不易粉碎的固体药品和凡士林及其类似物质，并在各品种项下明确规定了应选用的方法；遇有在品种项下未注明方法时，均系指采用第一法。

1. 第一法

本法用于测定易粉碎的固体药品。

其方法为：取供试品适量，研成细粉，除另有规定外，应按照各药品项下干燥失重的条件进行干燥。若该药品为不检查干燥失重、熔点范围低限在135℃以上、受热不分解的供试品，可采用105℃干燥；熔点在135℃以下或受热分解的供试品，可在五氧化二磷干燥器中干燥过夜或用其他适宜的干燥方法干燥，如恒温减压干燥。

分取供试品适量，置熔点测定用毛细管（简称毛细管，由中性硬质玻璃管制成，长9cm以上，内径0.9～1.1mm，壁厚0.10～0.15mm，一端熔封；当所用温度计浸入传温液在6cm以上时，管长应适当增加，使露出液面3cm以上）中，轻击管壁或借助长短适宜的洁净玻璃管，垂直放在表面皿或其他适宜的硬质物体上，将毛细管自上口放入使自由落下，反复数次，使粉末紧密集结在毛细管的熔封端。装入供试品的高度为3mm。另将温度计（分浸型，具有0.5℃刻度，经熔点测定用对照品校正）放入盛装传温液（熔点在80℃以下者，用水；熔点介于80～200℃之间者，用黏度不小于50mm²/s的硅油；熔点高于200℃者，用黏度不小于100mm²/s的硅油）的容器中，使温度计汞球部的底端与容器的底部距离2.5cm以上（用内加热的容器，温度计汞球与加热器上表面距离2.5cm以上）；加入传温液以使传温液受热后的液面恰在温度计的分浸线处。将传温液加热，俟温度上升至较规定的熔点低限约低10℃时，将装有供试品的毛细管浸入传温液，贴附在温度计上（可用橡皮圈或毛细管夹固定），位置须使毛细管的内容物部分恰在温度计汞球中部；继续加热，调节升温速率为每分钟上升1.0～1.5℃，加热时须不断搅拌使传温液温度保持均匀，记录供试品在初熔至全熔时的温度，重复测定3次，取其平均值，即得。

2. 第二法

本法用于测定不易粉碎的固体药品，如脂肪、脂肪酸、石蜡、羊毛脂等。

其方法为：取供试品，注意用尽可能低的温度熔融后，吸入两端开口的毛细管（同第一法，但管端不熔封）中，使高达约10mm。在10℃或10℃以下的冷处静置24h，或置冰上放冷不少于2h，凝固后用橡皮圈将毛细管紧缚在温度计（同第一法）上，使毛细管的内容物部分恰在温度计汞球中部。照第一法将毛细管连同温度计浸入传温液中，供试品的上端应在传温液液面下约10mm处；小心加热，俟温度上升至较规定的熔点低限尚低约5℃时，调节升温速率使每分钟上升不超过0.5℃，至供试品在毛细管中开始上升时，检读温度计上显示的温度，即得。

3. 第三法

本法用于测定凡士林或其他类似物质。

其方法为：取供试品适量，缓缓搅拌并加热至温度达90～92℃时，放入一平底耐热容器中，使供试品厚度达到12mm±1mm，放冷至较规定的熔点上限高8～10℃；取刻度为0.2℃、汞球长18～28mm、直径5～6mm的温度计（其上部预先套上软木塞，在塞子边缘开一小槽），使冷至5℃后，擦干并小心地将温度计汞球部垂直插入上述熔融的供试品中，直至碰到容器的底部（浸没12mm），随即取出，直立悬置，俟黏附在温度计球部的供试品表面浑浊，将温度计浸入16℃以下的水中5min，取出，再将温度计插入一外径约25mm、长150mm的试管中，塞紧，使温度计悬于其中，并使温度计汞球部的底端距试管底部约为15mm；将试管浸入约16℃的水浴中，调节试管的高度使温度计上分浸线同水面相平；加热使水浴温度以每分钟2℃的速率升至38℃，再以每分钟1℃的速率升温至供试品的第一滴脱离温度计为止；检读温度计上显示的温度，即可作为供试品的近似熔点。

再取供试品，照前法反复测定数次；如前后3次测得的熔点相差不超过1℃，可取3次的平均值作为供试品的熔点；如3次测得的熔点相差超过1℃时，可再测定2次，并取5次的平均值作为供试品的熔点。

4. 注意事项

（1）"初熔"系指供试品在毛细管内开始局部液化出现明显液滴时的温度；"全熔"系指供试品全部液化时的温度。

测定熔融同时分解的供试品时，方法如第一法，但应调节升温速率使每分钟上升 2.5～3.0℃；供试品开始局部液化时（或开始产生气泡时）的温度作为初熔温度；供试品固相消失全部液化时的温度作为全熔温度。遇有固相消失不明显时，应以供试品分解物开始膨胀上升时的温度作为全熔温度。某些药品无法分辨其初熔、全熔时，可以其发生突变时的温度作为熔点。

（2）经修约后的初熔、全熔或分解突变时的温度均在各品种"熔点"项下规定的范围以内时，判为"符合规定"。但如有下列情况之一者，即判为"不符合规定"：

① 初熔温度低于规定范围的低限；

② 全熔温度超过规定范围的高限；

③ 分解点或熔点温度处于规定范围之外。

（3）温度计除应符合国家质量技术监督局的规定外，还因其规定的允差较大，且在较长期的使用后，其标值因经受多次反复受热、冷却而产生误差，因此应经常采用中国药品生物制品检定所分发的熔点标准品进行校正。通常可在测定供试品时同时进行。

（4）药典规定一般供试品均应在干燥后测熔点，但对个别品种规定不经干燥，而采用含结晶水的供试品直接测定熔点，应予注意。如环磷酰胺、重酒石酸去甲肾上腺素和氯化琥珀胆碱均含 1 分子结晶水，规定在测定前不要进行干燥。

案例2.3 硬脂酸凝点的测定

硬脂酸，又称十八酸、十八烷酸、脂蜡酸，是一种饱和脂肪酸。药用硬脂酸，系指从动、植物油脂中得到的固体脂肪酸，主要成分为硬脂酸（$C_{18}H_{36}O_2$）与棕榈酸（$C_{16}H_{32}O_2$），通常为白色或类白色有滑腻感的粉末或结晶性硬块，其剖面有微带光泽的细针状结晶，有类似油脂的微臭。在《中国药典》2010 年版（二部）"硬脂酸"的质量标准中，对其凝点提出了测定要求：凝点（附录Ⅵ D）不低于 54℃。

案例分析

1. 上述案例指出，在《中国药典》2010 年版（二部）"硬脂酸"的质量标准中，对其凝点提出了测定要求。

2. 药品凝点的测定依据为《中国药典》2010 年版（二部）附录Ⅵ D——凝点测定法。为完成硬脂酸凝点的测定任务，我们需掌握如下理论知识和操作技能。

理论基础

凝点概述

凝点，系指一种物质在固-液两相共存时的平衡温度。《中国药典》2010 年版（二部）附录Ⅵ D 规定的凝点，系指药品按下述方法测定，由液体凝结为固体时，在短时间内停留不变的最高温度。

某些药品具有一定的凝点，其纯度变更，凝点亦随之改变。测定凝点可以区别或检查药品的纯杂程度。

技能基础

凝点的测定方法

1. 测定仪器

凝点测定所用仪器装置如图 2-3 所示。

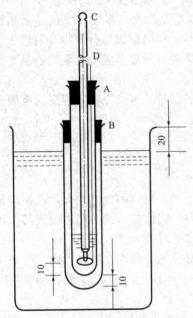

图 2-3　凝点测定仪器装置
（单位：mm）
A—内管；B—外管；
C—温度计；D—搅拌器

内管 A 为内径约 25mm、长约 170mm 的干燥试管，用软木塞固定在内径约 40mm、长约 160mm 的外管 B 中，管底间距约 10mm。内管用一软木塞塞住，通过软木塞插入刻度为 0.1℃ 的温度计 C 与搅拌器 D，温度计汞球的末端距内管底约 10mm。搅拌器 D 为玻璃棒，上端略弯，末端先铸一小圈，直径约为 18mm，然后弯成直角。内管连同外管垂直固定于盛有水或其他适宜冷却液的 1000mL 烧杯中，并使冷却液的液面离烧杯口约 20mm。

2. 测定方法

取供试品（如为液体，量取 15mL；如为固体，称取 15～20g，加微温使熔融），置内管中，使迅速冷却，并测定供试品的近似凝点。

再将内管置较近似凝点高 5～10℃ 的水浴中，使凝结物仅剩极微量未熔融。将仪器按上述装妥，烧杯中加入较供试品近似凝点约低 5℃ 的水或其他适宜的冷却液。用搅拌器不断搅拌供试品，每隔 30s 观察温度 1 次，至液体开始凝结，停止搅拌并每隔 5～10s 观察温度 1 次，至温度计的汞柱在一点能停留约 1min 不变，或微上升至最高温度后停留约 1min 不变，即将该温度作为供试品的凝点。

3. 注意事项

（1）用于测定凝点的温度计应经省（市）质量技术监督局有关单位按国家计量检定规程校准，在没有 0.1℃ 刻度的温度计时，也可采用 0.2℃ 刻度的温度计。

（2）固体供试品在测试前微热熔融时，应注意不可用直火加热，防止局部过热造成部分分解。

（3）取样过少或搅拌速度过快过慢，都可能影响测定结果，应予注意。

（4）某些药品在一般冷却条件下，不易凝固（如尼可刹米），可另取少量供试品在较低温度（如氯化钠冰浴）中使其凝固，取此固体供试品少许置于待定的液体供试品中作为母晶，按上法操作可以顺利测出其凝点。

案例2.4　二甲硅油黏度的测定

二甲硅油，为无色澄清的油状液体，无臭或几乎无臭，无味，可用于各种原因引起的胃肠道胀气及各种原因引起的急性肺水肿的抢救，并可用于胃镜检查。二甲硅油为二甲基硅氧烷的线性聚合物，是由二氯二甲基硅烷与少量一氯三甲基硅烷经水解、缩聚而得，因聚合度不同而有不同黏度。按运动黏度的不同，可分为 20、50、100、200、350、500、750、1000、12500、30000 十个型号。在《中国药典》2010 年版二部"二甲硅油"的质量标准中，对其黏度提出了要求：在 25℃时的运动黏度（附录Ⅵ G 第一法，毛细管内径 2mm；黏度为 1000mm²/s 及以上时采用第二法）应符合表 2-1 的规定。

表 2-1　黏度限度值

标示黏度/(mm²/s)	20	50	100	200	350
黏度/(mm²/s)	18～22	47.5～52.5	95～105	190～220	332.5～367.5
标示黏度/(mm²/s)	500	750	1000	12500	30000
黏度/(mm²/s)	475～525	712.5～787.5	950～1050	11875～13125	27000～33000

 案例分析

1. 在上述案例中，测定的是二甲硅油的黏度。根据《中国药典》2010 年版（二部）"二甲硅油"的质量标准，须对其黏度进行测定。

2. 药品黏度的测定依据为《中国药典》2010 年版（二部）附录Ⅵ G——黏度测定法。为完成二甲硅油黏度的测定任务，我们需掌握如下理论知识和操作技能。

理论基础

黏度概述

黏度，系指流体对流动的阻抗能力。流体分牛顿流体和非牛顿流体两类。牛顿流体流动时所产生的剪应力（注：剪应力是应力的一种，定义为单位面积上所承受的力，且力的方向与受力面的法线方向正交。）不随流速的改变而改变，纯液体和低分子物质的溶液属于此类；非牛顿流体流动时所产生的剪应力随流速的改变而改变，高聚物的溶液、混悬液、乳剂和表面活性剂的溶液属于此类。黏度，在《中国药典》2010 年版（二部）附录Ⅵ G 中以动力黏度、运动黏度或特性黏数表示。测定供试品的黏度可用于纯度检查等。

1. 动力黏度

液体以 1cm/s 的速度流动时，在每 1cm² 平面液层与相距 1m 的平行液层间所产生的剪应力的大小，称为动力黏度（η），以 Pa·s 为单位。因 Pa·s 单位太大，常使用 mPa·s。

2. 运动黏度

在相同温度下，液体的动力黏度与其密度的比值，即得该液体的运动黏度（ν），以 m²/s 为单位。因以 m²/s 单位太大，故常使用 mm²/s 为单位。药典中采用在规定条件下测定供试品在平氏黏度计中的流出时间（s），与该黏度计用已知黏度的标准液测得的黏度计常数（mm²/s²）相乘，即得供试品的运动黏度。

3. 特性黏数

溶剂的黏度 η_0 常因高聚物的溶入而增大，溶液的黏度 η 与溶剂的黏度 η_0 的比值（η/η_0）称为相对黏度（η_r），通常用乌氏黏度计中流出时间的比值（T/T_0）表示；当高聚物溶液的浓度较稀时，其相对黏度的对数值与高聚物溶液的浓度的比值，即为该高聚物的特性黏数 $[\eta]$。根据高聚物的特性黏数可以计算其平均分子量。

技能基础

黏度的测定方法

黏度的测定用黏度计。黏度计有多种类型，药典中采用毛细管式和旋转式两类黏度计。

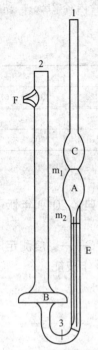

图 2-4　平氏黏度计
1—主管；2—宽管；3—弯管；
A—测定球；B—储器；
C—缓冲球；E—毛细管；
F—支管；
m_1，m_2—环形测定线

毛细管黏度计因不能调节线速度，不便测定非牛顿流体的黏度，但对高聚物的稀薄溶液或低黏度液体的黏度测定较方便；旋转式黏度计适用于非牛顿流体的黏度测定。

1. 第一法——用平氏黏度计测定运动黏度或动力黏度

（1）测定仪器　平氏黏度计，如图 2-4 所示。毛细管内径有 0.8mm ± 0.05mm、1.0mm ± 0.05mm、1.2mm ± 0.05mm、1.5mm±0.1mm 或 2.0mm±0.1mm 多种，可根据各品种项下的规定选用（流出时间应不小于 200s）。

（2）测定方法　照各品种项下的规定，取毛细管内径符合要求的平氏黏度计 1 支，在支管 F 上连接一橡胶管，用手指堵住管口 2，倒置黏度计，将管口 1 插入供试品（或供试溶液，下同）中，自橡胶管的另一端抽气，使供试品充满球 C 与 A 并达到测定线 m_2 处，提出黏度计并迅速倒转，抹去黏附于管外的供试品，取下橡胶管使连接于管口 1 上，将黏度计垂直固定于恒温水浴中，并使水浴的液面高于球 C 的中部，放置 15min 后，自橡胶管的另一端抽气，使供试品充满球 A 并超过测定线 m_1，开放橡胶管口，使供试品在管内自然下落，用秒表准确记录液面自测定线 m_1 下降至测定线 m_2 处的流出时间。依法重复测定 3 次以上，每次测定值与平均值的差值不得超过平均值的±5%。

另取一份供试品同样操作，并重复测定 3 次以上。以先后两次取样测得的总平均值按下式计算，即为供试品的运动黏度或供试溶液的动力黏度。

$$\nu = Kt \tag{2-2}$$

$$\eta = Kt\rho \tag{2-3}$$

式中　K——用已知黏度标准液测得的黏度计常数，mm^2/s^2；

$\quad\quad t$——测得的平均流出时间，s；

$\quad\quad \rho$——供试溶液在相同温度下的密度，g/cm^3。

（3）注意事项

① 本法适用于测定牛顿流体（如纯液体和低分子物质的溶液）的动力黏度或运动黏度。

② 实验室温度与黏度测定温度相差不应太大，当室温高于测定温度时，应注意降低室温。

③ 在抽气吸取供试溶液时，不得产生断流或气泡。

④ 黏度计应垂直固定于恒温水浴中，不得倾斜，以免影响流出时间。

2. 第二法——用旋转式黏度计测定动力黏度

（1）测定仪器　常用的旋转式黏度计有以下几种。

① 同轴双筒黏度计。系将供试品注入同轴的内筒和外筒之间，并各自转动，当一个筒以指定的角速度或扭力矩转动时，测定对另一个圆筒上产生的扭力矩或角速度，由此可计算出供试品的黏度。

② 单筒转动黏度计。在单筒类型的黏度计中，系将单筒浸入供试品溶液中，并以一定的角速度转动，测量作用在圆筒表面上的扭力矩来计算黏度。

③ 锥板型黏度计。在锥板型黏度计中，系将供试品注入锥体和平板之间，锥体和平板可同轴转动，测量作用在锥体或平板上的扭力矩或角速度以计算黏度。

④ 转子型旋转黏度计。系按各品种项下的规定选择合适的转子浸入供试品溶液中，使转子以一定的角速度旋转，测量作用在转子上的扭力矩以计算黏度。

常用的旋转式黏度计有多种类型，可根据供试品的实际情况和黏度范围适当选用。

（2）测定方法　照各品种项下所规定的仪器，按照仪器说明书操作，测定供试品的动力黏度。

用于测定液体动力黏度的旋转黏度计通常都是根据在旋转过程中作用于液体介质中的切应力大小来完成测定的，并以下式计算供试品的动力黏度：

$$\eta = K(T/\omega) \tag{2-4}$$

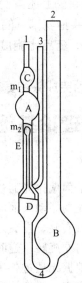

式中　K——用已知黏度标准液测得的旋转式黏度计常数；

　　　T——扭力矩；

　　　ω——角速度。

3. 第三法——用乌氏黏度计测定特性黏数

（1）测定仪器　乌氏黏度计，如图 2-5 所示。除另有规定外，毛细管 E 内径为 $0.5\text{mm} \pm 0.05\text{mm}$，长 $140\text{mm} \pm 5\text{mm}$，测定球 A 的容量为 $3.5\text{mL} \pm 0.5\text{mL}$（选用流出时间在 $120 \sim 180\text{s}$ 之间为宜）。

（2）测定方法　取供试品，照各品种项下的规定制成一定浓度的溶液，用 3 号垂熔玻璃漏斗滤过，弃去初滤液（约 1mL），取续滤液（不得少于 7mL）沿洁净、干燥乌氏黏度计的管 2 内壁注入 B 中，将黏度计垂直固定于恒温水浴（水浴温度除另有规定外，应为 $25℃ \pm 0.05℃$）中，并使水浴的液面高于球 C，放置 15min 后，将管口 1、3 各接一乳胶管，夹住管口 3 的胶管，自管口 1 处抽气，供试品溶液的液面缓缓升高至球 C 的中部，先开放管口 3，再开放管口 1，使供试品溶液在管内自然下落，用秒表准确记录液面自测定线 m_1 下降至测定线 m_2 处的流出时间，重复测定 2 次，两次测定值相差不得超过 0.1s，取两次的平均值为供试液的流出时间（T）。取经 3 号垂熔玻璃漏斗滤过的溶剂同样操作，重复测定 2 次，两次测定值应相同，为溶剂的流出时间（T_0）。按下式计算特性黏数：

图 2-5　乌氏黏度计
1—主管；2—宽管；
3—侧管；4—弯管；
A—测定球；B—储器；
C—缓冲球；D—悬挂水平
储器；E—毛细管；
m_1，m_2—环形测定线

$$[\eta] = \frac{\ln \eta_r}{c} \tag{2-5}$$

式中　$[\eta]$——特性黏数；

　　　η_r——T/T_0；

　　　c——供试品溶液的浓度，g/mL。

（3）注意事项　测定 T（或 T_0）时，应再将黏度计内壁清洗洁净，并用待测溶液（溶剂）分次淋洗。其他同第一法项下。

▶ 案例2.5　头孢氨苄比旋度的测定

头孢氨苄，又名先锋霉素Ⅳ、头孢力新等，为白色至微黄色结晶性粉末，微臭。头孢氨苄是一种半合成的第一代口服头孢霉素类抗生素药物，属广谱抗生素，其杀菌能力比青霉素类大 20 倍，比磺胺类大 10 倍，比喹诺酮类大 5 倍。常见的制剂有药片、胶囊及口服药水

（或供配制成药水的干颗粒）。根据《中国药典》2010年版二部"头孢氨苄"的质量标准要求，在性状项下须对其比旋度进行测定。测定方法为：取本品，精密称定，加水溶解并定量稀释成每1mL中含5mg的溶液，依法测定（附录Ⅵ E），比旋度为+149°～+158°。

 案例分析

1. 在上述案例中，测定的是头孢氨苄的比旋度。根据《中国药典》2010年版(二部)"头孢氨苄"的质量标准要求，需对其比旋度进行测定。

2. 药品比旋度的测定依据为《中国药典》2010年版（二部）附录Ⅵ E——旋光度测定法。

为完成头孢氨苄比旋度的测定任务，我们需掌握如下理论知识和操作技能。

理论基础

旋光度与比旋度概述

平面偏振光通过某些光学活性物质（如具有不对称碳原子的化合物）的液体或溶液时，偏振光的振动平面向左或向右旋转的现象称为旋光现象。偏振光旋转的角度称为旋光度。旋光度有右旋、左旋之分，偏振光向右旋转（顺时针方向）称为"右旋"，用"+"表示；偏振光向左旋转（逆时针方向）称为"左旋"，用"—"表示。

偏振光透过长1dm且每1mL中含有旋光性物质1g的溶液，在一定波长与温度下测得的旋光度称为比旋度，以 $[\alpha]_\lambda^t$ 表示。t 为测定时的温度，λ 为测定波长。比旋度是旋光物质的重要物理常数，可以用来区别药物或检查药物纯杂的程度。旋光度在一定条件下与浓度呈线性关系，故还可以用来测定含量。

技能基础

旋光度（比旋度）的测定方法

1. 测定仪器

测定旋光度的专用仪器为旋光计。除另有规定外，测定时采用钠光谱的D线（589.3nm）测定旋光度，测定管长度为1dm（如使用其他管长，需进行换算），测定温度为20℃。使用读数至0.01°并经过检定的旋光计。

2. 测定方法

测定旋光度时，将测定管用供试液体或溶液（取固体供试品，按各药品项下规定的方法制成）冲洗数次，缓缓注入供试液体或溶液适量（注意勿使发生气泡），置于旋光计内检测读数，即得供试液的旋光度。用同法读取旋光度3次，取3次的平均数，照下列公式计算，即得供试品的比旋度。

对液体供试品 $$[\alpha]_\lambda^t=\frac{\alpha}{ld} \tag{2-6}$$

对固体供试品 $$[\alpha]_\lambda^t=\frac{100\alpha}{lc} \tag{2-7}$$

式中　$[\alpha]$——比旋度，通常测定温度为20℃，使用钠光谱的D线（589.3nm）表示时，可表示为 $[\alpha]_D^{20}$；

　　　　t——测定时的温度；

l——测定管长度，dm；

α——测得的旋光度；

d——液体的相对密度；

c——每 100mL 溶液中含有被测物质的重量（按干燥品或无水物计算），g。

3. 注意事项

（1）每次测定前应以溶剂作空白校正，测定后，再校正 1 次，以确定在测定时零点有无变动；如第 2 次校正时发现零点有变动，则应重新测定旋光度。

（2）配制溶液及测定时，均应调节温度至 20℃±0.5℃（或各药品项下规定的温度）。

（3）供试的液体或固体物质的溶液应充分溶解，供试液应澄清。

（4）物质的比旋度与测定波长、溶剂、浓度和温度等因素有关。因此，表示物质的比旋度时应注明测定条件。

（5）旋光计的检定，可用标准石英旋光管进行，读数误差应符合规定。

案例2.6 精制玉米油折光率的测定

玉米油，又叫粟米油、玉米胚芽油，系由植物玉蜀黍种子的胚芽，用热压法制成的脂肪油；为淡黄色的澄明油状液体，微有特殊臭，味淡，主要由不饱和脂肪酸组成。玉米油具有防治动脉粥样硬化的功效；可促进饱和脂肪酸和胆固醇的代谢；还有降低血中胆固醇、增进新陈代谢、抗氧化的作用。在《中国药典》2010 年版（二部）"精制玉米油"的质量标准中，对其折光率提出了要求：折光率（附录Ⅵ F）应为 1.472～1.475。

案例分析

1. 在上述案例中，测定的是精制玉米油的折光率。根据《中国药典》2010 年版（二部）"精制玉米油"的质量标准，需对其折光率进行测定。

2. 药品折光率的测定依据为《中国药典》2010 年版（二部）附录Ⅵ F——折光率测定法。

为完成精制玉米油折光率的测定任务，我们需掌握如下理论知识和操作技能。

理论基础

折光率概述

光线自一种透明介质进入另一透明介质时，由于光线在两种介质中的传播速度不同，使光线在两种介质的平滑界面上发生折射。常用的折光率，系指光线在空气中进行的速度与在供试品中进行速度的比值。根据折射定律，折光率是光线入射角的正弦与折射角的正弦的比值，即

$$n = \frac{\sin i}{\sin r} \tag{2-8}$$

式中 n——折光率；

$\sin i$——光线入射角的正弦；

$\sin r$——光线折射角的正弦。

物质的折光率因温度或入射光波长的不同而改变，透光物质的温度升高，折光率变小；入射光的波长越短，折光率越大。折光率以 n_D^t 表示，D 为钠光谱的 D 线，t 为测定时的温

度。测定折光率可以区别不同油类或检查某些药品的纯杂程度。

 技能基础

折光率的测定方法

1. 测定仪器

测定折光率的专用仪器为折光计（折光仪）。折光计的种类有普氏折光计、浸入式折光计和阿贝（阿培）折光计等。通常使用的都是阿培折光计。阿培折光计主要由两个折射棱镜、色散棱镜、观测镜筒、刻度盘和仪器支架等组成。仪器的两个折射棱镜中间可放入液体样品。

2. 测定方法

测定时应先将仪器置于有充足光线的平台上，但不可受日光直射，并装上温度计，置20℃恒温室中至少1h，或连接20℃恒温水浴至少0.5h，以保持稳定温度，然后使折射棱镜上透光处朝向光源，将镜筒拉向观察者，使成一适当倾斜度，对准反射镜，使视野内光线最明亮为止。将上下折射棱镜拉开，用玻璃棒或吸管蘸取供试品1～2滴，滴于下棱镜面上，然后将上下棱镜关合并拉紧扳手。转动刻度尺调节钮，使读数在供试品折光率附近，旋转补偿旋钮，使视野内虹彩消失，并有清晰的明暗分界线。再转动刻度尺的调节钮，使视野的明暗分界线恰位于视野内十字交叉处，记下刻度尺上的读数。投影式折光计在读数时眼睛应与读数垂直，测量后要求再重复读数2次，取3次读数的平均值，即为供试品的折光率。

3. 注意事项

（1）本法系采用钠光谱的D线（589.3nm）测定供试品相对于空气的折光率（如用阿培折光计，可用白光光源），除另有规定外，供试品温度为20℃。

（2）测定用的折光计需能读数至0.0001，测量范围1.3～1.7，如用阿培折光计或与其相当的仪器，测定时应调节温度至20℃±0.5℃（或各品种项下规定的温度）。

（3）测定前，折光计读数应使用校正用棱镜或水进行校正，水的折光率20℃时为1.3330，25℃时为1.3325，40℃时为1.3305。

（4）仪器必须置于有充足光线和干燥的房间，不可在有酸碱气或潮湿的实验室中使用，更不可放置仪器于高温炉或水槽旁。

（5）大多数供试品的折光率受温度影响较大，一般是温度升高折光率降低，但不同物质升高或降低的值不同，因此在测定时温度恒定应至少30min。

案例2.7　复方磺胺甲噁唑注射液pH的测定

复方磺胺甲噁唑注射液为磺胺甲噁唑和甲氧苄啶的灭菌水溶液，为无色或微黄色澄明液体。主要用于呼吸道、泌尿道、肠道等感染及败血症、淋病等的治疗。在《中国药典》2010年版（二部）"复方磺胺甲噁唑注射液"的质量标准中，对其pH提出了要求：9.0～10.5（附录Ⅵ H）。其测定方法参照《中国药典》2010年版（二部）附录Ⅵ H进行。

案例分析

1. 上述案例指出，在《中国药典》2010年版（二部）"复方磺胺甲噁唑注射液"的质量标准中，对其pH提出了测定要求。

2. 药品pH的测定依据为《中国药典》2010年版（二部）附录Ⅵ H——pH测定法。

为完成复方磺胺甲噁唑注射液 pH 的测定任务，我们需掌握如下理论知识和操作技能。

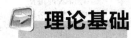 **理论基础**

pH 概述

pH 是水溶液中氢离子活度的方便表示方法。pH 定义为水溶液中氢离子活度的负对数，即 $pH=-\lg a_{H^+}$。但氢离子活度却难以由实验准确测定，为使用方便，溶液的 pH 规定为由下式测定：

$$pH=pH_S-\frac{E-E_S}{k} \tag{2-9}$$

式中　E——含有待测溶液（pH）的原电池电动势，V；

　　　E_S——含有标准缓冲溶液（pH_S）的原电池电动势，V；

　　　k——与温度（t，℃）有关的常数，$k=0.05916+0.000198(t-25)$。

由于待测物的电离常数、介质的介电常数和液体接界电位等诸多因素均可以影响 pH 的准确测量，所以实验测得的数值只是溶液的表观 pH，它不能作为溶液氢离子活度的严格表征。尽管如此，只要待测液与标准缓冲溶液的组成足够接近，由上式测得的 pH 与溶液的真实 pH 还是颇为接近的。

 技能基础

pH 的测定方法

溶液的 pH 使用酸度计（也称 pH 计）测定。水溶液的 pH 通常以玻璃电极为指示电极、饱和甘汞电极为参比电极进行测定。

酸度计应定期进行计量检定，并符合国家有关规定。测定前，应采用下列标准缓冲液校正仪器，也可用国家标准物质管理部门发放的标示 pH 准确至 0.01pH 单位的各种标准缓冲溶液校正仪器。

1. 仪器校正用的标准缓冲溶液

（1）草酸盐标准缓冲溶液　精密称取在 54℃±3℃ 干燥 4～5h 的草酸三氢钾 12.71g，加水使溶解并稀释至 1000mL。

（2）苯二甲酸盐标准缓冲溶液　精密称取在 115℃±5℃ 干燥 2～3h 的苯二甲酸氢钾 10.21g，加水使溶解并稀释至 1000mL。

（3）磷酸盐标准缓冲溶液　精密称取在 115℃±5℃ 干燥 2～3h 的无水磷酸氢二钠 3.55g 与磷酸二氢钾 3.40g，加水使溶解并稀释至 1000mL。

（4）硼砂标准缓冲溶液　精密称取硼砂 3.81g（注意避免风化），加水使溶解并稀释至 1000mL，置聚乙烯塑料瓶中，密塞，避免空气中二氧化碳进入。

（5）氢氧化钙标准缓冲溶液　于 25℃，用无二氧化碳的水和过量氢氧化钙经充分振摇制成饱和溶液，取上清液使用。因本缓冲溶液是 25℃ 时的氢氧化钙饱和溶液，所以临用前需核对溶液的温度是否在 25℃，否则需调温至 25℃ 再经溶解平衡后，方可取上清液使用。存放时应防止空气中二氧化碳进入。一旦出现浑浊，应弃去重配。

上述标准缓冲溶液必须用 pH 基准试剂配制。不同温度时标准缓冲溶液的 pH 如表 2-2 所示。

表 2-2 不同温度时标准缓冲溶液的 pH

温度/℃	草酸盐标准缓冲溶液	苯二甲酸盐标准缓冲溶液	磷酸盐标准缓冲溶液	硼砂标准缓冲溶液	氢氧化钙标准缓冲溶液（25℃饱和溶液）
0	1.67	4.01	6.98	9.64	13.43
5	1.67	4.00	6.95	9.40	13.21
10	1.67	4.00	6.92	9.33	13.00
15	1.67	4.00	6.90	9.28	12.81
20	1.68	4.00	6.88	9.23	12.63
25	1.68	4.01	6.86	9.18	12.45
30	1.68	4.02	6.85	9.14	12.29
35	1.69	4.02	6.84	9.10	12.13
40	1.69	4.04	6.84	9.07	11.98
45	1.70	4.05	6.83	9.04	11.84
50	1.71	4.06	6.83	9.01	11.71
55	1.72	4.08	6.83	8.99	11.57
60	1.72	4.09	6.84	8.96	11.45

2. 测定方法及注意事项

测定 pH 时，应严格按仪器的使用说明书操作，并注意下列事项。

（1）测定前，按各品种项下的规定，选择两种 pH 约相差 3 个 pH 单位的标准缓冲溶液，并使供试品溶液的 pH 处于两者之间。

（2）取与供试品溶液 pH 较接近的第一种标准缓冲溶液对仪器进行校正（定位），使仪器示值与表 2-2 所列数值一致。

（3）仪器定位后，再用第二种标准缓冲溶液核对仪器示值，误差应不大于±0.02pH 单位。若大于此偏差，则应小心调节斜率，使示值与表 2-2 所列第二种标准缓冲溶液的数值相符。重复上述定位与斜率调节操作，至仪器示值与标准缓冲溶液的规定数值相差不大于0.02pH 单位。否则，需检查仪器或更换电极后，再行校正至符合要求。

（4）每次更换标准缓冲溶液或供试品溶液前，应用纯化水充分洗涤电极，然后将水吸尽，也可用所换的标准缓冲溶液或供试品溶液洗涤。

（5）在测定高 pH 的供试品和标准缓冲溶液时，应注意碱误差的问题，必要时选用适当的玻璃电极测定。

（6）对弱缓冲溶液或无缓冲作用溶液的 pH 测定，除另有规定外，先用苯二甲酸盐标准缓冲溶液校正仪器后测定供试品溶液，并重取供试品溶液再测，直至 pH 的读数在 1min 内改变不超过±0.05 为止；然后再用硼砂标准缓冲溶液校正仪器，再如上法测定；二次 pH 的读数相差应不超过 0.1，取两次读数的平均值为其 pH。

（7）配制标准缓冲溶液与溶解供试品的水，应是新沸过的冷的纯化水，其 pH 应为5.5～7.0。

（8）标准缓冲溶液一般可保存 2～3 个月，但发现有浑浊、发霉或沉淀等现象时，不能继续使用。

本 章 小 结

1. 相对密度及其测定

相对密度，系指在相同的温度、压力条件下，某物质的密度与水的密度之比。除另有规定外，温度为 20℃。测定药品的相对密度，可用以检查药品的纯杂程度。

《中国药典》2010 年版（一部）附录Ⅶ A "相对密度测定法"中，规定的相对密度的测定方法主要有两种，即比重瓶法和韦氏比重秤法。一般用比重瓶法测定；测定易挥发液体的相对密度，可用韦氏比重秤法。

2. 熔点及其测定

熔点，系晶体将其物态由固态转变（熔化）为液态的过程中固液共存状态的温度，它是物质的一项物理常数。纯的有机化合物大都具有一定熔点，依法测定熔点，既可以鉴别药物，也可以检查药品的纯杂程度。

根据待测物质的不同性质，在《中国药典》2010 年版二部附录Ⅵ C "熔点测定法"项下有三种不同的测定方法。第一法用于测定易粉碎的固体药品；第二法用于测定不易粉碎的固体药品；第三法用于测定凡士林或其他类似物质。药典中各品种项下均明确规定了应选用的方法；遇有在品种项下未注明方法时，均系指采用第一法。

3. 凝点及其测定

凝点，系指一种物质在固-液两相共存时的平衡温度。《中国药典》2010 年版（二部）附录Ⅵ D 规定的凝点，系指药品按下述方法测定，由液体凝结为固体时，在短时间内停留不变的最高温度。测定凝点可以区别或检查药品的纯杂程度。

凝点的测定须使用凝点测定仪器装置，如图 2-3 所示。

4. 黏度及其测定

黏度，系指流体对流动的阻抗能力。黏度在《中国药典》2010 年版（二部）附录Ⅵ G 中以动力黏度、运动黏度或特性黏数表示。测定供试品的黏度可用于纯度检查等。

（1）动力黏度　液体以 1cm/s 的速度流动时，在每 1cm^2 平面液层与相距 1m 的平行液层间所产生的剪应力的大小，称为动力黏度（η），以 Pa·s 为单位，常用单位为 mPa·s。

（2）运动黏度　在相同温度下，液体的动力黏度与其密度的比值，即得该液体的运动黏度（ν），以 m^2/s 为单位，常用单位为 mm^2/s。药典中采用在规定条件下测定供试品在平氏黏度计中的流出时间（s），与该黏度计用已知黏度的标准液测得的黏度计常数（mm^2/s^2）相乘，得到供试品的运动黏度。

（3）特性黏数　溶液的黏度 η 与溶剂的黏度 η_0 的比值（η/η_0）称为相对黏度（η_r），通常用乌氏黏度计中流出时间的比值（T/T_0）表示；当高聚物溶液的浓度较稀时，其相对黏度的对数值与高聚物溶液的浓度的比值，即为该高聚物的特性黏数 [η]。

黏度的测定用黏度计，药典中采用毛细管式和旋转式两类黏度计。《中国药典》2010 年版（二部）附录Ⅵ G——黏度测定法中，共有三种测定方法，分别为：第一法，用平氏黏度计测定运动黏度或动力黏度；第二法，用旋转式黏度计测定动力黏度；第三法，用乌氏黏度计测定特性黏数。

5. 旋光度及其测定

平面偏振光通过某些光学活性物质（如具有不对称碳原子的化合物）的液体或溶液时，偏振光的振动平面向左或向右旋转的现象称为旋光现象。偏振光旋转的角度称为旋光度。旋光度有右旋、左旋之分，偏振光向右旋转（顺时针方向）称为"右旋"，用"+"表示；偏振光向左旋转（逆时针方向）称为"左旋"，用"－"表示。

偏振光透过长 1dm 且每 1mL 中含有旋光性物质 1g 的溶液，在一定波长与温度下测得的旋光度称为比旋度，以 [α]$_\lambda^t$ 表示。比旋度是旋光物质的重要物理常数，可以用来区别药物或检查药物纯杂的程度。

测定旋光度的专用仪器为旋光计。除另有规定外，测定时采用钠光谱的 D 线（589.3nm），测定管长度为 1dm（如使用其他管长，需进行换算），测定温度为 20℃。使用读数至 0.01°并经过检定的旋光计。

对液体供试品

$$[\alpha]_\lambda^t = \frac{\alpha}{ld}$$

对固体供试品

$$[\alpha]_\lambda^t = \frac{100\alpha}{lc}$$

6. 折光率及其测定

常用的折光率，系指光线在空气中进行的速度与在供试品中进行速度的比值。根据折射定律，折光率是光线入射角的正弦与折射角的正弦的比值，即

$$n = \frac{\sin i}{\sin r}$$

折光率以 n_D^t 表示，D 为钠光谱的 D 线，t 为测定时的温度。测定折光率可以区别不同油类或检查某些药品的纯杂程度。

测定折光率的专用仪器为折光计（折光仪）。折光计的种类有普氏折光计、浸入式折光计和阿贝（阿培）折光计等。通常使用的都是阿培折光计。

7. pH 及其测定

pH 是水溶液中氢离子活度的方便表示方法。pH 定义为水溶液中氢离子活度的负对数，即 $pH = -\lg a_{H^+}$。但氢离子活度却难以由实验准确测定，为使用方便，溶液的 pH 规定为由下式测定：

$$pH = pH_S - \frac{E - E_S}{k}$$

溶液的 pH 使用酸度计（也称 pH 计）测定。水溶液的 pH 通常以玻璃电极为指示电极、饱和甘汞电极为参比电极进行测定。

8. 常用的标准缓冲溶液

利用酸度计测定溶液 pH 前，通常须用标准缓冲溶液校正仪器。常用的标准缓冲溶液主要有以下五种溶液：

（1）草酸盐标准缓冲溶液
（2）苯二甲酸盐标准缓冲溶液
（3）磷酸盐标准缓冲溶液
（4）硼砂标准缓冲溶液
（5）氢氧化钙标准缓冲溶液

复习思考题

1. 何谓相对密度？相对密度有哪两种测定方法？
2. 何谓熔点？其有几种测定方法？分别适用于何种情况？
3. 何谓凝点？凝点测定时，需注意哪些事项？
4. 何谓黏度？如何表示？
5. 旋光度与比旋度有何区别？
6. 何谓折光率？影响折光率的因素有哪些？
7. 常用的标准缓冲液有哪几种？

8. 如何测定溶液的 pH?

自 测 题

一、选择题

1. 比重瓶用于测定何种物理常数?(　　)

A. 熔点　　　　　B. 凝点　　　　　C. 相对密度　　　　　D. 黏度

2. 测定盐酸土霉素的比旋度时,若称取供试品 0.5050g,置 50mL 量瓶中,加盐酸液 (9→1000) 稀释至刻度,用 2dm 长的样品管测定,要求比旋度为 −188°∼−200°,则测得的旋光度的范围应为 (　　)。

　　A. −3.80°∼−4.01°　　　　　　　　　B. −380°∼−404°

　　C. −1.90°∼−2.02°　　　　　　　　　D. −190°∼−202°

3. 测定供试品相对于空气的折光率时,除另有规定外,供试品温度应为 (　　)。

A. 0℃　　　　　B. 20℃　　　　　C. 25℃　　　　　D. 30℃

4. 运动黏度的单位为 (　　)。

A. kPa　　　　　B. Pa·s　　　　　C. cm^{-1}　　　　　D. mm^2/s

5. 乌氏黏度计用于测定 (　　)。

A. 运动黏度　　　　　B. 动力黏度　　　　　C. 特性黏数　　　　　D. 以上均可

6. 药典中规定的凝点,系指药品由液体凝结为固体时,在短时间内停留不变的 (　　) 温度。

A. 平衡　　　　　B. 最高　　　　　C. 最低　　　　　D. 平均

7. 测定旋光度时,除另有规定外,所用旋光计应经过检定,且能读数至 (　　)。

A. 0.01°　　　　　B. 0.02°　　　　　C. 0.05°　　　　　D. 0.1°

8. 物质的折光率因温度或入射光波长的不同而改变,透光物质的温度升高,折光率 (　　)。

A. 变大　　　　　B. 变小　　　　　C. 不变　　　　　D. 不一定

9. 利用酸度计测定水溶液的 pH,通常以 (　　) 为指示电极。

A. 氢电极　　　　　B. 甘汞电极　　　　　C. 玻璃电极　　　　　D. 铂电极

10. 对酸度计进行校正时,通常选择两种标准缓冲溶液,其 pH 约相差 (　　) 个 pH 单位。

A. 1　　　　　B. 2　　　　　C. 3　　　　　D. 4

二、填空题

1. 相对密度,系指在相同的温度、压力条件下,某物质的密度与_____的密度之比。除另有规定外,温度为_____。

2.《中国药典》2010 年版(一部)附录Ⅶ A "相对密度测定法",只限于_____药品。测定方法有两种,即_____法和_____法。一般测定易挥发液体的相对密度,可用_____法。

3. 在《中国药典》2010 年版二部附录Ⅵ C "熔点测定法"项下有三种不同的测定方法,分别用于测定_____、_____和_____。遇有在品种项下未注明方法时,均系指采用_____法。

4. _____系指供试品在毛细管内开始局部液化出现明显液滴时的温度;_____系指供试品全部液化时的温度。

5. 凝点,系指一种物质在固-液两相共存时的_____温度。

6. 黏度,在《中国药典》2010 年版(二部)附录Ⅵ G 中以_____、_____或_____表示。测定供试品的黏度可用于_____。

7. 偏振光透过长_____且每 1mL 中含有旋光性物质_____的溶液,在一定波长与温度下测得的旋光度称为比旋度,以_____表示。旋光度在一定条件下与_____呈线性关系。

8. 测定旋光度时,通常采用_____光谱的_____线。

9. 测定折光率前,折光计的读数应使用校正用_____或_____进行校正。

10. 配制标准缓冲溶液与溶解供试品所用的水,应是新沸过的冷的纯化水,其 pH 值应为_____。

第三章
药物的鉴别

理论学习要点

药物鉴别试验定义；鉴别试验特点；鉴别试验的主要项目；一般鉴别试验及其项目；专属鉴别试验的概念。

能力训练要点

鉴别试验的条件；化学鉴别法及其类型和方法；紫外-可见分光光度计的校正和检定；紫外-可见分光光度法对溶剂的要求；常用的紫外光谱鉴别方法；红外分光光度法；红外分光光度计的检定；红外试样制备方法；薄层色谱鉴别法；气相色谱鉴别方法；高效液相色谱鉴别方法。

应达到的能力目标

1. 能够通过一般鉴别试验，对药物的真伪进行鉴别。
2. 能够通过专属鉴别试验，对药物的真伪进行鉴别。
3. 能够利用化学鉴别法，对相关药物进行鉴别。
4. 能够利用光谱鉴别法，对相关药物进行鉴别。
5. 能够利用色谱鉴别法，对相关药物进行鉴别。

案例　阿司匹林中水杨酸盐的鉴别

阿司匹林，为白色结晶或结晶性粉末，无臭或微带醋酸臭，味微酸，遇湿气即缓缓水解，其主要成分为乙酰水杨酸。阿司匹林为医药史上三大经典药物之一，至今它仍是世界上应用最广泛的解热、镇痛和抗炎药，也是作为比较和评价其他药物的标准制剂。在《中国药典》2010 年版（二部）"阿司匹林"的质量标准"鉴别"项下指出，需对水杨酸盐进行鉴别。其方法为：取本品约 0.1g，加水 10mL，煮沸，放冷，加氯化铁试液 1 滴，即显紫堇色；或参照附录Ⅲ"一般鉴别试验"中水杨酸盐的鉴别方法。

案例分析

1. 欲判断药品"阿司匹林"的真伪，需对"水杨酸盐"等项目进行鉴别。

2. 阿司匹林中水杨酸盐的鉴别，应采用《中国药典》2010 年版（二部）"阿司匹林"鉴别项下规定的试验方法；也可采用附录Ⅲ"一般鉴别试验"中水杨酸盐的鉴别方法。

为完成阿司匹林中水杨酸盐的鉴别任务，我们需掌握如下理论知识和操作技能。

理论基础

一、药物鉴别试验及其特点

1. 药物鉴别试验概述

药物鉴别试验，系根据药物的分子结构、理化性质，采用化学、物理化学或生物学方法来判断药物的真伪。它是药物检验工作中的首项任务，只有在药物鉴别无误的情况下，才能进行药物的杂质检查、含量测定等检验工作。

《中国药典》凡例中对药物鉴别的定义为：鉴别项下规定的实验方法，仅反映该药品某些物理、化学或生物学等性质的特征，不完全代表对该药品化学结构的确证。即药物鉴别，仅适用于鉴别药物的真伪，而不是对未知物进行定性分析（鉴定），因为这些鉴别试验虽有一定的专属性，但不具备进行未知物确证的条件，故不能鉴别未知物。

2. 药物鉴别试验特点

（1）鉴别试验是已知物的确证试验，不是鉴定未知物的组成和结构，仅用于证实贮藏在有标签容器中的药物是否为其所标示的药物，而非对未知物的鉴别。

（2）鉴别试验是个别分析，而不是系统分析。它多采用灵敏度高、专属性强的方法，试验项目少。

（3）鉴别试验通常是综合利用药物的化学鉴别反应、光谱特征、色谱行为、物理常数等不同方法鉴别同一个供试品。

（4）鉴别制剂时需注意消除辅料的干扰；鉴别复方制剂时，需注意各成分的干扰。

二、鉴别试验的主要项目

药物鉴别项下规定的试验方法，仅适用于鉴别药物的真伪；对于原料药，还应结合性状项下的外观和物理常数进行确认。药物的鉴别试验包括：性状和鉴别。

1. 性状

药物的性状反映了药物特有的物理性质，一般包括外观、臭、味、稳定性、溶解度和物理常数等。

（1）外观、臭、味和稳定性 外观性状是对药品的色泽和外表感官的规定，许多药品有其特有的外观性状，外观发生变化，则常常预示药品质量发生了变化。

① 对于色的描述。气体或液体用"无色"，固体粉末用"白色"，尽量避免用特殊的形容词来描述，不得已时也有用"白色或类白色"；有色药物应根据其应有的色泽加以描述；如有其他特性，也可在色泽后描述。

② 臭的描述。臭是指药品本身固有的，不包括因混有不应有的残留有机溶剂而带入的异臭。

③ 味的描述。具有特殊味觉的药品（如酸、辣等），必须加以记述，但毒药、剧药、麻药可不作"味"的描述。

④ 引湿、风化、遇光变质等与贮藏有关的性质，也应择要描述。

如《中国药典》对头孢克洛颗粒的描述为"本品为混悬颗粒；气芳香，味甜"；对氨苄西林钠的描述为"本品为白色或类白色的粉末或结晶；无臭或微臭，味微苦；有引湿性"。

（2）溶解度 溶解度是药品的一种物理性质，在一定程度上反映了药品的纯度。药典采用极易溶、易溶、溶解、略溶、微溶、极微溶解、几乎不溶或不溶七种表达来描述药品在不同溶剂中的溶解性能。一般试验方法为：称取研成细粉的供试品或量取液体供试品，于25℃±2℃一定容量的溶剂中，每隔 5min 强力振摇 30s；观察 30min 内的溶解情况，如无目视可见的溶质颗粒或液滴时，即视为完全溶解。如阿奇霉素"在甲醇、丙酮、三氯甲烷、无水乙醇或稀盐酸中易溶，在乙腈中溶解，在水中几乎不溶"。

（3）物理常数 物理常数包括相对密度、馏程、熔点、凝点、比旋度、折光率、黏度、吸收系数、碘值、皂化值和酸值等。测定结果不仅对药品具有鉴别意义，也反映药品的纯度，是评价药品质量的主要指标之一。如，泛昔洛韦"熔点：本品的熔点（附录Ⅵ C）为102～104℃。吸收系数：取本品，精密称定；加水溶解并定量稀释制成每 1mL 中约含 20g 的溶液，照紫外-可见分光光度法（附录Ⅳ A），在 305nm 的波长处测定吸光度，吸收系数（$E_{1cm}^{1\%}$）为 205～220"。

2. 一般鉴别试验

一般鉴别试验，系指依据药物的化学结构或理化特性，通过化学反应来鉴别药物的真伪。对于无机药物，一般依据药物中阴离子和阳离子的特殊反应；对于有机药物，则大多采用典型的官能团反应。《中国药典》2010 年版（二部）附录Ⅲ"一般鉴别试验"包括：丙二酰脲类、托烷生物碱类、芳香第一胺类、有机氟化物类、无机金属盐类（钠盐、钾盐、锂盐、钙盐、钡盐、铵盐、镁盐、铁盐、铝盐、锌盐、铜盐、银盐、汞盐、铋盐、锑盐、亚锡盐）、有机酸盐（水杨酸盐、枸橼酸盐、乳酸盐、苯甲酸盐、酒石酸盐）、无机酸盐（亚硫酸盐或亚硫酸氢盐、硫酸盐、硝酸盐、硼酸盐、碳酸盐与碳酸氢盐、醋酸盐、磷酸盐、氯化物、溴化物、碘化物）等。现举例如下：

[**例 3-1**] 丙二酰脲类的鉴别

方法一：取供试品约 0.1g，加碳酸钠试液 1mL 与水 10mL，振摇 2min，滤过，滤液中逐滴加入硝酸银试液，即生成白色沉淀，振摇，沉淀即溶解；继续滴加过量的硝酸银试液，沉淀不再溶解。

方法二：取供试品约 50mg，加吡啶溶液（1→10）5mL，溶解后，加铜吡啶试液 1mL，即显紫色或生成紫色沉淀。

[**例 3-2**] 有机氟化物类的鉴别

取供试品约 7mg，照氧瓶燃烧法（二部附录Ⅶ C）进行有机破坏，用水 20mL 与0.01mol/L 氢氧化钠溶液 6.5mL 为吸收液，俟燃烧完毕后，充分振摇；取吸收液 2mL，加茜素氟蓝试液 0.5mL，再加 12%醋酸钠的稀醋酸溶液 0.2mL，用水稀释至 4mL，加硝酸亚铈试液 0.5mL，即显蓝紫色；同时做空白对照试验。

[**例 3-3**] 托烷生物碱类的鉴别

取供试品约 10mg，加发烟硝酸 5 滴，置水浴上蒸干，得黄色的残渣，放冷，加乙醇2～3滴湿润，加固体氢氧化钾一小粒，即显深紫色。

[**例 3-4**] 芳香第一胺类的鉴别

取供试品约 50mg，加稀盐酸 1mL，必要时缓缓煮沸使溶解，放冷，加 0.1mol/L 亚硝酸钠溶液数滴，滴加碱性 β-萘酚试液数滴，视供试品不同，生成由橙黄到猩红色沉淀。

[**例 3-5**] 钙盐的鉴别

方法一：取铂丝，用盐酸湿润后，蘸取供试品，在无色火焰中燃烧，火焰即显砖红色。

方法二：取供试品溶液（1→20），加甲基红指示液 2 滴，用氨试液中和，再滴加盐酸至恰呈酸性，加草酸铵试液，即生成白色沉淀；分离，沉淀不溶于醋酸，但可溶于盐酸。

　　[例3-6]　苯甲酸盐的鉴别

　　方法一：取供试品的中性溶液，加氯化铁试液，即生成赭色沉淀；再加稀盐酸，变为白色沉淀。

　　方法二：取供试品，置干燥试管中，加硫酸后，加热，不炭化，但析出苯甲酸，在试管内壁凝结成白色升华物。

　　[例3-7]　硝酸盐的鉴别

　　方法一：取供试品溶液，置试管中，加等量的硫酸，注意混合，冷后，沿管壁加硫酸亚铁试液，使成两液层，接界面显棕色。

　　方法二：取供试品溶液，加硫酸与铜丝（或铜屑），加热，即发生红棕色的蒸气。

　　方法三：取供试品溶液，滴加高锰酸钾试液，紫色不应褪去（与亚硝酸盐区别）。

　　一般鉴别试验只能证实是某一类药物，而不能证实是哪一种药物。通常一般鉴别试验不适用于数种化学药物的混合物鉴别或在有干扰物质存在时的鉴别。

　　3. 专属鉴别试验

　　药物的专属鉴别试验，是证实某一种药物的依据，它是根据每一种药物的化学结构的差异或理化性质的不同，选用某些特有的灵敏的定性反应，来鉴别药物的真伪。如，巴比妥类药物含有丙二酰脲母核，主要的区别在于5,5-位取代基和2-位取代基的不同：苯巴比妥含有苯环、司可巴比妥含有双键、硫喷妥钠含有硫原子，可根据这些取代基的性质，采用各自的专属反应进行鉴别。又如，维生素 B_1 的鉴别，可采用硫色素反应——维生素 B_1 在氢氧化钠溶液中，与铁氰化钾作用，被氧化为硫色素，在正（异）丁醇中显蓝色荧光，加酸，荧光消失，加碱，荧光又出现。这是维生素 B_1 的专属反应。

　　综上所述，一般鉴别试验是以某些类别药物的共同化学结构为依据，根据其相同的物理化学性质进行药物真伪的鉴别，用于不同类别药物的区别；而专属鉴别试验，则是在一般鉴别试验的基础上，利用各种药物的化学结构差异，来鉴别药物，以区别同类药物或具有相同化学结构部分的各个药物单体，达到最终确证药物真伪的目的。

 技能基础

一、鉴别试验的条件

　　鉴别试验是根据药物的物理化学性质来进行的，因此，为保证试验的可靠性，凡可能影响鉴别结果的条件都需要严格控制。

　　1. 溶液的浓度

　　主要指被鉴别药物的浓度，及所用试剂的浓度。由于鉴别试验多采用观测沉淀、颜色或各种光学参数（λ_{max}、A、$E_{1cm}^{1\%}$ 等）的变化，来判定结果，而药物和有关试剂的浓度会直接影响上述的各种变化，因此必须严格规定溶液的浓度。

　　2. 溶液的温度

　　温度影响反应速率，一般温度每升高 $10℃$，反应速率增加 $2\sim4$ 倍。不同的鉴别反应对反应温度的要求不同，因此，需对溶液的温度进行控制。

　　3. 溶液的酸碱度

　　许多鉴别反应都需要在一定酸碱度的条件下才能进行。在鉴别试验中，应调节溶液的酸碱度使反应物有足够的浓度处于利于鉴别反应进行的状态，并使反应生成物处于稳定和易于观测的状态。

4. 干扰成分

药物组成中的其他成分或药物制剂中的其他共存组分也可能参与鉴别反应，对试验结果产生干扰，使结果难以准确判断。当出现此种情况时，须选择专属性更高的鉴别反应，或掩蔽、分离后再进行鉴别。

5. 试验时间

有机化合物的化学反应速率一般较慢，反应条件也较多，需要一定的时间才能获得结果。此外，在化学反应过程中，有时存在着许多中间阶段，甚至需加入催化剂才能启动反应。因此，使鉴别反应完成，往往需要一定的时间。

6. 反应介质

大多数鉴别试验是以水为溶剂的，但一些药物可在乙醇或其他溶剂中发生反应。反应介质不同，可得到不同的试验结果，因此，鉴别试验中应注意控制。

药物的鉴别方法要求专属性强，重现性好，灵敏度高，以及操作简便、快速等。常用的鉴别方法有化学法、光谱法、色谱法和生物学法。

二、化学鉴别法

化学鉴别法，简称化学法，系指供试品与规定的试剂发生化学反应，通过观察反应现象（如颜色、沉淀、产生气体、荧光等）或测定生成物的熔点，对药物进行的定性分析。化学鉴别法必须具有专属性较强、反应迅速、现象明显的特点才有使用价值；而反应是否完全并不是主要的。

化学鉴别法操作简便、快速、试验成本低，是药物鉴别时最常用的方法。根据试验条件的不同，化学鉴别法可分为干法和湿法两种类型。

1. 干法

干法，系将供试品加适当试剂在规定的温度条件下（一般为高温）进行试验，观测此时所发生的特异现象。常用的方法有焰色试验和加热分解试验。

（1）焰色试验　利用某些元素所特有的焰色，可鉴别它们为那一类盐类药物。其方法为：取铂丝，用盐酸湿润后，蘸取供试品，在无色火焰中燃烧，使火焰显出特殊的颜色。

例如，钠盐通常使火焰显出特殊的鲜黄色，钾盐使火焰显紫色（如有少量的钠盐混存时，需隔蓝色玻璃透视，方能辨认）。而青霉素类药物和头孢菌素类药物大多为钠盐或钾盐形式，鉴别时可以利用钠、钾的焰色反应。

（2）加热分解试验　在适当的温度条件下，加热使供试品分解，生成有特殊气味的气体。

[例 3-8]　舒林酸的鉴别

取本品约 15mg，置试管中，小火加热数分钟，即产生二氧化硫的刺激性特臭，并能使湿润的碘-淀粉试纸（取滤纸条浸入 100mL 含碘 0.5g 的新制淀粉指示液中，湿透后取出，干燥，即得）蓝色消褪。

2. 湿法

湿法，系指将供试品和试剂在适当的溶剂中，于一定条件下进行反应，发生易于观测的化学变化，如颜色、沉淀、气体、荧光等。常见的有以下几种方法。

（1）呈色反应鉴别法　系指向供试品溶液中加入适当试剂，在一定条件下发生化学反应，生成易于观测的有色产物的方法。常见的反应类型如下。

① 茚三酮呈色反应：多为含脂肪氨基或 α-氨基酸结构的药物。

② 异羟肟酸铁反应：多为含芳酸及其酯类和酰胺类结构的药物。

③ 氯化铁呈色反应：多为含酚羟基或水解后产生酚羟基的药物。

④ 重氮化偶合呈色反应：多为芳伯氨基或能产生芳伯氨基结构的药物。

⑤ 氧化还原呈色反应或其他颜色反应。

例如，对乙酰氨基酚的水溶液加氯化铁试液，即显蓝紫色。盐酸普鲁卡因可发生芳香第一胺类的鉴别反应。

（2）沉淀生成反应鉴别法　系指向供试品溶液中加入适当试剂，在一定条件下发生化学反应，生成不同颜色的沉淀物，有的具有特殊的沉淀形状。常见的反应类型如下。

① 与硫氰化铬胺（雷氏盐）的沉淀反应：多为生物碱及其盐类药物和具有芳香环的有机碱及其盐类药物。

② 与重金属离子的沉淀反应：在一定条件下，药物和重金属离子反应，生成不同形式的沉淀物。

③ 其他沉淀反应。如，氯化物的银盐沉淀反应；苯甲酸盐类的氯化铁反应；磺胺类药物的铜盐反应；还原性基团的银镜反应（如异烟肼）等。

（3）荧光反应鉴别法　系指将供试品溶解在适当的溶剂中，直接观察或加入试剂反应后观察荧光的鉴别方法。常见的荧光发射形式有以下几种类型。

① 药物本身在可见光下发射荧光。

② 药物溶液加硫酸呈酸性后，在可见光下发射荧光。

③ 药物和溴反应后，在可见光下发射荧光。

④ 药物和间苯二酚反应后以及经其他反应后，发射荧光。

［例 3-9］　硫酸奎宁的鉴别

取本品约 20mg，加水 20mL 溶解后，分取溶液 10mL，加稀硫酸使成酸性，即显蓝色荧光。

［例 3-10］　维生素 B_1 的鉴别

取本品约 5mg，加氢氧化钠试液 2.5mL 溶解后，加铁氰化钾试液 0.5mL 与正丁醇 5mL，强力振摇 2min，放置使分层，上面的醇层显强烈的蓝色荧光；加酸使成酸性，荧光即消失；再加碱使成碱性，荧光又显出。

（4）气体生成反应鉴别法　系利用药物与某些试剂在一定条件下反应可生成特征气体的原理，通过对此种气体的鉴别来确定药物种类的方法。常见的反应类型如下。

① 大多数的胺（铵）类、酰脲类和酰胺类药物经强碱处理后，产生氨（胺）气。

② 含硫的药物经强酸处理后，产生 H_2S 气体。

③ 含碘的有机药物，加热，生成紫色碘蒸气。

④ 含醋酸酯、乙酰胺类药物水解后，加乙醇，产生醋酸乙酯的香味。

［例 3-11］　碘他拉酸的鉴别

取本品约 10mg，置坩埚中，小火加热，即分解产生紫色的碘蒸气。

［例 3-12］　氯磺丙脲的鉴别

取本品约 0.1g，加 50%（g/g）硫酸 8mL，加热回流 30min，冷却，滤过，取滤液，加 20%氢氧化钠溶液使成碱性，加热，即发生氨臭。

（5）测定生成物的熔点　该法操作烦琐、费时，应用较少。

三、光谱鉴别法

1. 紫外-可见分光光度法

多数有机药物分子中含有能吸收紫外可见光的基团而显示特征吸收光谱，即不同结构的药物分子可产生不同的紫外可见吸收光谱。因而，紫外可见吸收光谱可作为药物鉴别的依据。紫外-可见分光光度法适用于具有共轭双键结构药物的鉴别。紫外-可见分光光度法需借助紫外-可见分光光度计来完成相关的鉴别任务。

（1）紫外-可见分光光度计的校正和检定

① 波长。由于环境因素对机械部分的影响，仪器的波长经常会略有变动，因此除应定期对所用的仪器进行全面校正检定外，还应于测定前校正测定波长。常用汞灯中的较强谱线 237.83nm、253.65nm、275.28nm、296.73nm、313.16nm、334.15nm、365.02nm、404.66nm、435.83nm、546.07nm 与 576.96nm，或用仪器中氘灯的 486.02nm 与 656.10nm 谱线进行校正；钬玻璃在 279.4nm、287.5nm、333.7nm、360.9nm、418.5nm、460.0nm、484.5nm、536.2nm 与 637.5nm 波长处有尖锐吸收峰，也可作波长校正用，但因来源不同或随着时间的推移会有微小的变化，使用时应注意；近年来，常使用高氯酸钬溶液校正双光束仪器，以 10%高氯酸溶液为溶剂，配制含氧化钬（Ho_2O_3）4%的溶液，该溶液的吸收峰波长为 241.13nm、278.10nm、287.18nm、333.44nm、345、47nm、361.31nm、416.28nm、451.30nm、485.29nm、536.64nm 和 640.52nm。仪器波长的允许误差为：紫外光区±1nm，500nm 附近±2nm。

② 吸光度的准确度。可用重铬酸钾的硫酸溶液检定。其方法为：取在 120℃干燥至恒重的基准重铬酸钾约 60mg，精密称定，用 0.005mol/L 硫酸溶液溶解并稀释至 1000mL，在规定的波长处测定并计算其吸收系数，并与规定的吸收系数比较，应符合表 3-1 中的规定。

表 3-1 吸光度的准确度检定要求

波长/nm	235（最小）	257（最大）	313（最小）	350（最大）
吸收系数（$E_{1cm}^{1\%}$）的规定值	124.5	144.0	48.6	106.6
吸收系数（$E_{1cm}^{1\%}$）的许可范围	123.0～126.0	142.8～146.2	47.0～50.3	105.5～108.5

③ 杂散光的检查。可按表 3-2 的试剂和浓度，配制成水溶液，置 1cm 石英吸收池中，在规定的波长处测定透光率，应符合表 3-2 中的规定。

表 3-2 杂散光的检查要求

试剂	浓度/(g/mL)	测定用波长/nm	透光率/%
碘化钠	1.00	220	<0.8
亚硝酸钠	5.00	340	<0.8

（2）对溶剂的要求 含有杂原子的有机溶剂，通常均具有很强的末端吸收。因此，当作溶剂使用时，它们的使用范围均不能小于截止使用波长。例如甲醇、乙醇的截止使用波长为 205nm。另外，当溶剂不纯时，也可能增加干扰吸收。因此，在测定供试品前，应先检查所用的溶剂在供试品所用的波长附近是否符合要求，即将溶剂置 1cm 石英吸收池中，以空气为空白（即空白光路中不置任何物质）测定其吸光度。溶剂和吸收池的吸光度，在 220～240nm 范围内不得超过 0.40，在 241～250nm 范围内不得超过 0.20，在 251～300nm 范围内不得超过 0.10，在 300nm 以上时不得超过 0.05。

（3）常用的鉴别方式 紫外-可见分光光度法，常用的鉴别方式主要有以下几种。

① 测定最大吸收波长，或同时测定最小吸收波长。

② 规定浓度的供试液在最大吸收波长处测定吸光度。

③ 规定吸收波长和吸收系数法。

④ 规定吸收波长和吸光度比值法。

⑤ 经化学处理后,测定其反应产物吸收光谱特性。

以上方法可以单个应用,也可以几个结合起来使用,以提高方法的专属性。

[例 3-13] 乙胺嘧啶的鉴别

取本品,精密称定,加 0.1mol/L 盐酸溶液溶解,并定量稀释制成每 1mL 中约含 13μg 的溶液,照紫外-可见分光光度法(附录ⅣA)测定,在 272nm 波长处有最大吸收,在 261nm 波长处有最小吸收。

[例 3-14] 尼美舒利的鉴别

取本品,精密称定,加氢氧化钠(0.05mol/L)溶解,并定量稀释成每 1mL 中约含 12μg 的溶液,照紫外-可见分光光度法(附录ⅣA),在 393nm 波长处测定吸光度,吸收系数($E_{1cm}^{1\%}$)为 445~475。

但通常紫外吸收光谱较为简单,曲线形状变化不大,用作鉴别的专属性较差。因此,宜采用在指定溶剂中测 2~3 个特定波长处的吸光度比值(峰值与峰值比或峰值与峰谷值比),以提高专属性。当一个药物多个吸收峰的峰值相差较大时,采用单一浓度不易观察到全部吸收峰,可采用两种浓度的供试液分别测定其最大吸收波长。

[例 3-15] 地蒽芬的鉴别

取本品,精密称定,加氯仿溶解并定量稀释制成每 1mL 中约含 10μg 的溶液,照分光光度法(附录ⅣA),于 240~400nm 的波长范围内测定吸光度,在 257nm、289nm 与 358nm 波长处有最大吸收。257nm 与 289nm 波长处吸光度的比值应为 1.06~1.10;356nm 与 289nm 波长处吸光度的比值应为 0.90~0.94。

[例 3-16] 氯贝丁酯的鉴别

取本品,用无水乙醇制成每 1mL 中含 0.10mg 的溶液(1)与每 1mL 中含 10μg 的溶液(2),照紫外-可见分光光度法(附录ⅣA)测定,溶液(2)在 226nm 波长处有最大吸收,溶液(1)在 280nm 与 288nm 波长处有最大吸收。

2. 红外分光光度法

红外分光光度法是一种专属性很强、应用较广(固体、液体、气体样品均可采用)、准确率较高的鉴别方法,它能够反映出药物分子的结构特点。主要用于组分单一、结构明确的原料药,特别适合于用其他方法不易区分的同类药物,如磺胺类、甾体激素类和半合成抗生素类药品。红外分光光度法也用于制剂鉴别。红外分光光度法需使用红外分光光度计来完成相关的鉴别任务。

(1) 红外分光光度计及其检定 红外分光光度计分为色散型和傅里叶变换型两种。前者主要由光源、单色器(通常为光栅)、样品室、检测器、记录仪、控制和数据处理系统组成。以光栅为色散元件的红外分光光度计,以波数为线性刻度;以棱镜为色散元件的仪器,以波长为线性刻度。傅里叶变换红外光谱仪(简称 FT-IR)则由光学台(包括光源、干涉仪、样品室和检测器)、记录装置和数据处理系统组成,因干涉图变为红外光谱需经快速傅里叶变换。该型仪器现已成为最常用的仪器。

红外分光光度计应按现行国家质量技术监督局"色散型红外分光光度计检定规程"、"傅里叶变换红外光谱仪检定规程"和《中国药典》附录规定,并参考仪器说明书,对仪器定期进行校正检定。

① 波数准确度。

a. 波数准确度的允差范围。傅里叶变换红外光谱仪在 3000cm^{-1} 附近的波数误差应不大于±5cm^{-1},在 1000cm^{-1} 附近的波数误差应不大于±1cm^{-1}。

b. 波数准确度的检定方法。

方法一：以聚苯乙烯膜校正。

按仪器使用说明书要求设置参数，以常用的扫描速度记录厚度为 $50\mu m$ 聚苯乙烯膜红外光谱图。测量有关谱带的位置，其吸收光谱图应符合《药品红外光谱集》所附聚苯乙烯图谱的要求，并与参考波数（表 3-3）比较，计算波数准确度。

表 3-3　聚苯乙烯吸收光谱常用的波数值

波数/cm^{-1}	3027.1	2850.7	1944.0	1801.6	1601.4
波数/cm^{-1}	1583.1	1154.3	1028.0	906.7	

方法二：以液体池用液体茚校正。

液体茚在 $3900\sim690cm^{-1}$ 范围内有较多的吸收峰可资比较，适于检定中等分辨率的仪器。一般需用适当液层厚度的固定厚度密封液体池，所用液体池的窗片材料应能保证在测量波数范围内有良好的红外光透过率、窗片应有良好的光洁度和平面平行度，注入样品时将液体池放在一楔形板上，打开 2 个进样孔塞，把样品用专用注射器从下部进样孔缓缓注入。同时观察池内液面缓缓上升而不夹带气泡，至液体在上进样孔内接近满溢时，取下注射器，先盖好下进样孔塞，再盖上上进样孔塞，吸去外溢液体后即可在仪器上测定吸收光谱，其主要谱带见表 3-4。

表 3-4　茚主要吸收谱带的波数值（$50\mu m$ 液层）

波数/cm^{-1}	3926.5	3139.5	2771.0	1915.3	1553.2
波数/cm^{-1}	1361.1	1205.1	1018.5	830.5	590.8

② 波数重现性。用与波数准确度测量相同的仪器参数，对同一张聚苯乙烯膜进行反复重叠扫描。一般扫描 3～5 次。从扫描所得光谱测定波数的重现性。测得的各吸收峰的重现性应符合国家质量技术监督局的要求。

③ 分辨率。以聚苯乙烯膜检定。色散型红外光谱仪可用常规狭缝程序，通常的扫描速度；或用较狭缝程序，较慢的扫描速度，记录聚苯乙烯的图谱。傅里叶红外光谱仪设置 $2cm^{-1}$ 的分辨率和适宜的扫描次数，依法记录光谱图。在 $3110\sim2850cm^{-1}$ 范围内，应能显示 7 个吸收带，其中峰 $2851cm^{-1}$ 与谷 $2870cm^{-1}$ 之间的分辨深度应不少于 12% 透光率。仪器的标称分辨率，应不低于 $2cm^{-1}$。

④ 100% 线平直度。调节 100% 控制旋钮，使记录笔置于 95% 透光率处，以快速扫描速度扫全波段，其 100% 线的偏差应小于 4% 透光率。

⑤ 噪声。调节 100% 控制旋钮，使记录笔置于 95% 透光率处，在 $1000cm^{-1}$ 处定波数连续扫描 5min，其最大噪声（峰-峰值）应小于 1% 透光率。

⑥ 其他。杂散光水平和透光率准确度检查，因需要特殊器件，且对药品测定影响不大，故通常不作硬性要求。

（2）试样制备方法　红外光谱技术主要分两类。一类是指检测方法，如透射、衰减全反射、漫反射、光声及红外发射等；另一类是指制样技术。在药物分析中，通常测定的都是透射光谱，采用的制样技术主要有压片法、糊法、膜法、溶液法和气体吸收池法等。

① 压片法。取供试品 1～1.5mg，置玛瑙研钵中，加入干燥的溴化钾或氯化钾细粉 200～300mg（与供试品的比约为 200：1）作为分散剂，充分研磨混匀，置于直径为 13mm 的压片模具中，使铺布均匀，抽真空约 2min，加压至 0.8×10^6kPa（8～10T/cm²），保持压力 2min，撤去压力并放气后取出制成的供试片，目视检测，片子应呈透明状，其中样品分布应均匀，并无明显的颗粒状样品。亦可采用其他直径的压模制片，样品与分散剂的用量

需相应调整以制得浓度合适的片子。

② 糊法。取供试品约 5mg，置玛瑙研钵中，粉碎研细后，滴加少量液状石蜡或其他适宜的糊剂，研成均匀的糊状物，取适量糊状物夹于两个窗片或空白溴化钾片（每片约 150mg）之间，作为供试片，另以溴化钾约 300mg 制成空白片作为补偿。亦可用专用装置夹持糊状物。制备时应注意尽量使糊状样品在窗片间分布均匀。

③ 膜法。参照上述糊法所述的方法，将能形成薄膜的液体样品铺展于适宜的盐片中，形成薄膜后测定。若为高分子聚合物，可先制成适宜厚度的高分子薄膜，直接置于样品光路中测定。熔点较低的固体样品可采用熔融成膜的方法制样。

④ 溶液法。将供试品溶于适宜的溶剂中，制成 1%～10% 浓度的溶液，灌入适宜厚度的液体池中测定。常用的溶剂有四氯化碳、三氯甲烷、二硫化碳、己烷、环己烷及二氯乙烷等。选用溶液应在被测定区域中透明或仅有中至弱的吸收，且与样品间的相互作用应尽可能小。

⑤ 气体吸收池法。测定气体样品需使用气体吸收池，常用气体吸收池的光路长度为 10cm。通常先把气体吸收池抽空，然后充以适当压力（约 6.7kPa）的供试品测定。也可用注射器向气体吸收池内注入适量的样品，待样品完全气化后测定。

注意：试样的制备方法除另有规定外，用作鉴别时应按照药典委员会编订的《药品红外光谱集》第一卷（1995 年版）、第二卷（2000 年版）、第三卷（2005 年版）和第四卷（2010 年版）收载的各光谱图所规定的制备方法制备。具体操作技术可参见《药品红外光谱集》的说明。当新卷收载旧卷相同谱号的光谱图时，旧卷图谱作废。

（3） 原料药的鉴别 采用固体制样技术时，最常碰到的问题是多晶型现象，固体样品的晶型不同，其红外光谱往往也会产生差异。当供试品的实测光谱与《药品红外光谱集》所收载的对照图谱不一致，在排除各种可能影响光谱的外在或人为因素后，应按该药品光谱图中备注的方法或各品种项下规定的方法进行预处理，再绘制光谱，进行比对。如未规定该品种供药用的晶型或预处理方法，则可使用对照品，并采用适当的溶剂对供试品与对照品在相同的条件下同时进行重结晶，然后依法绘制光谱，进行比对。如已规定特定的药用晶型，则应采用相应晶型的对照品依法进行比对。当采用固体制样技术不能满足鉴别需要时，可改用溶液法绘制光谱后对比。

各国药典采用的红外光谱鉴别方法略有不同。《中国药典》采用标准图谱对照法，即参照国家药典委员会编订的《药品红外光谱集》，比较被测药物的红外光谱图与对照图谱是否一致。例如，布美他尼的质量标准中规定：本品的红外光吸收图谱应与对照的图谱（光谱集 86 图）一致。《中国药典》收载的红外光谱图，系用分辨率为 $2cm^{-1}$ 的条件绘制；基线一般控制在 90% 透光率以上；供试品取样量一般控制在使其最强吸收峰在 10% 透光率以下。

（4） 制剂的鉴别

① 不同类型制剂的鉴别方法。

a. 不加辅料的制剂。如无菌原料直接分装的注射用粉针制剂及不加辅料的冻干剂和胶囊剂等其他成品，可直接取内容物绘制光谱图进行鉴别。

b. 单方制剂。一般采用简单的提取分离手段就能有效去除辅料，可根据不同剂型的特点选择不同的分离提取方法，取干燥后的提取物绘制光谱图进行鉴别。

c. 复方制剂。一般情况比较复杂，根据具体问题具体分析。

② 图谱比对注意事项。

a. 辅料无干扰，待测成分的晶型不变化，此时可直接与对照品图谱或对照图谱进行比对。

b. 辅料无干扰，但待测成分的晶型有变化，此种情况可用对照品经同法处理后的图谱比对。

c. 待测成分的晶型不变化，而辅料存在不同程度的干扰时，可参照原料药的对照图谱，在指纹区内选择 3~5 个不受辅料干扰的待测成分的特征谱带作为鉴别的依据。鉴别时，实测谱带的波数误差应小于规定值的 0.5%。

d. 待测成分的晶型有变化，辅料也存在干扰时，此种情况一般不宜采用红外光谱鉴别。

（5） 多组分原料药的鉴别 不能采用全光谱比对，可借鉴上述"图谱比对注意事项"c 项的方法，选择主要成分的若干个特征谱带，用于组成相对稳定的多组分原料药的鉴别。

（6） 红外光谱鉴别操作注意事项

① 背景补偿或空白校正。记录供试品光谱时，双光束仪器的参比光路中应置相应的空白对照物（空白盐片、溶剂或糊剂等）；单光束仪器（常见的傅里叶变换红外光谱仪）应先进行空白背景扫描，扫描供试品后扣除背景吸收，即得供试品光谱。

② 采用压片法时，以溴化钾最常用。若供试品为盐酸盐，可比较氯化钾压片和溴化钾压片法的光谱，若二者没有区别，则使用溴化钾。

所使用的溴化钾或氯化钾在中红外区应无明显的干扰吸收；应预先研细，过 200 目筛，并在 120℃干燥 4h 后分装并在干燥器中保存备用。若发现结块，则须重新干燥。

③ 使用红外光谱仪测定时，应注意大气中二氧化碳和水汽的影响，必要时，可采用适当措施（如采用干燥氮气进行吹扫）予以改善。

④ 测定样品时的扫描速度应与波长校正时的条件一致（快速扫描将使波长滞后）。制成图谱的最强吸收峰透光率应在 10%以下，图谱的质量应符合《药品红外光谱集》的要求。

⑤ 关于样品的纯度。提取后活性成分的纯度在 90%~95%的范围内就能基本满足制剂红外鉴别的要求。

⑥ 整体性。红外光谱与分子结构有密切关系，谱带之间相互关联，特别是指纹区体现的是整体结构。图谱比较时，应主要从整体上比较谱带最大吸收的位置、相对强度和形状与参考图谱的一致性。

红外分光光度法在药品分析中，主要用于定性鉴别和物相分析。定性鉴别时，主要着眼于供试品光谱与对照光谱全谱谱形的比较，即首先是谱带的有与无，然后是各谱带的相对强弱。若供试品的光谱图与对照光谱图一致，通常可判定两化合物为同一物质（只有少数例外，如有些光学异构体或大分子同系物等）。若两光谱图不同，则可判定两化合物不同。但下此结论时，须考虑供试品是否存在多晶现象，纯度如何，以及其他外界因素的干扰。

四、色谱鉴别法

色谱鉴别法，简称色谱法，系利用药物在一定色谱条件下，产生特征色谱行为（比移值或保留时间）进行鉴别试验，比较色谱行为和检测结果是否与药品质量标准一致来验证药物真伪的方法。此法操作较费时，一般在检查或含量测定项下已采用色谱法的情况下，采用该法鉴别。常用的方法有：薄层色谱鉴别法、气相色谱鉴别法、高效液相色谱鉴别法等。

1. 薄层色谱鉴别法（TLC）

薄层色谱法，系将供试品溶液点样于薄层板上，经展开、检视后所得的色谱图，与适宜的对照物按同法所得的色谱图作对比，用于药品的鉴别或杂质检查的方法。该方法简便、快速、易普及，具有分离和分析双重功能，且采用共薄层对照分析法，故专属性亦较强。薄层色谱鉴别法是色谱鉴别法中应用最广的一种方法。

（1） 系统适用性试验 所谓系统适用性试验，系指在测试样品之前，按各品种项下规定，用样品和对照品对实验条件进行试验和调整，使斑点的检测灵敏度、比移值（R_f）和分离效能达到规定要求。

① 检测灵敏度。系指杂质检查时，供试品溶液中被测物质能被检出的最低量。一般采用对照溶液稀释若干倍（10 倍）的溶液与供试品溶液和对照溶液在规定的色谱条件下，在同一块薄层板上点样、展开、检视，前者应显示清晰的斑点。

② 比移值（R_f）。系指从基线至展开斑点中心的距离与从基线至展开剂前沿的距离的比值。鉴别时，可用供试品溶液主斑点与对照品溶液主斑点的比移值进行比较，或用比移值来说明主斑点或杂质斑点的位置。

$$R_f = \frac{\text{从基线至展开斑点中心的距离}}{\text{从基线至展开剂前沿的距离}} \tag{3-1}$$

除另有规定外，比移值（R_f）应在 0.2～0.8 之间。

③ 分离效能。鉴别时，在对照品与结构相似药物的对照品制成混合对照溶液的色谱图中，应显示两个清晰分离的斑点。

（2）操作方法

① 薄层板制备。

a. 自制薄层板。除另有规定外，将 1 份固定相和 3 份水在研钵中按同一方向研磨混合，去除表面的气泡后，倒入涂布器中，在玻璃板上平稳地移动涂布器进行涂布（厚度为 0.2～0.3mm），取下涂好薄层的玻板，置水平台上于室温下晾干后，在 110℃活化 30min，即置有干燥剂的干燥箱中备用。使用前检查其均匀度（可通过透射光和反射光检视）。

b. 市售薄层板。临用前一般应在 110℃活化 30min。如为聚酰胺薄膜，则不需活化。铝基片薄层板可根据需要剪裁，但须注意剪裁后的薄层板底边的硅胶层不得有破损。如在贮放期间被空气中杂质污染，使用前可用适宜的溶剂在展开容器中上行展开预洗，110℃活化后，置干燥器中备用。

② 点样。除另有规定外，用点样器点样于薄层板上，一般为圆点，点样基线距底边 2.0cm，点样直径为 2～4mm（高效薄层板为 1～2mm），点间距离可视斑点扩散情况以不影响检出为宜，一般为 1.0～2.0cm（高效薄层板不小于 5mm）。点样时必须注意勿损伤薄层板表面。

③ 展开。展开缸如需预先用展开剂饱和，可在缸中加入足够量的展开剂，必要时在壁上贴两条与缸一样高、宽的滤纸条，一端浸入展开剂中，密封顶盖，使系统平衡或按各品种项下的规定操作。

将点好供试品的薄层板放入展开缸中，浸入展开剂的深度为距薄层板底边 0.5～1cm（切勿将样点浸入展开剂中），密封顶盖，待展开至适宜的展距（如 20cm 的薄层板，展距一般为 10～15cm；10cm 的高效薄层板，展距一般为 5cm 左右），取出薄层板，晾干，按各品种项下的规定检测。

展开可以单向展开，即向一个方向进行；也可以进行双向展开，即先向一个方向展开，取出，待展开剂完全挥发后，将薄层板转动 90°，再用原展开剂进行展开；亦可多次展开。

④ 显色与检视。荧光薄层板可用荧光猝灭法；普通薄层板，有色物质可直接检视，无色物质可用物理或化学方法检视。物理方法是检出斑点的荧光颜色及强度；化学方法一般用化学试剂显色后，立即覆盖同样大小的玻璃板，检视。

（3）鉴别方法 可采用与同浓度的对照品溶液，在同一块薄层板上点样、展开与检视，供试品溶液所显主斑点的颜色（或荧光）与位置（R_f）应与对照品溶液的主斑点一致，而且主斑点的大小与颜色的深浅也应大致相同；或采用供试品溶液与对照品溶液等体积混合，应显示单一、紧密的斑点；或选用与供试品化学结构相似的药物对照品与供试品溶液的主斑点比较，两者 R_f 应不同；或将上述两种溶液等体积混合，应显示两个清晰分离的斑点。

[**例 3-17**] 香连丸的鉴别

取本品约 60mg，研细，加甲醇 5mL，置水浴中加热回流 15min，滤过，取滤液，补加甲醇使成 5mL，摇匀，作为供试品溶液。另取黄连对照药材 0.05g，同法制成对照药材溶液。再取盐酸小檗碱对照品，加甲醇制成每 1mL 含 0.5mg 的溶液，作为对照品溶液。照薄层色谱法（附录ⅥB）试验，吸取上述三种溶液各 1μL，分别点于同一硅胶 G 薄层板上，以苯-乙酸乙酯-异丙醇-甲醇-浓氨试液（12：6：3：3：1）为展开剂，展开，取出，晾干，置紫外光灯（365nm）下检视。供试品色谱中，在与对照药材色谱及对照品色谱相应的位置上，显相同的黄色荧光斑点。

2. 气相色谱鉴别法

在一定的色谱条件下，相同的物质应具有相同的色谱特性（分配系数）和色谱行为（保留值）。因此，在同一色谱条件下，将供试品溶液和对照品溶液分别注入气相色谱仪，对二者的气相色谱图进行比对，供试品应呈现与对照品保留时间相同的色谱峰。从而对样品作出定性鉴别。这种方法可称为保留时间比较法，《中国药典》即采用此法对某些中成药进行真伪鉴别。保留时间（t_R）系指从进样开始，到该组分色谱峰顶点的时间间隔。

气相色谱法具有高分辨率、高灵敏度、快速、准确等特点，尤其适合分析制剂中的挥发性成分，如麝香酮、薄荷醇、冰片、水杨酸甲酯等。一般情况下气相色谱不适合分析蒸气压较低的，即挥发性较小的成分，因此该法在实际工作中具有一定的局限性。

（1）色谱系统适用性试验 按各品种项下要求对色谱系统进行适用性试验，即用规定的对照品溶液或系统适用性试验溶液在规定的色谱系统进行试验，必要时，可对色谱系统进行适当调整，以符合要求。色谱系统的适用性试验通常包括理论板数、分离度、重复性和拖尾因子四个指标。其中，分离度和重复性尤为重要。

① 色谱柱的理论板数（n）。用于评价色谱柱的分离效能。由于不同物质在同一色谱柱上的色谱行为不同，采用理论板数作为衡量柱效能的指标时，应指明测定物质，一般为待测组分或内标物质的理论板数。

在规定的色谱条件下，注入供试品溶液或各品种项下规定的内标物质溶液，记录色谱图，量出供试品主成分峰或内标物质峰的保留时间 t_R（以分钟或长度计，下同，但应取相同单位）和峰宽（W）或半高峰宽（$W_{h/2}$），计算色谱柱的理论板数。

$$n = 16\left(\frac{t_R}{W}\right)^2 \tag{3-2}$$

或

$$n = 5.54\left(\frac{t_R}{W_{h/2}}\right)^2 \tag{3-3}$$

② 分离度（R）。用于评价待测组分与相邻共存物或难分离物质之间的分离程度，是衡量色谱系统效能的关键指标。可以通过测定待测物质与已知杂质的分离度；也可以通过测定待测组分与某一添加的指标性成分（内标物质或其他难分离物质）的分离度；或将供试品或对照品用适当的方法降解，通过测定待测组分与某一降解产物的分离度，对色谱系统进行评价与控制。

无论是定性鉴别还是定量分析，均要求待测峰与其他峰、内标峰或特定的杂质对照峰之间有较好的分离度。除另外有规定外，待测组分与相邻共存物之间的分离度应大于 1.5。分离度的计算公式为：

$$R = \frac{2(t_{R_2} - t_{R_1})}{W_1 + W_2} = \frac{2(t_{R_2} - t_{R_1})}{1.7(W_{1,h/2} + W_{2,h/2})} \tag{3-4}$$

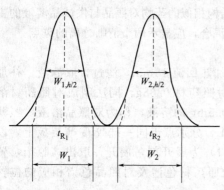

图 3-1　双组分色谱分离示意图

式中　t_{R_2}——相邻两峰中后一峰的保留时间（如图 3-1）；

t_{R_1}——相邻两峰中前一峰的保留时间；

W_1——相邻两峰中前一峰的峰宽；

W_2——相邻两峰中后一峰的峰宽；

$W_{1,h/2}$——相邻两峰中前一峰的半高峰宽；

$W_{2,h/2}$——相邻两峰中后一峰的半高峰宽。

当对测定结果有异议时，色谱柱的理论板数（n）和分离度（R）均以峰宽（W）的计算结果为准。

③ 重复性。用于评价连续进样中，色谱系统响应值的重复性能。采用外标法时，通常取各品种项下的对照品溶液，连续进样 5 次，除另有规定外，其峰面积测量值的相对标准偏差应不大于 2.0％；采用内标法时，通常配制相当于 80％、100％和 120％的对照品溶液，加入规定量的内标溶液，配成 3 种不同浓度的溶液，分别至少进样 2 次，计算平均校正因子。其相对标准偏差也应不大于 2.0％。

④ 拖尾因子（T）。用于评价色谱峰的对称性。为保证分离效果和测量精度，应检查待测峰的拖尾因子是否符合各品种项下的规定。拖尾因子计算公式为：

$$T = \frac{W_{0.05h}}{d_1} \tag{3-5}$$

式中　$W_{0.05h}$——5％峰高处的峰宽；

d_1——峰顶点至峰前沿之间的距离（如图 3-2）。

除另有规定外，峰高法定量时 T 应在 0.95～1.05 之间。峰面积法测定时，若色谱峰拖尾严重，将影响峰面积的准确测量。

（2）操作方法　配制对照品和供试品溶液，在同一色谱条件下，分别进样，绘制相应的色谱图。

（3）结果判断　比较供试品与对照品色谱图，供试品呈现与对照品保留时间相同的色谱带，则判断为符合药品标准规定。所谓保留时间相同是指基本相同，彼此相差百分之几秒是允许的。

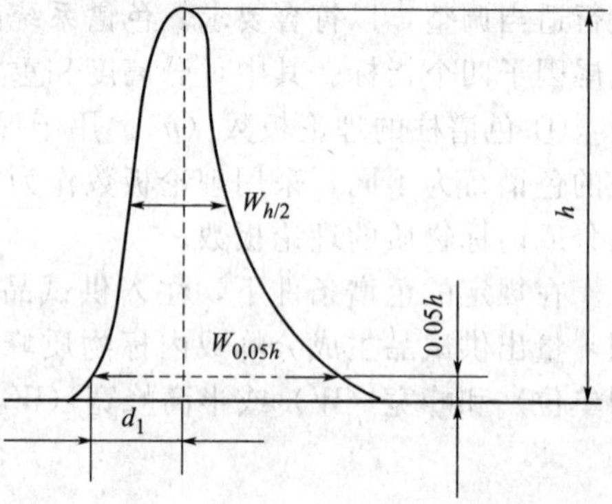

（4）注意事项

① 仪器应先通载气，确保管路无泄漏并使载气通过检测器后，才可打开各部分电路开关，设置气化室、柱箱和检测器温度，开始加热。进样口温度应高于柱温 30～50℃，检测器温度一般高于柱温，并不得低于 100℃，以免水汽凝结，通常为 250～350℃。

② 待各部分温度恒定后，再开启氢气钢瓶和空气压缩机（使用氢火焰检测器），调节载气流速或流量。按下点火按钮，点燃氢气。

③ 调节放大器灵敏度，走基线，待基线稳定后，即可进样测试。进样时，注射器应迅速刺入胶垫，迅速注入测试溶液，迅速拔出胶垫，并尽量保持留针时间的一致性，以保证进样的准确性和重现性。

④ 一般色谱图应于 30min 内记录完毕。

图 3-2　色谱峰

⑤ 测试完毕，先关闭各加热电源以及氢气和空气开关，待检测器和柱箱温度降至100℃以下时，再关闭载气。

[例3-18]　少林风湿跌打膏的鉴别

取本品10片，研碎，置250mL平底烧瓶中，加水150mL，连接挥发油测定器。自测定器上端加水使充满刻度部分，并溢流入烧瓶为止，再加醋酸乙酯5mL，连接回流冷凝管，加热回流40min，将挥发油测定器中的液体移至分液漏斗中，分取醋酸乙酯层，用铺有无水硫酸钠的漏斗滤过，滤液作为供试品溶液。另取薄荷脑对照品、冰片对照品与水杨酸甲酯对照品，加乙醇制成每1mL各含0.8mg的溶液，作为对照品溶液。照气相色谱法（附录Ⅵ E）试验，柱长为2m，以聚乙二醇（PEG）-20M为固定液，涂布浓度为10%，柱温为130℃。分别取对照品溶液和供试品溶液适量，注入气相色谱仪。供试品应呈现与对照品保留时间相同的色谱峰。

3. 高效液相色谱鉴别法

高效液相色谱鉴别法在原理和操作上与气相色谱鉴别法有许多相似之处。鉴别时，亦采用保留时间比较法，即在相同的色谱条件下，比较样品和对照品的色谱峰的保留时间（t_R）是否一致，从而对被检成分的存在情况作出判断。

高效液相色谱法不受样品挥发性的限制，固定相、流动相的选择范围较宽，检测手段多样，加之高效快速、微量、自动化程度高等特点，所以在药物分析工作中比气相色谱法应用更为广泛，在中药制剂鉴别中的应用也日益增多。不过，目前在中药制剂质量标准中，一般很少单独使用该法做鉴别，而是多与含量测定结合进行。

（1）操作方法　色谱系统适用性实验及操作方法，同气相色谱鉴别法。

（2）结果判断　比较供试品与对照品色谱图，供试品呈现与对照品保留时间相同的色谱带，则判断为符合药品标准规定。所谓保留时间相同是指基本相同，彼此相差百分之几秒是允许的。

（3）注意事项

① 进样前，色谱柱应用流动相充分冲洗平衡，待压力、基线稳定后方可进样。

② 流动相需用微孔滤膜（0.45μm）滤过，并经脱气后，才可使用。打开冲洗键（PURGE）进行泵排气。

③ 测试溶液需用微孔滤膜（0.45μm）滤过。

④ 使用键合硅胶柱，流动相的pH一般应控制在2.5～2.79之间，否则色谱柱很容易损坏。

⑤ 工作完毕，应先后用水和甲醇或乙腈充分冲洗液路系统，尤其是使用了含盐的流动相，更应充分冲洗。

[例3-19]　龙牡壮骨颗粒的鉴别

取本品，研细，加石油醚30～35mL，超声处理30min，滤过，滤液挥干，残渣加甲醇10mL使溶解，作为供试品溶液。另取维生素D_2对照品，用甲醇制成每1mL含0.01mg的溶液，作为对照品溶液。照高效液相色谱法（附录Ⅵ D）试验，以十八烷基硅烷键合硅胶为填充剂；甲醇为流动相；检测波长为265nm。吸取上述两种溶液各10μL，分别注入液相色谱仪，测定，供试品应呈现与对照品保留时间相同的色谱峰。

药物的鉴别除以上方法外，常用的还有生物学法，即利用微生物或实验动物进行鉴别的方法。在实际工作中，药物鉴别通常采用综合分析试验法，即通过采用化学鉴别法、仪器分析法、生物学法等不同方法鉴别同一种供试品，综合作出判断。一般每种药品选用2～4种方法进行鉴别试验，相互取长补短。

本 章 小 结

1. 药物鉴别试验的概念

药物鉴别试验,系根据药物的分子结构、理化性质,采用化学、物理化学或生物学方法来判断药物的真伪。

《中国药典》凡例中对药物鉴别的定义为:鉴别项下规定的实验方法,仅反映该药品某些物理、化学或生物学等性质的特征,不完全代表对该药品化学结构的确证。

2. 药物鉴别试验特点

(1) 鉴别试验是已知物的确证试验,不是鉴定未知物的组成和结构。

(2) 鉴别试验是个别分析,而不是系统分析。

(3) 鉴别试验通常是综合利用药物的化学鉴别反应、光谱特征、色谱行为、物理常数等不同方法鉴别同一个供试品。

(4) 鉴别制剂时需注意消除辅料的干扰;鉴别复方制剂时,需注意各成分的干扰。

3. 药物的性状

药物的性状反映了药物特有的物理性质,一般包括外观、臭、味、稳定性、溶解度和物理常数等。

4. 一般鉴别试验

一般鉴别试验,系指依据药物的化学结构或理化特性,通过化学反应来鉴别药物的真伪。

《中国药典》2010年版二部附录Ⅲ"一般鉴别试验"包括:丙二酰脲类、托烷生物碱类、芳香第一胺类、有机氟化物类、无机金属盐类(钠盐、钾盐、锂盐、钙盐、钡盐、铵盐、镁盐、铁盐、铝盐、锌盐、铜盐、银盐、汞盐、铋盐、锑盐、亚锡盐)、有机酸盐(水杨酸盐、枸橼酸盐、乳酸盐、苯甲酸盐、酒石酸盐)、无机酸盐(亚硫酸盐或亚硫酸氢盐、硫酸盐、硝酸盐、硼酸盐、碳酸盐与碳酸氢盐、醋酸盐、磷酸盐、氯化物、溴化物、碘化物)等。

5. 专属鉴别试验

药物的专属鉴别试验,是证实某一种药物的依据,它是根据每一种药物的化学结构的差异或理化性质的不同,选用某些特有的灵敏的定性反应,来鉴别药物的真伪。

6. 鉴别试验的条件

在鉴别试验中,需要控制的试验条件包括:溶液的浓度、溶液的温度、溶液的酸碱度、干扰成分、试验时间、反应介质。

7. 化学鉴别法及其类型

化学鉴别法,简称化学法,系指供试品与规定的试剂发生化学反应,通过观察反应现象(如颜色、沉淀、产生气体、荧光等)或测定生成物的熔点,对药物进行的定性分析。

化学鉴别法操作简便、快速、试验成本低,是药物鉴别时最常用的方法。根据试验条件的不同,化学鉴别法可分为干法和湿法两种类型。

(1) 干法 系将供试品加适当试剂在规定的温度条件下(一般为高温)进行试验,观测此时所发生的特异现象。常用的方法有焰色试验和加热分解试验。

(2) 湿法 系指将供试品和试剂在适当的溶剂中,于一定条件下进行反应,发生易于观测的化学变化,如颜色、沉淀、气体、荧光等。常见的有以下几种方法:呈色反应鉴别法、沉淀生成反应鉴别法、荧光反应鉴别法、气体生成反应鉴别法。

8. 紫外-可见分光光度法

多数有机药物分子中含有能吸收紫外可见光的基团而显示特征吸收光谱，即不同结构的药物分子可产生不同的紫外可见吸收光谱。因而，紫外可见吸收光谱可作为药物鉴别的依据。紫外-可见分光光度法适用于具有共轭双键结构药物的鉴别。

9. 紫外-可见分光光度计的校正和检定

由于受到仪器本身及使用环境的影响，为了保证测定结果的准确、可靠，须对紫外-可见分光光度计进行定期检定，并于测定前进行相关项目的校正。所涉及到的项目主要包括：波长的准确度、吸光度的准确度及杂散光等。

10. 紫外-可见分光光度法常用的鉴别方式

紫外-可见分光光度法，常用的鉴别方式主要有以下几种。

① 测定最大吸收波长，或同时测定最小吸收波长。

② 规定浓度的供试液在最大吸收波长处测定吸光度。

③ 规定吸收波长和吸收系数法。

④ 规定吸收波长和吸光度比值法。

⑤ 经化学处理后，测定其反应产物吸收光谱特性。

11. 红外分光光度法

红外分光光度法是一种专属性很强、应用较广（固体、液体、气体样品均可采用）、准确率较高的鉴别方法，它能够反映出药物分子的结构特点。主要用于组分单一、结构明确的原料药，特别适合于用其他方法不易区分的同类药物，也用于制剂鉴别。

12. 红外分光光度计的检定

红外分光光度计分为色散型和傅里叶变换型两种。红外分光光度计应按现行国家质量技术监督局"色散型红外分光光度计检定规程"、"傅里叶变换红外光谱仪检定规程"和《中国药典》附录规定，并参考仪器说明书，对仪器定期进行校正检定。

红外分光光度计的检定项目主要包括：波数准确度、波数重现性、分辨率、100%线平直度、噪声及杂散光水平和透光率准确度等其他项目。

13. 红外试样制备方法

在药物分析中，通常测定的红外光谱都是透射光谱，采用的制样技术主要有压片法、糊法、膜法、溶液法和气体吸收池法等。

14. 色谱鉴别法

色谱鉴别法，简称色谱法，系利用药物在一定色谱条件下，产生特征色谱行为（比移值或保留时间）进行鉴别试验，比较色谱行为和检测结果是否与药品质量标准一致来验证药物真伪的方法。此法操作较费时，一般在检查或含量测定项下已采用色谱法的情况下，采用该法鉴别。常用的方法有：薄层色谱鉴别法、气相色谱鉴别法、高效液相色谱鉴别法等。

15. 薄层色谱鉴别法

薄层色谱法，系将供试品溶液点样于薄层板上，经展开、检视后所得的色谱图，与适宜的对照物按同法所得的色谱图作对比，用于药品的鉴别或杂质检查的方法。该方法简便、快速、易普及，具有分离和分析双重功能，且采用共薄层对照分析法，故专属性亦较强。薄层色谱鉴别法是色谱鉴别法中应用最广的一种方法。

16. 薄层色谱系统适用性试验

所谓系统适用性试验，系指在测试样品之前，按各品种项下规定，用样品和对照品对实验条件进行试验和调整，使斑点的检测灵敏度、比移值（R_f）和分离效能达到规定要求。试验项目包括：检测灵敏度、比移值和分离效能。

17. 检测灵敏度和比移值

检测灵敏度，系指杂质检查时，供试品溶液中被测物质能被检出的最低量。

比移值（R_f），系指从基线至展开斑点中心的距离与从基线至展开剂前沿的距离的比值，除另有规定外，比移值（R_f）应在 0.2～0.8 之间。比移值可用下式计算：

$$R_f = \frac{\text{从基线至展开点中心的距离}}{\text{从基线至展开剂前沿的距离}}$$

18. 气相色谱鉴别法

在一定的色谱条件下，相同的物质应具有相同的色谱特性（分配系数）和色谱行为（保留值）。因此，在同一色谱条件下，将供试品溶液和对照品溶液分别注入气相色谱仪，对二者的气相色谱图进行比对，供试品应呈现与对照品保留时间相同的色谱峰，从而对样品作出定性鉴别。

气相色谱法具有高分辨率，高灵敏度、快速、准确等特点，尤其适合分析制剂中的挥发性成分。

19. 色谱系统适用性试验

按各品种项下要求对色谱系统进行适用性试验，即用规定的对照品溶液或系统适用性试验溶液在规定的色谱系统进行试验，必要时，可对色谱系统进行适当调整，以符合要求。色谱系统的适用性试验通常包括理论板数、分离度、重复性和拖尾因子四个指标。

20. 色谱柱的理论板数

理论板数，用于评价色谱柱的分离效能。由于不同物质在同一色谱柱上的色谱行为不同，采用理论板数作为衡量柱效能的指标时，应指明测定物质，一般为待测组分或内标物质的理论板数。

色谱柱的理论板数

$$n = 16 \left(\frac{t_R}{W}\right)^2$$

或

$$n = 5.54 \left(\frac{t_R}{W_{h/2}}\right)^2$$

21. 分离度

分离度，用于评价待测组分与相邻共存物或难分离物质之间的分离程度，是衡量色谱系统效能的关键指标。除另外有规定外，待测组分与相邻共存物之间的分离度应大于 1.5。

分离度可按下式计算：

$$R = \frac{2(t_{R_2} - t_{R_1})}{W_1 + W_2} = \frac{2(t_{R_2} - t_{R_1})}{1.7(W_{1,h/2} + W_{2,h/2})}$$

22. 高效液相色谱鉴别法

高效液相色谱鉴别法在原理和操作上与气相色谱鉴别法有许多相似之处。鉴别时，亦采用保留时间比较法，即在相同的色谱条件下，比较样品和对照品的色谱峰的保留时间（t_R）是否一致，从而对被检成分的存在情况作出判断。

高效液相色谱法在药物分析工作中比气相色谱法应用更为广泛，在中药制剂鉴别中的应用也日益增多。不过，目前在中药制剂质量标准中，一般很少单独使用该法做鉴别，而是多与含量测定结合进行。

复习思考题

1. 什么是药物鉴别试验？其有何特点？

2. 什么是一般鉴别试验？在《中国药典》2010 年版二部附录Ⅲ"一般鉴别试验"中包括哪些项目？

3. 什么是专属鉴别试验？它与一般鉴别试验有何不同？

4. 鉴别试验中需要控制哪些试验条件？

5. 什么是化学鉴别法？它包含哪两种类型？

6. 紫外-可见分光光度法中，常用的鉴别方式主要有哪几种？

7. 红外分光光度计的检定项目有哪些？

8. 红外分光光度法中，常用的制样技术有哪几种？

9. 什么是薄层色谱鉴别法？它有何特点？

10. 什么是色谱系统的适用性试验？它主要包括哪几个指标？

11. 什么是保留时间比较法？

自 测 题

一、选择题

1. 鉴别试验鉴别的药物是（   ）。

A. 未知药物　　　　　　　　　　　B. 贮藏在标签容器中的药物

C. 结构不明确的药物　　　　　　　D. B＋C

2. 对于原料药，除了鉴别项下规定的项目，还应结合性状项下的哪些项目来确证（   ）。

A. 外观　　　　　B. 溶解度　　　　　C. 物理常数　　　　D. A＋B＋C

3. 在鉴别试验项目中既可反映药物的纯度，又可用于药物鉴别的重要指标的是（   ）。

A. 溶解度　　　　B. 物理常数　　　　C. 外观　　　　　　D. A＋B

4. 钠盐焰色反应的颜色为（   ）。

A. 砖红色　　　　B. 鲜黄色　　　　　C. 紫色　　　　　　D. 蓝色

5. 钾盐焰色反应的颜色为（   ）。

A. 砖红色　　　　B. 鲜黄色　　　　　C. 紫色　　　　　　D. 棕色

6. 下列的鉴别反应属于一般鉴别反应的是（   ）。

A. 对乙酰氨基酚　　B. 硫喷妥钠　　　C. 有机氟化物类　　D. 苯巴比妥

7. 影响鉴别试验的主要因素，不包括下列哪一项（   ）。

A. 溶液的浓度　　　B. 溶液的温度　　C. 室内压强　　　　D. 试验时间

8. 下列叙述中不正确的说法是（   ）。

A. 鉴别反应完成需要一定时间　　　　B. 鉴别反应不必考虑"量"的问题

C. 鉴别反应需要有一定的专属性　　　D. 鉴别反应需在一定条件下进行

二、填空题

1. 药物鉴别试验，系根据药物的_____、_____，采用化学、物理化学或生物学方法来判断药物的真伪。

2. 常用的药物鉴别方法有_____、_____、_____和_____。

3. 一般鉴别试验是以某些类别药物的_____为依据，根据其相同的物理化学性质进行药物真伪的鉴别，用于不同类别药物的区别；而专属鉴别试验，则是在一般鉴别试验的基础上，利用_____来鉴别药物，以区别同类药物或具有相同化学结构部分的各个药物单体，达到最终确证药物真伪的目的。

4. 在鉴别试验中，需要控制的试验条件包括：_____、_____、_____、_____及试验时间、反应介质等。

5. 化学鉴别法，是药物鉴别时最常用的方法。根据试验条件的不同，化学鉴别法可分为_____和_____两种类型。

6. 紫外-可见分光光度法适用于具有_____结构药物的鉴别。

7. 红外试样制备方法主要有：_____法、_____法、_____法、_____法和_____法等。

8. 色谱鉴别法，系利用药物在一定色谱条件下，产生特征色谱行为进行鉴别试验，比较_____和_____是否与药品质量标准一致来验证药物真伪的方法。常用的方法有：_____法、_____法和_____法等。

9. 薄层色谱系统适用性试验，通常包括：_____、_____和_____三个指标。

10. 色谱系统的适用性试验通常包括_____、_____、_____和_____四个指标。

第四章
杂质及其检查方法

🖋 **理论学习要点**

　　杂质的来源；杂质的种类；杂质限量及其表示方法。

🖋 **能力训练要点**

　　一般杂质检查法(氯化物检查法、硫酸盐检测法、铁盐检查法、重金属检查法、砷盐检查法、溶液颜色检查法、澄清度检查法、易炭化物检查法、炽灼残渣检查法、干燥失重测定法)的原理、检查方法、注意事项及结果判定；特殊杂质的检查方法；杂质限量检查方法。

🖋 **应达到的能力目标**

　　1. 能够根据药品质量标准对药品中的一般杂质进行检查。
　　2. 能够根据药品质量标准对药品中的特殊杂质进行检查。
　　3. 能够选用适当的方法对药物中的杂质限量进行判断。

案例4.1　葡萄糖中一般杂质的检查

　　葡萄糖为无色结晶或白色结晶性或颗粒性粉末，臭，味甜，它是自然界分布最广且最为重要的一种单糖。葡萄糖在生物学领域具有重要地位，是活细胞的能量来源和新陈代谢中间产物，即生物的主要供能物质；葡萄糖在糖果制造业和医药领域也有着广泛应用。在《中国药典》2010 年版二部"葡萄糖"的质量标准"检查"项下，须对氯化物、硫酸盐、铁盐、钡盐、钙盐、蛋白质、重金属、砷盐、亚硫酸盐与可溶性淀粉、干燥失重、炽灼残渣、酸度、溶液的澄清度与颜色及乙醇溶液的澄清度等项目进行检查。如葡萄糖中钙盐的检查方法为：取本品 1.0g，加水 10mL 溶解后，加氨试液 1mL 与草酸铵试液 5mL，放置 1h 后，如发生浑浊，与标准钙溶液［精密称取碳酸钙 0.1250g，置 500mL 量瓶中，加水 5mL 与盐酸 0.5mL 使溶解，加水稀释至刻度，摇匀。每 1mL 相当于 0.1mg 的钙（Ca）］1.0mL 制成的对照液比较，不得更浓（0.01%）。

案例分析

1. 为保证药品"葡萄糖"质量及用药安全，必须对其中的杂质进行检查。

2. 葡萄糖中氯化物、硫酸盐等杂质的检查，应按《中国药典》2010 年版中"葡萄糖"质量标准"检查"项下所规定的方法进行。

为完成葡萄糖中一般杂质的检查任务，我们需掌握如下理论知识和操作技能。

理论基础

一、杂质的来源

在药物的生产和贮藏过程中，常常会将一些杂质引入到药物中而使药物的纯度受到影响。杂质是指药物中存在的无治疗作用或影响药物的稳定性和疗效，甚至对人健康有害的物质。由于药物中的杂质无治疗作用，或者影响药物的稳定性和疗效，甚至危害人们的健康，因此，必须对药物中的杂质进行检查，以保证药品质量和临床用药的安全、有效，同时也为生产、流通过程中的药品质量保证和企业管理的考核管理提供依据。

药物中的杂质主要有两个来源：一是生产过程中引入的杂质；二是在贮藏过程中受外界条件的影响，引起药物理化特性发生变化而产生的杂质。此外，药物受到污染等也会引入杂质。了解药物中杂质的来源，可以有针对性地制定出药物中杂质的检查项目和检查方法。

1. 生产过程中引入的杂质

药物在生产过程中引入杂质，常常是由于原料不纯或反应不完全，以及中间产物和反应的副产物存在，在精制时未能按要求的标准除去。此外，与生产器皿的接触也会不同程度地引入重金属及砷盐等。例如，用水杨酸为原料合成阿司匹林时，由于反应不完全，可能引入水杨酸杂质。

从植物原料中提取分离药物，由于植物中常会含有与产品化学结构及性质相似或不相似的物质，在提取过程中分离不完全而引入产品中。例如，从阿片中提取吗啡时，从原料中可能引入其他生物碱。

在药物生产过程中常需加入试剂、溶剂或催化剂，由于溶解度、吸附、吸留、共沉淀、混晶生成等原因，不可能完全除去，使产品中存在有关杂质。例如，使用酸性或碱性试剂处理后，可能使产品中带有酸性或碱性杂质；用有机溶剂提取或精制后，在产品中就可能有残留的有机溶剂。《中国药典》中规定必须检查药物在生产过程中引入的有害有机溶剂（如苯、氯仿、1,4-二氧六环、二氯甲烷、吡啶等）的残留量。

药物在制剂生产过程中，也可能产生新的杂质。如盐酸普鲁卡因注射剂在高温灭菌过程中，可能水解为对氨基苯甲酸和二乙氨基乙醇，因此《中国药典》中盐酸普鲁卡因原料药不检查对氨基苯甲酸，而注射剂要检查此杂质。

2. 贮藏过程中产生的杂质

在温度、湿度、日光、空气等外界条件的影响下，或因微生物的作用，引起药物发生水解、氧化、分解、潮解、异构化、发霉等变化，使药物中产生有关的杂质。

水解反应是药物最容易发生的变质反应。苷类、卤烃类、酯类、酰脲类、酰肼类、酰胺类结构的药物，在水分的存在下容易水解。具有酚羟基、巯基、芳香第一氨基、肼基、醛基以及长链共轭双键等结构的药物，在空气中易被氧化引进杂质而使这些药物降效或失效，甚至产生毒性。如麻醉乙醚在日光、空气及湿气的作用下，易氧化分解为醛及有毒的过氧化物，药典规定启封后须在 24h 内使用。在温度、光照等因素的影响下，还可使一些药物产生异构化反应。在水分、温度适宜的条件下，微生物能使某些药物变质。

杂质不仅能使药物的外观性状发生改变，还可能降低药物的稳定性和质量，甚至使药物失去疗效或对人体产生毒害。

二、杂质的种类

药物中的杂质多种多样，其分类方法也有多种。

1. 一般杂质和特殊杂质

药物中的杂质按其来源可分为一般杂质和特殊杂质。一般杂质是指在自然界中分布较广泛，在多种药物的生产和贮藏过程中容易引入的杂质，如氯化物、硫酸盐、重金属、砷盐、干燥失重、炽灼残渣、易炭化物、酸碱度、铁盐等。特殊杂质是指在药物的生产和贮藏过程中，根据药物的性质和生产工艺而引入的杂质，如阿司匹林中的游离水杨酸，甲硝唑中的2-甲基-5-硝基咪唑等。

2. 信号杂质和有害杂质

药物中的杂质按其毒性分类，可以分为信号杂质和有害杂质。信号杂质本身一般无害，但其含量的多少可以反映出药物的纯度水平，如含量过多，表明药物的纯度差，提示药物的生产工艺不合理或生产控制存在问题。氯化物、硫酸盐就属于信号杂质。有害杂质如重金属、砷盐等，对人体有毒害或影响药物的稳定性，在质量标准中应严格加以控制，以保证用药安全。

3. 有机杂质、无机杂质及残留溶剂

药物中的杂质按其理化性质一般可分为三类：有机杂质、无机杂质及残留溶剂。有机杂质包括工艺中引入的杂质和降解产物等，可能是已知的或未知的、挥发性的或不挥发性的。由于这类杂质的化学结构一般与活性成分类似或具渊源关系，故通常又可称之为有关物质。无机杂质是指在原料药及制剂生产或传递过程中产生的杂质，这些杂质通常为已知的，主要包括：反应试剂、配位体、催化剂、重金属、其他残留的金属、无机盐、助滤剂、活性炭等。残留溶剂是指在原料药及制剂生产过程中使用的有机溶剂。

 技能基础

一、氯化物检查法

药物的生产过程中，常用到盐酸或制成盐酸盐形式。氯离子对人体无害，但它能反映药物的纯度及生产过程是否正常，因此氯化物常作为信号杂质进行检查。

1. 原理

药物中的微量氯化物在硝酸酸性条件下与硝酸银反应，生成氯化银胶体微粒而显白色浑浊，与一定量的标准氯化钠溶液在相同条件下产生的氯化银浑浊程度比较，判定供试品中氯化物是否符合限量规定。其反应式为：

$$Cl^- + Ag^+ \longrightarrow AgCl\downarrow（白色）$$

2. 标准氯化钠溶液的制备

（1）称取氯化钠 0.165g，置 1000mL 量瓶中，加水适量使溶解并稀释至刻度，摇匀，作为贮备液。

（2）临用前，精密量取贮备液 10mL，置 100mL 量瓶中，加水稀释至刻度，摇匀，即

得（每 1mL 相当于 10μg 的 Cl^-）。

3. 检查方法

除另有规定外，取各药品项下规定量的供试品，加水溶解使成 25mL（溶液如显碱性，可滴加硝酸使成中性），再加稀硝酸 10mL；溶液如不澄清，应滤过；置 50mL 纳氏比色管中，加水使成约 40mL，摇匀，即得供试品溶液。另取各药品项下规定量的标准氯化钠溶液，置 50mL 纳氏比色管中，加稀硝酸 10mL，加水使成 40mL，摇匀，即得对照溶液。于供试品溶液与对照溶液中，分别加入硝酸银试液 1.0mL，用水稀释至 50mL，摇匀，在暗处放置 5min，同置黑色背景上，从比色管上方向下观察，比较，即得。

4. 注意事项

（1）供试品溶液如带颜色，除另有规定外，可取供试品溶液两份，分置 50mL 纳氏比色管中，一份中加硝酸银试液 1.0mL，摇匀，放置 10min，如显浑浊，可反复滤过，至滤液完全澄清，再加规定量的标准氯化钠溶液与水适量使成 50mL，摇匀，在暗处放置 5min，作为对照溶液；另一份中加硝酸银试液 1.0mL 与水适量使成 50mL，摇匀，在暗处放置 5min，按上述方法与对照溶液比较，即得。

（2）以上检查方法中，使用的标准氯化钠溶液每 1mL 相当于 10μg 的 Cl^-。测定条件下，氯化物浓度以 50mL 中含 50～80μg 的 Cl^- 为宜，相当于标准氯化钠溶液 5～8mL。此范围内氯化物所显浑浊度明显，便于比较。

（3）加硝酸可避免弱酸银盐如碳酸银、磷酸银及氧化银沉淀的干扰，且可加速氯化银沉淀的生成并产生较好的乳浊。酸度以 50mL 供试溶液中含稀硝酸 10mL 为宜。

（4）用滤纸滤过时，滤纸中如含有氯化物，可预先用含有硝酸的水溶液洗净后使用。

（5）供试品溶液与对照溶液应同时操作，加入试剂的顺序应一致。

（6）应将供试品管与对照管同置黑色台面上，自上而下观察浊度，较易判断。必要时，可变换供试品管和对照管的位置后观察。

5. 结果判定

供试品管的浑浊浅于对照管的浑浊，判为符合规定；如供试品管的浑浊浓于对照管，则判为不符合规定。

[例 4-1]　二羟丙茶碱中氯化物的检查

取本品 0.25g，加水 5mL 与氢氧化钠试液 1.0mL，煮沸 30s，放冷，依法检查（附录Ⅷ A），与标准氯化钠溶液 7.0mL 用同一方法制成的对照液比较，不得更浓（0.028%）。

二、硫酸盐检查法

硫酸盐也是一种广泛存在于自然界中的信号杂质，硫酸盐检查是检查药物中的 SO_4^{2-}。

1. 原理

药物中微量的硫酸盐在稀盐酸酸性条件下与氯化钡反应，生成硫酸钡微粒显白色浑浊，与一定量标准硫酸钾溶液在相同条件下产生的硫酸钡浑浊程度比较，判定供试品硫酸盐是否符合限量规定。其反应式为：

$$SO_4^{2-} + Ba^{2+} \longrightarrow BaSO_4 \downarrow （白色）$$

2. 标准硫酸钾溶液的制备

称取硫酸钾 0.181g，置 1000mL 量瓶中，加水适量使溶解并稀释至刻度，摇匀，即得（每 1mL 相当于 100μg 的 SO_4^{2-}）。

3. 检查方法

除另有规定外，取各品种项下规定量的供试品，加水溶解使成约 40mL（溶液如显碱性，可滴加盐酸使遇 pH 试纸显中性）；溶液如不澄清，应滤过；置 50mL 纳氏比色管中，加稀盐酸 2mL，摇匀，即得供试品溶液。另取该品种项下规定量的标准硫酸钾溶液，置另一 50mL 纳氏比色管中，加水使成约 40mL，加稀盐酸 2mL，摇匀，即得对照溶液。于供试品溶液与对照溶液中，分别加入 25％氯化钡溶液 5mL，用水稀释使成 50mL，充分摇匀，放置 10min，同置黑色背景上，从比色管上方向下观察，比较，即得。

4. 注意事项

（1）供试品溶液如带颜色，除另有规定外，可取供试品溶液两份，分别置 50mL 纳氏比色管中，一份加 25％氯化钡溶液 5mL，摇匀，放置 10min，如显浑浊，可反复滤过，至滤液完全澄清，再加规定量的标准硫酸钾溶液与水适量使成 50mL，摇匀，放置 10min，作为对照溶液；另一份加 25％氯化钡溶液 5mL 与水适量使成 50mL，摇匀，放置 10min，按上述方法比较所产生的浑浊。

（2）供试溶液如需过滤，应预先用盐酸酸化的水洗净滤纸中可能带来的硫酸盐，再滤过供试溶液，使其澄清。

（3）加入 25％氯化钡溶液后，应充分摇匀，以免影响浊度。25％氯化钡溶液存放时间过久，如有沉淀析出，则不能使用，应予重配。

（4）标准硫酸钾溶液每 1mL 相当于 $100\mu g$ 的 SO_4^{2-}，本法适宜比浊的浓度范围为每 50mL 溶液中含 $0.1\sim0.5mg$ 的 SO_4^{2-}，相当于标准硫酸钾溶液 $1\sim5mL$，在此范围内浊度梯度明显。

（5）供试品溶液加盐酸使成酸性，可防止碳酸钡或磷酸钡等沉淀的生成；溶液的酸度，以 50mL 中含稀盐酸 2mL，溶液的 pH 约为 1 为宜。

（6）应将供试品管与对照管同置黑色台面上，自上而下观察浊度，较易判断。必要时，可变换供试品管和对照管的位置后观察。

5. 结果判定

供试品管的浑浊浅于对照管的浑浊，判为符合规定；如供试品管的浑浊浓于对照管，则判为不符合规定。

[例 4-2] 葡萄糖中硫酸盐的检查

取本品 2.0g，依法检查（附录Ⅷ B），与标准硫酸钾溶液 2.0mL 制成的对照液比较，不得更浓（0.01％）。

三、铁盐检查法

微量铁盐的存在可能会加速药物的氧化和降解，因而要控制药物中铁盐的限量。《中国药典》采用硫氰酸盐法检查药物中的铁盐杂质。

1. 原理

铁盐在盐酸酸性溶液中与硫氰酸铵生成红色可溶性硫氰酸铁配离子，与一定量标准铁溶液用同法处理后所显的颜色进行比较，以判断供试品中铁盐的量是否超过限量。其反应式为：

$$Fe^{3+}+6SCN^- \xrightarrow{H^+} [Fe(SCN)_6]^{3-} \text{（红色）}$$

2. 标准铁溶液的制备

（1）称取硫酸铁铵 $[FeNH_4(SO_4)_2 \cdot 12H_2O]$ 0.863g，置 1000mL 量瓶中，加水溶解后，加硫酸 2.5mL，用水稀释至刻度，摇匀，作为贮备液。

（2）临用前，精密量取贮备液 10mL，置 100mL 量瓶中，加水稀释至刻度，摇匀，即得（每 1mL 相当于 $10\mu g$ 的 Fe^{3+}）。

3. 检查方法

除另有规定外，取各品种项下规定量的供试品，加水溶解使成 25mL，移置 50mL 纳氏比色管中，加稀盐酸 4mL 与过硫酸铵 50mg，用水稀释使成 35mL 后，加 30% 硫氰酸铵溶液 3mL，再加水适量稀释成 50mL，摇匀；如显色，立即与标准铁溶液一定量制成的对照溶液（取该品种项下规定量的标准铁溶液，置 50mL 纳氏比色管中，加水使成 25mL，加稀盐酸 4mL 与过硫酸铵 50mg，用水稀释使成 35mL，加 30% 硫氰酸铵溶液 3mL，再加水适量稀释成 50mL，摇匀）比较，即得。

4. 注意事项

（1）如供试管与对照管色调不一致时，可分别移至分液漏斗中，各加正丁醇 20mL 提取，俟分层后，将正丁醇层移置 50mL 纳氏比色管中，再用正丁醇稀释至 25mL，比较，即得。

（2）在盐酸酸性条件下反应，可防止 Fe^{3+} 的水解。经试验，以 50mL 溶液中含稀盐酸 4mL 为宜。加入氧化剂过硫酸铵氧化供试品中的 Fe^{2+} 成 Fe^{3+}，同时可防止光线使硫氰酸铁还原或分解褪色。

（3）反应中加入的硫氰酸铵量较大，这是因为铁盐与硫氰酸根离子的反应为可逆反应，加入过量的硫氰酸铵，不仅可以增加生成的配位离子的稳定性，提高反应灵敏度，还能消除氯化物等与铁盐生成配位化合物所引起的干扰。

（4）本法用硫酸铁铵 $[FeNH_4(SO_4)_2 \cdot 12H_2O]$ 配制标准铁溶液，并加入硫酸防止铁盐水解，使易于保存。标准铁溶液每 1mL 相当于 $10\mu g$ 的 Fe^{3+}。本法以在 50mL 溶液中，含 $10\sim50\mu g$ Fe^{3+} 为宜，相当于标准铁溶液 $1\sim5$mL。在此范围内，显色梯度明显，易于区别。

（5）某些有机药物，特别是具环状结构的有机药物，在实验条件下不溶解或对检查有干扰，需经炽灼破坏，使铁盐成氧化铁留于残渣中，处理后再依法检查。如盐酸普鲁卡因、泛影酸、羧丙纤维素等。

（6）标准铁贮备液应存放于阴凉处，存放期如出现浑浊或其他异常情况时，不得再使用。

5. 结果判定

供试管所显的颜色浅于对照管时，判为符合规定；如供试管所显颜色深于对照管时，则判为不符合规定。

[例 4-3] 甲硫氨酸中铁盐的检查

取本品 1.0g，依法检查（附录Ⅷ G），与标准铁溶液 1.5mL 制成的对照液比较，不得更深（0.005%）。

四、重金属检查法

重金属，系指在规定实验条件下能与硫代乙酰胺或硫化钠作用显色的金属杂质，如银、铅、汞、铜、镉、铋、锑、锡、钴、镍等。药品在生产过程中遇到铅的机会较多，铅在体内易积蓄中毒，故检查时以铅（Pb）作为重金属的代表，以硝酸铅配制标准铅溶液。重金属检查法（《中国药典》2010 年版附录Ⅷ H）采用硫代乙酰胺试液或硫化钠试液作显色剂，以铅（Pb）的限量表示。

由于实验条件不同，重金属检查法主要分为三种检查方法。

1. 第一法（硫代乙酰胺法）

本法适用于供试品不经有机破坏，能溶于水、稀酸和乙醇，在酸性溶液中（pH 应为 3.0～3.5）显色的重金属限量检查，为最常用的方法。

（1）　原理　硫代乙酰胺在弱酸性（pH = 3.5 醋酸盐缓冲溶液）条件下水解，产生硫化氢，与重金属离子（以 Pb^{2+} 为代表）生成黄色到棕黑色的硫化物均匀混悬液，与一定量标准铅溶液经同法处理后所呈颜色比较，以判断供试品中的重金属含量是否超过限量。其反应式为：

$$CH_3CSNH_2 + H_2O \xrightarrow{pH3.0\sim3.5} CH_3CONH_2 + H_2S$$
$$Pb^{2+} + H_2S \longrightarrow PbS\downarrow + 2H^+$$

（2）　标准铅溶液的制备

① 称取硝酸铅 0.1599g，置 1000mL 量瓶中，加硝酸 5mL 与水 50mL 溶解后，用水稀释至刻度，摇匀，作为贮备液。

② 精密量取贮备液 10mL，置 100mL 量瓶中，加水稀释至刻度，摇匀，即得，（每 1mL 相当于 $10\mu g$ 的 Pb）。本液仅供当日使用。

注意：配制与贮存用的玻璃容器均不得含铅。

（3）　检查方法　除另有规定外，取 25mL 纳氏比色管三支，甲管中加标准铅溶液一定量与醋酸盐缓冲溶液（pH = 3.5）2mL 后，加水或各品种项下规定的溶剂稀释成 25mL，乙管中加入按各品种项下规定的方法制成的供试液 25mL，丙管中加入与乙管相同量的供试品，加配制供试品溶液的溶剂适量使溶解，再加与甲管相同量的标准铅溶液与醋酸盐缓冲溶液（pH = 3.5）2mL 后，用溶剂稀释成 25mL；若供试液带颜色，可在甲管中滴加少量的稀焦糖溶液或其他无干扰的有色溶液，使之与乙管、丙管一致；再在甲乙丙三管中分别加硫代乙酰胺试液各 2mL，摇匀，放置 2min，同置白纸上，自上向下透视，当丙管中显出的颜色不浅于甲管时，乙管中显出的颜色与甲管比较，不得更深。如丙管中显出的颜色浅于甲管，应取样按第二法重新检查。

（4）　注意事项

① 如在甲管中滴加稀焦糖溶液或其他无干扰的有色溶液，仍不能使颜色一致时，应取样按第二法检查。

② 供试品如含高铁盐影响重金属检查时，可在甲、乙、丙三管中分别加入相同量的维生素 C 0.5～1.0g，再照上述方法检查。

③ 配制供试品溶液时，如使用的盐酸超过 1mL，氨试液超过 2mL，或加入其他试剂进行处理者，除另有规定外，甲管溶液应取同样同量的试剂置瓷皿中蒸干后，加醋酸盐缓冲溶液（pH = 3.5）2mL 与水 15mL，微热溶解后，移置纳氏比色管中，加标准铅溶液一定量，再用水或各品种项下规定的溶剂稀释成 25mL。

④ 硫代乙酰胺试液与重金属反应的最佳 pH 是 3.5，故配制醋酸盐缓冲溶液（pH3.5）时，要用 pH 计调节，硫代乙酰胺试液加入量以 2.0mL 时呈色最深。

2. 第二法（炽灼残渣法）

本法适用于含芳环、杂环以及不溶于水、稀酸、乙醇的有机药物，供试品需灼烧破坏，取炽灼残渣项下遗留的残渣，经处理后在酸性溶液中进行显色。

（1）　原理　重金属可能会与芳环、杂环形成较牢固的价键，先将供试品在 500～600℃炽灼破坏后，使供试品中与有机分子结合的重金属游离，经处理后，再按第一法进行检查。

（2）检查方法 除另有规定外，当需改用第二法检查时，取各品种项下规定量的供试品，按炽灼残渣检查法（见本章技能基础九）进行炽灼处理，然后取遗留的残渣；或直接取炽灼残渣项下遗留的残渣；如供试品为溶液，则取各品种项下规定量的溶液，蒸发至干，再按上述方法处理后取遗留的残渣；加硝酸 0.5mL，蒸干，至氧化氮蒸气除尽后（或取供试品一定量，缓缓炽灼至完全炭化，放冷，加硫酸 0.5～1mL，使恰湿润，用低温加热至硫酸除尽后，加硝酸 0.5mL，蒸干，至氧化氮蒸气除尽后，放冷，在 500～600℃炽灼使完全灰化），放冷，加盐酸 2mL，置水浴上蒸干后加水 15mL，滴加氨试液至对酚酞指示液显微粉红色，再加醋酸盐缓冲溶液（pH=3.5）2mL，微热溶解后，移置纳氏比色管中，加水稀释成 25mL，作为甲管；另取配制供试品溶液的试剂，置瓷皿中蒸干后，加醋酸盐缓冲溶液（pH=3.5）2mL 与水 15mL，微热溶解后，移置纳氏比色管中，加标准铅溶液一定量，再用水稀释成 25mL，作为乙管；再在甲、乙两管中分别加硫代乙酰胺试液各 2mL，摇匀，放置 2min，同置白纸上，自上向下透视，乙管中显出的颜色与甲管比较，不得更深。

（3）注意事项

① 炽灼温度越高，重金属损失越多，因此应控制炽灼温度在 500～600℃。

② 炽灼残渣加硝酸处理，必须蒸干，至氧化氮蒸气除尽，防止亚硝酸氧化硫代乙酰胺水解产生的硫化氢而析出硫，影响比色。

③ 含钠盐或氟的有机药物在炽灼时能腐蚀瓷坩埚而引入重金属，应改用铂坩埚或硬质玻璃蒸发皿。

3. 第三法（硫化钠法）

本法适用于能溶于碱而不溶于稀酸（或在稀酸中即生成沉淀）的药物。如磺胺类、巴比妥类药物。

（1）原理 以硫化钠为显色剂，Pb^{2+} 与 S^{2-} 在碱性条件下生成 PbS 微粒的混悬液，与一定量标准铅溶液经同法处理后所呈颜色比较。

$$Pb^{2+} + Na_2S \xrightarrow{\text{NaOH}} PbS\downarrow + 2Na^+$$

（2）检查方法 除有另外规定外，取供试品适量，加氢氧化钠试液 5mL 与水 20mL 溶解后，置纳氏比色管中，加硫化钠试液 5 滴，摇匀，与一定量的标准铅溶液同样处理后的颜色比较，不得更深。

[例 4-4] 甲氨蝶呤中重金属的检查

取本品 0.5g，加 25％硫酸镁的硫酸溶液（取硫酸镁 25g，加 1mol/L 硫酸溶液 100mL 使溶解）4mL，摇匀，置水浴上蒸发至干，于 800℃缓缓炽灼至完全炭化，炽灼时间不超过 2h 放冷，依法检查（附录Ⅷ H 第二法），含重金属不得过百万分之五十。

五、砷盐检查法

砷具有很强的致癌、致突变和致畸作用，药物中的砷盐多由生产过程所使用的无机试剂引入。砷盐和重金属一样，在多种药物中要求检查。砷盐检查法用于药品中微量砷（以 As 计算）的限度检查。《中国药典》采用古蔡氏法和二乙基二硫代氨基甲酸银法（简称 Ag-DDC 法）检查药物中微量的砷盐。

1. 第一法（古蔡氏法）

（1）原理 古蔡氏法是利用金属锌与酸作用产生新生态的氢与药品中微量亚砷酸盐反应生成具有挥发性的砷化氢，遇溴化汞试纸产生黄色至棕色的砷斑，与同一条件下定量标准砷溶液所产生的砷斑比较，以判定砷盐的限量。

$$As^{3+}+3Zn+3H^+\longrightarrow 3Zn^{2+}+AsH_3\uparrow$$

$$AsO_3{}^{3-}+3Zn+9H^+\longrightarrow 3Zn^{2+}+3H_2O+AsH_3\uparrow$$

AsH_3 遇溴化汞试纸，产生黄色至棕色的砷斑：

$$AsH_3+2HgBr_2\longrightarrow 2HBr+AsH(HgBr)_2\quad（黄色）$$

$$AsH_3+3HgBr_2\longrightarrow 3HBr+As(HgBr)_3\quad（棕色）$$

（2）仪器装置　如图 4-1。A 为 100mL 标准磨口锥形瓶；B 为中空的标准磨口塞，上连导气管 C（外径 8.0mm，内径 6.0mm），全长约 180mm；D 为具孔的有机玻璃旋塞，其上部为圆形平面，中央有一圆孔，孔径与导气管 C 的内径一致，其下部孔径与导气管 C 的外径相适应，将导气管 C 的顶端套入旋塞下部孔内，并使管壁与旋塞的圆孔相吻合，黏合固定；E 为中央具有圆孔（孔径 6.0mm）的有机玻璃旋塞盖，与 D 紧密吻合。

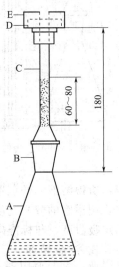

图 4-1　第一法仪器装置（单位：mm）

测试时，于导气管 C 中装入醋酸铅棉花 60mg（装管高度为 60～80mm），再于旋塞 D 的顶端平面上放一片溴化汞试纸（试纸大小以能覆盖孔径而不露出平面外为宜），盖上旋塞盖 E 并旋紧，即得。

（3）标准砷溶液的制备

① 称取三氧化二砷 0.132g，置 1000mL 量瓶中，加 20％氢氧化钠溶液 5mL 溶解后，用适量的稀硫酸中和，再加稀硫酸 10mL，用水稀释至刻度，摇匀，作为贮备液。

② 临用前，精密量取贮备液 10mL，置 1000mL 量瓶中，加稀硫酸 10mL，用水稀释至刻度，摇匀，即得（每 1mL 相当于 1μg 的 As）。

（4）标准砷斑的制备　精密量取标准砷溶液 2mL，置 A 瓶中，加盐酸 5mL 与水 21mL，再加碘化钾试液 5mL 与酸性氯化亚锡试液 5 滴，在室温放置 10min 后，加锌粒 2g，立即将照上法装妥的导气管 C 密塞于 A 瓶上，并将 A 瓶置 25～40℃水浴中，反应 45min，取出溴化汞纸试，即得。

若供试品需经有机破坏后再行检砷，则应取标准砷溶液代替供试品，照该品种项下规定的方法同法处理后，依法制备标准砷斑。

（5）检查方法　取按各品种项下规定方法制成的供试溶液，置 A 瓶中，照标准砷斑的制备，自“再加碘化钾试液 5mL”起，依法操作。将生成的砷斑与标准砷斑比较，不得更深。

2. 第二法（二乙基二硫代氨基甲酸银法）

（1）原理　二乙基二硫代氨基甲酸银法是将生成的砷化氢气体导入盛有二乙基二硫代氨基甲酸银试液的管中，使之还原为红色胶态银，与同一条件下定量的标准砷溶液所制成的对照液比较，或在 510nm 的波长处测定吸收度，以判定含砷盐的限度或测定含量。

（2）仪器装置　如图 4-2 所示。A 为 100mL 标准磨口锥形瓶；B 为中空的标准磨口塞，上连导气管 C（一端的外径为 8mm，内径为 6mm；另一端长 180mm，外径 4mm，内径 1.6mm，尖端内径为 1mm）；D 为平底玻璃管（长为 180mm，内径 10mm，于 5.0mL 处有一刻度）。

测试时，于导气管 C 中装入醋酸铅棉花 60mg（装管高度约 80mm），并于 D 管中精密加入二乙基二硫代氨基甲酸银试液 5mL。

（3）标准砷对照液的制备　精密量取标准砷溶液 2mL，置 A 瓶中，加盐酸 5mL 与

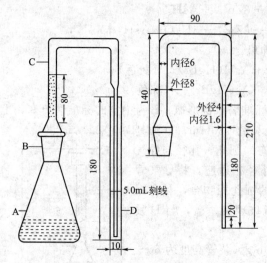

图 4-2 第二法仪器装置（单位：mm）

水 21mL，再加碘化钾试液 5mL 与酸性氯化亚锡试液 5 滴，在室温放置 10min 后，加锌粒 2g，立即将导气管 C 与 A 瓶密塞，使生成的砷化氢气体导入 D 管中，并将 A 瓶置 25～40℃水浴中反应 45min，取出 D 管，添加三氯甲烷至刻度，混匀，即得。

若供试品需经有机破坏后再行检砷，则应取标准砷溶液代替供试品，照各品种项下规定的方法同法处理后，依法制备标准砷对照液。

（4）检查方法 取照各品种项下规定方法制成的供试品溶液，置 A 瓶中，照标准砷对照液的制备，自"再加碘化钾试液 5mL"起，依法操作。将所得溶液与标准砷对照液同置白色背景上，从 D 管上方向下观察、比较，所得溶液的颜色不得比标准砷对照液更深。必要时，可将所得溶液转移至 1cm 吸收池中，用适宜的分光光度计或比色计在 510nm 波长处以二乙基二硫代氨基甲酸银试液作空白，测定吸收度，与标准砷对照液按同法测得的吸收度比较，即得。

3. 注意事项

（1）所用仪器和试液等照上述方法检查，均不应生成砷斑，或至多生成仅可辨认的斑痕。

（2）制备标准砷斑或标准砷对照液，应与供试品检查同时进行。

（3）测试中所用锌粒应无砷，以能通过一号筛的细粒为宜，如使用的锌粒较大时，用量应酌情增加，反应时间亦应延长为 1h。

（4）醋酸铅棉花系取脱脂棉 1.0g，浸入醋酸铅试液与水的等容混合液 12mL 中，湿透后，挤压除去过多的溶液，并使之疏松，在 100℃以下干燥后，贮于玻璃塞瓶中备用。

4. 结果判定

第一法（古蔡氏法）供试液生成的砷斑比标准砷斑色浅，判为符合规定。

第二法（二乙基二硫代氨基甲酸银）供试液所得的颜色比标准砷对照液浅，判定为符合规定；或在 510nm 波长处测定吸光度小于标准砷对照液的吸光度，判为符合规定。

砷盐检查法中的第一法（古蔡氏法）用作药品中砷盐的限量检查；第二法（二乙基二硫代氨基甲酸银法）既可检查药品中砷盐限量，又可作砷盐的含量测定；两法并列，可根据需要选用。

[例 4-5] 葡萄糖中砷盐的检查

取本品 2.0g，加水 5mL 溶解后，加稀硫酸 5mL 与溴化钾溴试液 0.5mL，置水浴上加热约 20min，使保持稍过量的溴存在，必要时，再补加溴化钾溴试液适量，并随时补充蒸散的水分，放冷，加盐酸 5mL 与水适量使成 28mL，依法检查（附录Ⅷ J 第一法）应符合规定（0.0001%）。

六、溶液颜色检查法

药物溶液的颜色及其与规定颜色的差异能在一定程度上反映药物的纯度。有色杂质的来源一是由生产工艺中引入，二是在贮存过程中由于药品不稳定降解产生。溶液颜色检查法系控制药品有色杂质限量的方法，该法系将药物溶液的颜色与规定的标准比色液相比较，或在规定的波长处测定其吸光度，以检查其颜色。

《中国药典》2010 年版二部附录 Ⅸ A 溶液颜色检查法项下规定了三种检查方法：目视法、分光光度法和色差计法，并增加了品种中规定的"无色或几乎无色"的定义。"无色"系指供试品溶液的颜色与所用溶剂相同，"几乎无色"系指供试品溶液的颜色浅于用水稀释1 倍后的相应色调 1 号标准比色液。

1. 第一法

（1）相关溶液的制备

① 比色用重铬酸钾液。精密称取在 120℃ 干燥至恒重的基准重铬酸钾 0.4000g，置500mL 量瓶中，加适量水溶解并稀释至刻度，摇匀，即得。每 1mL 溶液含 0.800mg的 $K_2Cr_2O_7$。

② 比色用硫酸铜液。取硫酸铜约 32.5g，加适量的盐酸溶液（1→40）使溶解成500mL，精密量取 10mL，置碘瓶中，加水 50mL、醋酸 4mL 与碘化钾 2g，用硫代硫酸钠滴定液（0.1mol/L）滴定，至近终点时，加淀粉指示液 2mL，继续滴定至蓝色消失。每 1mL的硫代硫酸钠滴定液（0.1mol/L）相当于 24.97mg 的 $CuSO_4 \cdot 5H_2O$。根据上述测定结果，在剩余的原溶液中加适量的盐酸溶液（1→40），使每 1mL 溶液含 62.4mg 的 $CuSO_4 \cdot 5H_2O$，即得。

③ 比色用氯化钴液。取氯化钴约 32.5g，加适量的盐酸溶液（1→40）使溶解成500mL，精密量取 2mL，置锥形瓶中，加水 200mL，摇匀，加氨试液至溶液由浅红色转变至绿色后，加醋酸－醋酸钠缓冲溶液（pH＝6.0）10mL，加热至 60℃，再加二甲酚橙指示液 5 滴，用乙二胺四醋酸二钠滴定液（0.05mol/L）滴定至溶液显黄色。每 1mL 的乙二胺四醋酸二钠滴定液（0.05mol/L）相当于 11.90mg 的 $CoCl_2 \cdot 6H_2O$，根据上述测定结果，在剩余的原溶液中加适量的盐酸溶液（1→40），使每 1mL 溶液中含 59.5mg 的 $CoCl_2 \cdot 6H_2O$，即得。

④ 各种色调标准贮备液的制备。按表 4-1 精密量取比色用氯化钴液、比色用重铬酸钾液、比色用硫酸铜液与水，摇匀，即得。

表 4-1　各种色调标准贮备液的制备

色调	比色用氯化钴液/mL	比色用重铬酸钾液/mL	比色用硫酸铜液/mL	水/mL
黄绿色	1.2	22.8	7.2	68.8
黄色	4.0	23.3	0	72.7
橙黄色	10.6	19.0	4.0	66.4
橙红色	12.0	20.0	0	68.0
棕色	22.5	12.5	20.0	45.0

⑤ 各种色调色号标准比色液的制备。按表 4-2 精密量取各色调标准贮备液与水，摇匀，即得。

表 4-2　各种色调色号标准比色液的制备

色号	1	2	3	4	5	6	7	8	9	10
贮备液/mL	0.5	1.0	1.5	2.0	2.5	3.0	4.5	6.0	7.5	10.0
加水量/mL	9.5	9.0	8.5	8.0	7.5	7.0	5.5	4.0	2.5	0

（2）检查方法　除另有规定外，取各品种项下规定量的供试品，加水溶解，置于25mL 的纳氏比色管中，加水稀释至 10mL。另取规定色调和色号的标准比色液 10mL，置

另一 25mL 的纳氏比色管中，两管同置白色背景上，自上向下透视，或同置白色背景前，平视观察；供试品管呈现的颜色与对照管比较，不得更深。

（3）注意事项

① 所用比色管应洁净、干燥，洗涤时不能用硬物洗刷，应用铬酸洗液浸泡，然后冲洗、避免表面粗糙。

② 检查时光线应明亮，光强度应能保证使各相邻色号的标准液清晰分辨。

③ 如供试品管呈现的颜色与对照管的颜色深浅非常接近或色调不尽一致，使目视观察无法辨别二者的深浅时，应改用第三法（色差计法）测定，并将其测定结果作为判定依据。

（4）结果判定　供试品溶液如显色，与规定的标准比色液比较，颜色相似或更浅，即判为符合规定；如更深，则判为不符合规定。

2. 第二法

（1）检查方法　除另有规定外，取各品种项下规定量的供试品，加水溶解使成 10mL，必要时滤过，滤液照分光光度法于规定的波长处测定，吸光度不得超过规定值。

（2）结果判定　按规定溶剂与浓度配制成的供试液进行测定，如吸光度小于或等于规定值，判为符合规定；大于规定值，则判为不符合规定。

3. 第三法（色差计法）

（1）简述　本法是通过色差计直接测定药品溶液的透射三刺激值，对其颜色进行定量表述和分析的方法。当目视比色法较难判定供试品与标准比色液之间的差异时，应考虑采用本法进行测定与判断。

供试品与标准比色液之间的颜色差异，可以通过分别比较它们与水之间的色差值来得到，也可以通过直接比较它们之间的色差值来得到。

（2）检查方法与结果判定　除另有规定外，用水对仪器进行校准，取按各品种项下规定的方法分别制得的供试品溶液和标准比色液，置仪器上进行测定，供试品溶液与水的色差值 ΔE^* 应不超过相应色调的标准比色液与水的色差值 ΔE^*。

如各品种项下规定的色调有两种，且供试品溶液的实际色调介于两种规定色调之间，且难以判断更倾向何种色调时，将测得的供试品溶液与水的色差值（ΔE^*）与两种色调标准比色液与水的色差值的平均值 $[\Delta E^* \leqslant (\Delta E_{s1} + \Delta E_{s2})/2]$ 比较，不得更深。

[例 4-6]　维生素 C 的溶液颜色检查

取本品 3.0g，加水 15mL，振摇使溶解，溶液应无色；如显色，将溶液经 4 号垂熔玻璃漏斗滤过，取滤液，照分光光度法（附录Ⅳ B），在 420nm 的波长处测定吸光度，不得超过 0.03。

七、澄清度检查法

澄清度检查，是检查药品溶液的浑浊程度，即浊度。它可以反映药物溶液中微量不溶性杂质的存在情况，还可以在一定程度上反映药品的质量和生产工艺水平。溶液澄清度是控制注射用原料药纯度的重要指标。《中国药典》中，澄清度的检查方法为比浊法。

1. 原理

药品溶液中如存在细微颗粒，当直射光通过溶液时，可引致光散射和光吸收的现象，致使溶液微显浑浊，测量光的散射就可以测量溶液的浊度。检查中，实际上是通过比较供试品溶液和浊度标准液的浊度，来判断供试品溶液的澄清度是否符合规定。

2. 相关标准溶液的制备

（1）浊度标准贮备液的制备　称取于 105℃ 干燥至恒重的硫酸肼 1.00g 置 100mL 量

瓶中，加水适量使溶解，必要时可在 40℃的水浴中温热溶解，并用水稀释至刻度，摇匀，放置 4～6h；取此溶液与等容量的 10％乌洛托品溶液混合，摇匀，于 25℃避光静置 24h，即得。本液置冷处避光保存，可在两个月内使用，用前摇匀。

（2）浊度标准原液的制备　取浊度标准贮备液 15.0mL，置 1000mL 量瓶中，加水稀释至刻度，摇匀，取适量、置 1cm 吸收池中，照紫外-可见分光光度法（《中国药典》2010年版（二部）附录Ⅳ A）在 550nm 的波长处测定，其吸光度应在 0.12～0.15 范围内。本液应在 48h 内使用，用前摇匀。

（3）浊度标准液的制备　取浊度标准原液与水，按表 4-3 配制，即得。浊度标准液应临用时制备，使用前充分摇匀。

表 4-3　浊度标准液的配制

级号	0.5	1	2	3	4
浊度标准原液/mL	2.50	5.0	10.0	30.0	50.0
水/mL	97.50	95.0	90.0	70.0	50.0

3. 检查方法

本法系在室温条件下，将用水稀释至一定浓度的供试品溶液与等量的浊度标准液分别置于配对的比浊用玻璃管（内径 15～16mm，平底，具塞，以无色、透明、中性硬质玻璃制成）中，在浊度标准液制备 5min 后，在暗室内垂直同置于伞棚灯下，照度为 1000lx，从水平方向观察，比较；用以检查溶液的澄清度或其浑浊程度，除另有规定外，供试品溶解后应立即检视。

品种项下规定的"澄清"，系指供试品溶液的澄清度与所用试剂相同，或不超过 0.5 号浊度标准液的浊度。"几乎澄清"，系指供试品溶液的浊度介于 0.5 号至 1 号浊度标准液的浊度之间。

4. 注意事项

（1）制备澄清度检查用的浊度标准贮备液、原液和标准液，均应用澄清的水（可用 0.45μm 孔径滤膜或 G5 垂熔玻璃漏斗滤过而得）。

（2）浊度标准贮备液、浊度标准原液、浊度标准液，均应按规定制备、使用，否则影响结果。

（3）温度对浊度标准贮备液的制备影响显著，因此规定两液混合时的反应温度应保持在 25℃±1℃。

（4）用于配制供试品溶液的水，均应为注射用水或新沸放冷的澄清水。

（5）供试品溶液配制后，应在 5min 内进行检视。

5. 结果判定

比较结果，如供试品溶液管的浊度浅于或等于浊度标准液 0.5 级号的浊度标准液，即为澄清；如浅于或等于该品种项下规定级号的浊度标准液，判为符合规定；如浓于规定级号的浊度标准液，则判为不合规定。

［例 4-7］　头孢呋辛钠的澄清度检查

取本品 5 份，各 0.4g，分别加水 5mL 使溶解，溶液应澄清；如显浑浊，与 1 号浊度标准液（附录Ⅸ B）比较，均不得更浓。

八、易炭化物检查法

易炭化物检查法，是检查药品中夹杂的遇硫酸易炭化或易氧化而呈色的有机杂质。这种杂质多为未知结构的化合物,用硫酸呈色的方法可以简单地控制它们的含量。

1. 原理

检查时,将一定量的供试品加入硫酸中溶解后,静置,产生的颜色与标准比色液(或用比色用重铬酸钾溶液、比色用硫酸铜溶液或比色用氯化钴溶液配制的对照液)比较,以控制易炭化物限量。

2. 方法

取内径一致的比色管两支:甲管中加各品种项下规定的对照液 5mL;乙管中加硫酸[含 H_2SO_4 94.5%~95.5%(质量分数)] 5mL 后,分次缓缓加入规定量的供试品,振摇使溶解。除另有规定外,静置 15min 后,将甲、乙两管同置白色背景前,平视观察,乙管中所显颜色不得较甲管更深。

3. 注意事项

(1)比色管应干燥、洁净,如乙管中加硫酸后,在加入供试品之前已显色,应重新洗涤比色管,干燥后再使用。

(2)乙管必须先加硫酸而后再加供试品,以防供试品黏结在管底,不易溶解完全。

(3)必须分次向乙管缓缓加入供试品,边加边振摇,使溶解完全,避免因一次加入量过多而导致供试品结成团,被硫酸炭化液包裹后溶解很困难。

(4)供试品如为固体,应先研成细粉。如药典规定需加热才能溶解时,可取供试品与硫酸混合均匀,加热溶解后,放冷至室温,再移置比色管中。加热条件,应严格按药典规定。

(5)易炭化物与硫酸呈现的颜色,与硫酸浓度、温度和放置时间有关,操作中应对实验条件严格控制。

4. 结果判定

乙管中所显颜色如浅于甲管,判为符合规定;乙管中所显颜色如深于甲管,则判为不符合规定。判定有困难时,可交换甲、乙管位置观察。

[例 4-8] 阿司匹林的易炭化物检查

取本品 0.5g,依法检查(附录Ⅷ K),与对照液(取比色用氯化钴液 0.25mL、比色用重铬酸钾液 0.25mL、比色用硫酸铜液 0.40mL,加水使成 5mL)比较,不得更深。

九、炽灼残渣检查法

炽灼残渣,系指将药品(多为有机化合物)经加热灼烧至完全灰化,再加硫酸 0.5~1.0mL,并炽灼(700~800℃)至恒重后遗留的金属氧化物或其硫酸盐。炽灼残渣检查法,主要用于检查有机物中所混入的各种无机杂质(如金属的氧化物或盐等)。

1. 检查方法

取供试品 1.0~2.0g 或各药品项下规定的重量,置已炽灼至恒重的坩埚(如供试品分子中含有碱金属或氟元素,则应使用铂坩埚)中,精密称定,缓缓炽灼至完全炭化,放冷;除另有规定外,加硫酸 0.5~1mL 使湿润,低温加热至硫酸蒸气除尽后,在 700~800℃炽灼使完全灰化,移置干燥器内,放冷,精密称定后,再在 700~800℃炽灼至恒重,即得。

2. 结果计算

$$炽灼残渣(\%)=\frac{残渣及坩埚重量-空坩埚重量}{供试品重量}\times100\% \qquad (4\text{-}1)$$

3. 注意事项

(1)供试品的取用量,除另有规定外,一般为 1.0~2.0g(炽灼残渣限度为 0.1%~0.2%)。如有限度较高的品种,可调整供试品的取用量,使炽灼残渣的量为 1~2mg。

（2）坩埚放冷后干燥器内易形成负压，应小心开启干燥器，以免吹散坩埚内的轻质残渣。

（3）炽灼残渣如需留作重金属检查，则供试品的取用量应为 1.0g，炽灼温度必须控制在 500～600℃。

（4）炽灼至恒重，除另有规定外，系指在规定温度下连续两次炽灼后的重量差异在 0.3mg 以下，第二次炽灼时间不少于 30min。

4. 结果判定

计算结果按"有效数字和数值的修约及其运算"修约，使其与标准中规定限度的有效数位一致。其数值小于或等于限度值时，判为符合规定（当限度规定为≤0.1%，而实验结果符合规定时，报告数据应为"小于 0.1%"或"为 0.1%"），其数值大于限度值时，则判为不符合规定。

[例 4-9] 氢氯噻嗪的炽灼残渣检查

不得过 0.1%（附录Ⅷ N）。

十、干燥失重测定法

干燥失重主要检查药物中的水分及其挥发性物质。药物中若含有较多的水分，不仅使药物的含量降低，还会引起药物的水解或霉变，使药物变质失效。因此，需进行药物的干燥失重测定。干燥失重测定法常采用烘箱干燥法、恒温减压干燥法及干燥器干燥法，后者又分常压、减压两种。烘箱干燥法适用于对热较稳定的药品；恒温减压干燥法适用于对热较不稳定或其水分较难除尽的药品；干燥器干燥法适用于不能加热干燥的药品，减压有助于除去水分与挥发性物质。

1. 原理

药品的干燥失重，系指药品在规定条件下干燥后所减失重量的百分率。减失的重量主要是水、结晶水及其他挥发性物质，如乙醇等。由减失的重量和取样量计算供试品的干燥失重。

2. 试药与试液

（1）干燥器中常用的干燥剂为硅胶、五氧化二磷或无水氯化钙。

（2）恒温减压干燥箱中常用的干燥剂为五氧化二磷。

（3）干燥剂应保持在有效状态，硅胶应显蓝色，五氧化二磷应呈粉末状，如表面呈结皮现象时应除去结皮物。无水氯化钙应呈块状。

3. 检查方法

取供试品，混合均匀（如为较大的结晶，应先迅速捣碎使成 2mm 以下的小粒），取约 1g 或各品种项下规定的重量，置与供试品相同条件下干燥至恒重的扁形称量瓶中，精密称定，除另有规定外，在 105℃干燥至恒重。由减失的重量和取样量计算供试品的干燥失重。

4. 结果计算

$$干燥失重(\%)=\frac{称量瓶与加入样品重量-恒重后称量瓶与样品重量}{样品重量}\times100\% \quad (4-2)$$

5. 注意事项

（1）供试品干燥时，应平铺在扁形称量瓶中，厚度不可超过 5mm，如为疏松物质，厚度不可超过 10mm。

（2）放入烘箱或干燥器进行干燥时，应将瓶盖取下，置称量瓶旁，或将瓶盖半开进行干燥；取出时，须将称量瓶盖好。

（3）置烘箱内干燥的供试品，应在干燥后取出置干燥器中放冷，然后称定重量。

（4）供试品如未达规定的干燥温度即融化时，应先将供试品在低于熔点 5～10℃的温度下干燥至大部分水分除去后，再按规定条件干燥。

（5）当用减压干燥器或恒温减压干燥器（温度应按品种正文的规定设置）时，除另有规定外，压力应在 2.67kPa（20mmHg）以下。

6. 结果判定

计算结果按"有效数字和数值的修约及其运算"进行修约，有效位数应与标准规定相一致，其数值小于或等于限度时，判为符合规定；其数值大于限度时，判为不符合规定。

［例 4-10］双氯芬酸钠的干燥失重检查

取本品，在 105℃干燥至恒重，减失重量不得超过 1.0%（附录Ⅷ L）。

案例4.2　阿司匹林肠溶片中游离水杨酸的检查

阿司匹林肠溶片为肠溶包衣片，除去包衣后显白色。主要用于治疗普通感冒或流行性感冒引起的发热，也用于缓解轻至中度疼痛如头痛、关节痛、偏头痛、牙痛、肌肉痛、神经痛、痛经。在《中国药典》2010 年版（二部）"阿司匹林肠溶片"的质量标准"检查"项下，须对游离水杨酸的限量进行检查。其方法为：精密称取细粉适量（约相当于阿司匹林 0.1g），置 100mL 量瓶中，用 1%冰醋酸甲醇溶液振摇溶解，并稀释至刻度，摇匀，用有机相滤膜（孔径：0.45μm）滤过，立即精密量取续滤液 10μL，注入液相色谱仪（检测波长为 303nm），记录色谱图；另取水杨酸对照品约 15mg，精密称定，置 50mL 量瓶中，用 1%冰醋酸甲醇溶液溶解，并稀释至刻度，摇匀，精密量取 5mL，置 100mL 量瓶中，用 1%冰醋酸甲醇溶液稀释至刻度，摇匀，同法测定。按外标法以峰面积计算，含水杨酸不得超过阿司匹林标示量的 1.5%。

案例分析

1. 由于生产、贮藏等方面原因，药物中往往存在着微量杂质，将对药品的质量及疗效产生一定的影响。

2. 对于药物中存在的微量杂质，须采用专属性较强的方法进行检查。

3. 对于阿司匹林肠溶片中游离水杨酸的检查，应按照《中国药典》2010 年版"阿司匹林肠溶片"质量标准"检查"项下所规定的方法进行。

为完成阿司匹林肠溶片中游离水杨酸的检查任务，我们需掌握如下操作技能。

技能基础

特殊杂质的检查方法

药物中的特殊杂质是指该药物在生产和贮藏过程中可能引入的中间体、副产物以及分解产物等特有杂质。特殊杂质因药物的品种不同而异，如阿司匹林中的游离水杨酸，硫酸阿托品中的莨菪碱，肾上腺素中的酮体等。

药物中含有特殊杂质可能会降低疗效和影响稳定性，有的甚至对人体健康有害或产生其他副作用。因此，特殊杂质检查是确保用药安全、有效，保证药物质量的一个重要方面。药物中特殊杂质的检查，主要根据药物和杂质在理化性质以及色谱行为上的差异来进行的。特殊杂质的检查方法列入各药品质量标准的检查项下。

1. 利用药物和杂质在物理性质上的差异

物理性质包括臭味、挥发性、颜色、溶解行为及旋光性等。

（1）臭味及挥发性的差异　利用药物中存在的杂质具有特殊的臭味，来判断该杂质的存在。如乙醇中杂醇油的检查：不得有杂醇油的异臭。

利用药物和杂质在挥发性方面的差异，可用于检查乙醇、麻醉乙醚、樟脑和碘等挥发性药物中的不挥发物，用以控制不挥发性杂质的量。

［例 4-11］　樟脑中不挥发物的检查

取本品 2.0g，在 100℃加热使樟脑全部挥发并干燥至恒重，遗留残渣不得超过 1mg。

（2）颜色的差异　利用药物和杂质在一定的溶剂中所显颜色的不同，来控制其有色杂质的量。

［例 4-12］　盐酸阿扑吗啡溶液的颜色检查

取本品 0.10g，加新沸过的冷水 10mL，缓缓振摇溶解后，立即与对照液［取本品 5mg，加新沸过的冷水 100mL，溶解后，精密量取 1mL，置试管中，加新沸过的冷水 6mL 稀释后，加碳酸氢钠试液 1mL 与碘滴定液（0.05mol/L）0.5mL，放置 30s 后，再加硫代硫酸钠滴定液（0.1mol/L）0.6mL，并用新沸过的冷水稀释使成 10mL］比较，不得更深。

（3）溶解行为的差异　有些药物可溶于水、有机溶剂或酸，碱中，而其杂质不溶，或杂质可溶而药物不溶，利用该性质可检查药物中的杂质。

［例 4-13］　乙醇中水不溶性物质的检查

取本品适量，与同体积的水混合后，溶液应澄清；在 10℃放置 30min，溶液仍应澄清。

（4）旋光性质的差异　利用药物与杂质在旋光性质上的差异，测定比旋度（或旋光度）来检查杂质的限量。如硫酸阿托品为消旋体，无旋光性，而莨菪碱为左旋体，因此硫酸阿托品中莨菪碱的检查，是将硫酸阿托品配制成每 1mL 中含 50mg 的溶液，规定测得的旋光度不得过 $-0.40°$。

（5）对光吸收性质的差异　药物和杂质的结构不同，因而对光吸收的性质也不同，可以利用它们对光吸收性质上的差异来检查药物中的杂质。

［例 4-14］　盐酸苯海索中哌啶苯丙酮的检查

取本品 0.10g，加水 40mL，与盐酸溶液（9→100）1mL，加热使溶解，放冷，加水至 100mL，摇匀，照分光光度法（附录Ⅳ A），在 247nm 的波长处测定，吸光度不得大于 0.50。

2. 利用药物和杂质在化学性质上的差异进行检查

利用药物与杂质在化学反应现象上的差异，选择杂质特有的反应，检查杂质是否符合规定。

（1）杂质与一定试剂反应产生颜色　利用该性质检查杂质时，是规定一定反应条件下不得产生某种颜色；或与杂质对照品在相同条件下所呈现的颜色进行目视比色；也可用分光光度法测定其吸收度，应符合规定。如，阿扑吗啡可被碘氧化，氧化产物在水层显绿色，醚层显红色；在检查盐酸吗啡中的阿扑吗啡时，要求乙醚层不得显红色，水层不得显绿色。

［例 4-15］　盐酸吗啡中阿扑吗啡的检查

取本品 50mg，加水 4mL 溶解后，加碳酸氢钠 0.10g 与 0.1mol/L 碘溶液 1 滴，加乙醚 5mL，振摇提取，静置分层后，乙醚层不得显红色，水层不得显绿色。

（2）杂质与一定试剂反应产生沉淀　如药物中钡离子的检查，可利用钡离子与硫酸根离子的沉淀反应进行检查。

［例 4-16］　氯化钠中的钡盐的检查

取本品 4.0g，加水 20mL 溶解后，滤过，滤液分为两等份，一份中加稀硫酸 2mL，另一份中加水 2mL，静置 15min，两液应同样澄清。

（3） 杂质与一定试剂反应产生气体   如药物中铵盐的检查，可利用在碱性条件下，铵盐可生成氨气使石蕊试纸变蓝的性质进行检查。

［例 4-17］   盐酸乙基吗啡中铵盐的检查

取本品 0.25g，置试管中，加水 5mL 溶解后，加氢氧化钠试液 5mL，置水浴中加热，发生的蒸气不得使湿润的红色石蕊试纸即时变蓝色。

（4） 氧化还原性的差异   利用药物和杂质的氧化性或还原性的不同来检查杂质。如维生素 E 中生育酚的检查，利用生育酚具有还原性，可被硫酸铈定量氧化来控制生育酚的限量。

［例 4-18］   维生素 E 中生育酚的检查

取本品 0.10g，加无水乙醇 5mL 溶解后，加二苯胺试液 1 滴，用硫酸铈滴定液（0.01mol/L）滴定，消耗的硫酸铈滴定液（0.01mol/L）不得过 1.0mL。

（5） 酸碱性的差异   利用药物与杂质的酸碱性不同，来检查杂质的限量。如苯巴比妥中酸性杂质的检查，加甲基橙指示剂不得显红色。

3. 利用药物和杂质在色谱行为上的差异进行检查

近年来，色谱法被广泛地应用于特殊杂质的检查，它是利用药物和杂质在色谱行为上的差异将杂质分离和检测的。常用的方法有薄层色谱法、高效液相色谱法和气相色谱法等。如盐酸奎宁中金鸡纳碱的检查，以辛可尼丁为对照品，规定照薄层色谱法测定，供试品溶液中的杂质斑点，与对照品溶液的主斑点比较，不得更深；甲硝唑中 2-甲基-5-硝基咪唑的检查，以 2-甲基-5-硝基咪唑为对照品，规定照高效液相色谱法，供试品溶液的色谱图中，2-甲基-5-硝基咪唑不得大于 1.0%；苯甲醇中苯甲醛的检查：以苯甲醛为对照品，规定照气相色谱法，在柱温 130℃测定，含苯甲醛不得超过 0.2%。

案例4.3   对乙酰氨基酚中氯化钠的限量检查

对乙酰氨基酚，又名扑热息痛、对乙酰氨基苯酚，为白色结晶或结晶性粉末，无臭，味微苦。它是最常用的非抗炎解热镇痛药，解热作用与阿司匹林相似，特别适合于不能应用羧酸类药物的病人。在《中国药典》2010 年版（二部）"对乙酰氨基酚"的质量标准"检查"项下，要求对杂质氯化钠的限量进行检查。其检查方法为：取本品 2.0g，加水 100mL，加热溶解后，冷却，滤过，取滤液 25mL，依法检查（附录 Ⅷ A），与标准氯化钠溶液 5.0mL 制成的对照液比较，不得更浓（0.01%）。

案例分析

1. 药物中的杂质是不可能除尽的，在保证药品质量和疗效的基础上，允许药品中含有一定量的杂质。

2. 在对乙酰氨基酚的质量标准中，对所存在的杂质氯化钠有一限量(即最大允许量)。

3. 对乙酰氨基酚中杂质氯化钠的检查，应采用《中国药典》2010 年版"对乙酰氨基酚"质量标准"检查"项下所规定的方法。

为完成对乙酰氨基酚中氯化钠限量的检查任务，我们需掌握如下理论知识和操作技能。

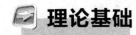 **理论基础**

杂质限量及表示方法

1. 杂质检查的要求

杂质虽然是无效甚至是有害的，但药物中仍然允许有少量的杂质存在，这是因为要完全除掉药物中的杂质，既不可能也没有必要。绝对纯净的药物是不存在的，药物中的杂质也不可能完全除掉；另外，从药物的使用、调制和贮藏来看，杂质也没有必要除尽。只要把杂质的量控制在一定的限度以内，仍然能够保证用药的安全和有效。因此在不影响疗效、不产生毒性和保证药品质量的原则下，综合考虑杂质的安全性、生产的可行性与产品的稳定性，对于药物中可能存在的杂质，允许有一定限量，这一允许量被称为杂质的限量。通常不要求测定其准确含量。

2. 杂质限量及其表示方法

杂质限量，系指药物中所含杂质的最大容许量。通常用用百分之几或百万分之几来表示。

$$杂质限量(\%) = \frac{杂质最大允许量}{供试品量} \times 100\% \tag{4-3}$$

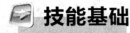 **技能基础**

杂质限量检查方法

药物中杂质限量的控制方法一般分两种：一种为限量检查法；另一种是对杂质进行定量测定。限量检查法通常不要求测定其准确含量，只需检查杂质是否超过限量。进行限量检查时，多数采用对照法，此外还可采用灵敏度法和比较法。

1. 对照法

对照法，系指取一定量的被检杂质标准溶液和一定量供试品溶液，在相同条件下处理，比较反应结果，以确定杂质含量是否超过限量的方法。

本法的特点是只需通过供试液与对照液比较，即可判断药物中所含杂质是否符合限量规定，不需测定杂质的准确含量。目前，各国药典主要采用该法作为药物中杂质的检查方法。

由于供试品（S）中所含杂质的最大允许量可以通过杂质标准溶液的浓度（c）和体积（V）的乘积来表达。所以，杂质限量（L）的计算为：

$$杂质限量(\%) = \frac{标准溶液的浓度 \times 标准溶液的体积}{供试品量} \times 100\% \tag{4-4}$$

或

$$L(\%) = \frac{cV}{S} \times 100\% \tag{4-5}$$

采用对照法时，需注意平行原则，即供试品溶液和对照溶液应在完全相同的条件下反应，如加入的试剂、反应的温度、放置的时间等均应相同，这样检查结果才有可比性。

[例4-19] 茶苯海明中氯化物的检查

取本品0.30g，置200mL量瓶中，加水50mL、氨试液3mL与10%硝酸铵溶液6mL，置水浴上加热5min，加硝酸银试液25mL，摇匀，再置水浴上加热15min，并时时振摇。放冷，加水稀释至刻度，摇匀，放置15min，滤过，取续滤液25mL，置50mL纳氏比色管中，加稀硝酸10mL，并加水稀释使成50mL，摇匀，在暗处放置5min，依法检查（附录Ⅷ A），与标准氯化钠溶液1.5mL（10μg/mL）制成的对照液比较，求氯化物的限量。

$$L(\%) = \frac{cV}{S} \times 100\% = \frac{10 \times 10^{-6} \times 1.5}{0.30 \times \dfrac{25}{200}} \times 100\% = 0.04\%$$

2. 灵敏度法

灵敏度法，系指在供试品溶液中加入一定量的试剂，在一定反应条件下，不得有正反应出现，从而判断供试品中所含杂质是否符合限量规定的方法。

本法的特点是以该检测条件下的灵敏度来控制杂质限量，不需对照物质。

[例 4-20] 乳酸中枸橼酸、草酸、磷酸或酒石酸的检查

取本品 0.5g，加水适量使成 5mL，混匀，用氨试液调至微碱性，加氯化钙试液 1mL，置水浴中加热 5min，不得产生浑浊。

3. 比较法

比较法，系取一定量供试品依法检查，测定特定待检杂质的参数（如旋光度、吸光度、pH 等），然后与规定的限量比较，不得更大。

本法的特点是可以准确地测得杂质的相关参数，并与规定限量比较，不需要对照物质。

[例 4-21] 盐酸甲氧明中酮胺的检查

取本品，加水制成每 1mL 中含 1.5mg 的溶液，照紫外-可见分光光度法（附录Ⅳ A），在 347nm 的波长处测定，吸光度不得超过 0.06。

本 章 小 结

1. 杂质的来源

杂质不仅能使药物的外观性状发生改变，还可能降低药物的稳定性和质量，甚至使药物失去疗效或对人体产生毒害。

药物中的杂质主要有两个来源：一是生产过程中引入的杂质；二是在贮藏过程中受外界条件的影响，引起药物理化特性发生变化而产生的杂质。此外，药物受到污染等也会引入杂质。

2. 杂质的种类

药物中的杂质多种多样，其分类方法也有多种。药物中的杂质按其来源可分为一般杂质和特殊杂质；按其毒性分类，可以分为信号杂质和有害杂质；按其理化性质一般可分为三类：有机杂质、无机杂质及残留溶剂。

3. 氯化物检查法

药物的生产过程中，常用到盐酸或制成盐酸盐形式，因此氯化物常作为信号杂质检查。氯化物检查法的原理为：药物中的微量氯化物在硝酸酸性条件下与硝酸银反应，生成氯化银胶体微粒而显白色浑浊，与一定量的标准氯化钠溶液在相同条件下产生的氯化银浑浊程度比较，判定供试品中氯化物是否符合限量规定。

$$Cl^- + Ag^+ \longrightarrow AgCl\downarrow（白色）$$

4. 硫酸盐检查法

硫酸盐也是一种广泛存在于自然界中的信号杂质，硫酸盐检查是检查药物中的 SO_4^{2-}。硫酸盐检查法的原理为：药物中微量的硫酸盐在稀盐酸酸性条件下与氯化钡反应，生成硫酸钡微粒显白色浑浊，与一定量标准硫酸钾溶液在相同条件下产生的硫酸钡浑浊程度比较，判定供试品硫酸盐是否符合限量规定。

$$SO_4^{2-} + Ba^{2+} \longrightarrow BaSO_4\downarrow（白色）$$

5. 铁盐检查法

微量铁盐的存在可能会加速药物的氧化和降解，因而要控制药物中铁盐的限量。《中国药典》采用硫氰酸盐法检查药物中的铁盐杂质。铁盐检查法的原理为：铁盐在盐酸酸性溶液中与硫氰酸铵生成红色可溶性硫氰酸铁配离子，与一定量标准铁溶液用同法处理后所显的颜色进行比较，以判断供试品中铁盐的量是否超过限量。

$$Fe^{3+}+6SCN^- \xrightarrow{H^+} [Fe(SCN)_6]^{3-} （红色）$$

6. 重金属检查法

重金属，系指在规定实验条件下能与硫代乙酰胺或硫化钠作用显色的金属杂质，如银、铅、汞、铜、镉、铋、锑、锡、钴、镍等。药品在生产过程中遇到铅的机会较多，铅在体内易积蓄中毒，故检查时以铅（Pb）作为重金属的代表，以硝酸铅配制标准铅溶液。由于实验条件不同，重金属检查法主要分为三种检查方法：第一法（硫代乙酰胺法）、第二法（炽灼残渣法）及第三法（硫化钠法）。

7. 砷盐检查法

砷具有很强的致癌、致突变和致畸作用。因此，砷盐和重金属一样，在多种药物中要求检查。砷盐检查法用于药品中微量砷（以 As 计算）的限度检查。中国药典中，砷盐检查法主要有两种：即第一法（古蔡氏法）和第二法［二乙基二硫代氨基甲酸银法（简称 Ag-DDC 法）］。

8. 溶液颜色检查法

药物溶液的颜色及其与规定颜色的差异能在一定程度上反映药物的纯度。溶液颜色检查法系控制药品有色杂质限量的方法，该法系将药物溶液的颜色与规定的标准比色液相比较，或在规定的波长处测定其吸光度，以检查其颜色。

《中国药典》2010 年版二部附录Ⅸ A 溶液颜色检查法项下规定了三种检查方法：目视法、分光光度法和色差计法，并增加了品种中规定的"无色或几乎无色"的定义。"无色"系指供试品溶液的颜色与所用溶剂相同，"几乎无色"系指供试品溶液的颜色浅于用水稀释 1 倍后的相应色调 1 号标准比色液。

9. 澄清度检查法

澄清度检查，是检查药品溶液的浑浊程度，即浊度。溶液澄清度是控制注射用原料药纯度的重要指标。《中国药典》中，澄清度的检查方法为比浊法。其原理为：药品溶液中如存在细微颗粒，当直射光通过溶液时，可引致光散射和光吸收的现象，致使溶液微显浑浊，测量光的散射就可以测量溶液的浊度。检查中，实际上是通过比较供试品溶液和浊度标准液的浊度，来判断供试品溶液的澄清度是否符合规定。

10. 易炭化物检查法

易炭化物检查法，是检查药品中夹杂的遇硫酸易炭化或易氧化而呈色的有机杂质。这种杂质多为未知结构的化合物，用硫酸呈色的方法可以简单地控制它们的含量。易炭化物检查法的原理为：检查时，将一定的供试品加入硫酸中溶解后，静置，产生的颜色与标准比色液（或用比色用重铬酸钾溶液、比色用硫酸铜溶液或比色用氯化钴溶液配制的对照液）比较，以控制易炭化物限量。

11. 炽灼残渣检查法

炽灼残渣，系指将药品（多为有机化合物）经加热灼烧至完全灰化，再加硫酸 0.5～1.0mL，并炽灼（700～800℃）至恒重后遗留的金属氧化物或其硫酸盐。炽灼残渣检查法，主要用于检查有机物中所混入的各种无机杂质（如金属的氧化物或盐等）。

$$炽灼残渣(\%)=\frac{残渣及坩埚重量-空坩埚重量}{供试品重量}\times100\%$$

12. 干燥失重测定法

干燥失重主要检查药物中的水分及其挥发性物质。干燥失重测定法常采用烘箱干燥法、恒温减压干燥法及干燥器干燥法,后者又分常压、减压两种。烘箱干燥法适用于对热较稳定的药品;恒温减压干燥法适用于对热较不稳定或其水分较难除尽的药品;干燥器干燥法适用于不能加热干燥的药品,减压有助于除去水分与挥发性物质。干燥失重测定法的原理为:药品在规定条件下干燥后,由减失的重量和取样量计算供试品的干燥失重。

$$干燥失重(\%)=\frac{称量瓶与加入样品重量-恒重后称量瓶与样品重量}{样品重量}\times100\%$$

13. 特殊杂质的检查方法

药物中的特殊杂质是指该药物在生产和贮藏过程中可能引入的中间体、副产物以及分解产物等特有杂质。特殊杂质检查是确保用药安全、有效,保证药物质量的一个重要方面。药物中特殊杂质的检查,主要是根据药物和杂质在物理性质、化学性质以及色谱行为上的差异来进行的。

14. 杂质限量及其表示方法

杂质限量,系指药物中所含杂质的最大容许量。通常用用百分之几或百万分之几来表示。

$$杂质限量(\%)=\frac{杂质最大允许量}{供试品量}\times100\%$$

15. 杂质限量检查方法

杂质限量检查法通常不要求测定其准确含量,只需检查杂质是否超过限量。进行限量检查时,多数采用对照法,此外还可采用灵敏度法和比较法。

对照法,系指取一定量的被检杂质标准溶液和一定量供试品溶液,在相同条件下处理,比较反应结果,以确定杂质含量是否超过限量的方法。本法的特点是只需通过供试液与对照液比较,即可判断药物中所含杂质是否符合限量规定,不需测定杂质的准确含量。

灵敏度法,系指在供试品溶液中加入一定量的试剂,在一定反应条件下,不得有正反应出现,从而判断供试品中所含杂质是否符合限量规定的方法。本法的特点是以该检测条件下的灵敏度来控制杂质限量,不需对照物质。

比较法,系取一定量供试品依法检查,测定特定待检杂质的参数(如旋光度、吸光度、pH 等),然后与规定的限量比较,不得更大。本法的特点是可以准确地测得杂质的相关参数,并与规定限量比较,不需要对照物质。

复习思考题

1. 药物中杂质的主要来源是什么?
2. 什么是一般杂质和特殊杂质?试举例说明。
3. 简述硫酸盐检查法的基本原理。
4. 重金属检查法,主要有哪几种检查方法?它们各适用于何种情况?
5. 如何制备 $1\mu g/mL$ 的标准砷溶液?
6. 《中国药典》溶液颜色检查法项下,是如何定义"无色或几乎无色"的?
7. 什么是杂质限量?如何表示?
8. 杂质限量的检查方法有哪几种?它们各有何特点?

自 测 题

一、选择题

1. 药物中氯化物杂质检查，是使该杂质在酸性溶液中与硝酸银作用生成氯化物浑浊，所用的稀酸是（　　）。

A. 硫酸　　　　　　B. 硝酸　　　　　　C. 盐酸　　　　　　D. 醋酸

2. 《中国药典》（2010 年版）规定，检查氯化物杂质时，一般取用标准氯化钠溶液（10μg/mL）5～8mL 的原因是（　　）。

A. 使检查反应完全　　　　　　B. 药物中含氯化物的量均在此范围

C. 加速反应　　　　　　　　　D. 所产生的浊度梯度明显

3. 药物中硫酸盐检查时，所用的标准对照液是（　　）。

A. 标准氯化钡　　　　　　　　B. 标准醋酸铅溶液

C. 标准硝酸银溶液　　　　　　D. 标准硫酸钾溶液

4. 《中国药典》（2010 年版）规定铁盐的检查方法为（　　）。

A. 硫氰酸盐法　　B. 巯基醋酸法　　C. 普鲁士蓝法　　D. 邻二氮菲法

5. 重金属检查中，加入硫代乙酰胺时溶液控制最佳的 pH 是（　　）。

A. 1.5　　　　　　B. 3.5　　　　　　C. 7.5　　　　　　D. 9.5

6. 葡萄糖中进行重金属检查时，适宜的条件是（　　）。

A. 用硫代乙酰胺为标准对照液　　B. 用 10mL 稀硝酸酸化

C. 在 pH3.5 醋酸盐缓冲溶液中　　D. 用硫化钠为试液

7. 砷盐检查法中，在检砷装置导气管中塞入醋酸铅棉花的作用是（　　）。

A. 吸收砷化氢　　　　　　　　B. 吸收溴化氢

C. 吸收硫化氢　　　　　　　　D. 吸收氯化氢

8. 古蔡氏法检砷，药典规定制备标准砷斑时，应取标准砷溶液（　　）。

A. 1mL　　　　　　B. 5mL　　　　　　C. 2mL　　　　　　D. 依限量大小决定

9. 炽灼残渣检查法一般加热恒重的温度为（　　）。

A. 600～700℃　　B. 700～800℃　　C. 800～1000℃　　D. 1000～1200℃

10. 炽灼残渣的限量一般为（　　）。

A. 0.5%～1%　　B. 0.4%～0.5%　　C. 0.2%～0.3%　　D. 0.1%～0.2%

二、填空题

1. 杂质是指药物中存在的＿＿＿＿＿＿或影响药物的＿＿＿＿＿和＿＿＿＿＿，甚至对人健康有害的物质。

2. 有机杂质包括工艺中引入的杂质和＿＿＿＿＿等，可能是＿＿＿＿的或＿＿＿＿的、挥发性的或不挥发性的。

3. 无机杂质是指在原料药及制剂＿＿＿＿或＿＿＿＿过程中产生的杂质。

4. 硫酸盐是一种广泛存在于自然界中的＿＿＿＿杂质，硫酸盐检查是检查药物中的＿＿＿＿＿。

5. 铁盐检查法中，用＿＿＿＿＿＿＿配制标准铁溶液，并加入＿＿＿＿＿防止铁盐水解，使易于保存。

6. 重金属，系指在规定实验条件下能与＿＿＿＿或＿＿＿＿作用显色的金属杂质。

7. 古蔡氏法是利用＿＿＿＿与＿＿＿＿作用产生新生态的氢与药品中微量亚砷酸盐反应生成具有挥发性的＿＿＿＿，遇溴化汞试纸产生＿＿＿色至＿＿＿色的砷斑，与同一条件下定量标准砷溶液所产生的砷斑比较，以判定砷盐的限量。

8.《中国药典》2010 年版二部溶液颜色检查法项下规定了三种检查方法：分别是_____法、_____法和_____法。

9. 药物中特殊杂质的检查，主要是根据药物和杂质在_____、_____以及_____上的差异来进行的。

10. 进行杂质限量检查时，多采用_____法、此外还可采用_____法和_____法。

第五章
醇、醚、醛和酮类药物的检验

理论学习要点

　　醇类药物的结构与性质；醚类的典型药物；醛类的典型药物；酮类的典型药物；麻醉乙醚中的杂质；醇类药物的含量测定原理；醛类药物的含量测定原理；酮类药物的含量测定原理。

能力训练要点

　　醇类药物的鉴别及含量测定；麻醉乙醚中的杂质检查；醛类药物的鉴别及含量测定；酮类药物的鉴别及含量测定。

应达到的能力目标

1. 能够依据药典，对醇类典型药物进行鉴别。
2. 能够依据药典，对醛类药物进行鉴别。
3. 能够依据药典，对酮类药物进行鉴别。
4. 能够依据药典，对麻醉乙醚中杂质进行检查。
5. 能够利用碘量法测定二巯丙醇的含量。
6. 能够利用高碘酸钠 (钾)法测定山梨醇的含量。
7. 能够利用酸碱滴定法测定甘油的含量。
8. 能够利用电位滴定法 (非水滴定法)测定乌洛托品的含量。
9. 能够利用碱水解后银量法测定水合氯醛的含量。
10. 能够利用氮测定法测定扑米酮的含量。
11. 能够利用紫外-可见分光光度法测定富马酸酮替芬的含量。
12. 能够利用高效液相色谱法测定吡喹酮的含量。

案例5.1　甘油的检验

　　甘油，其化学名称为 1,2,3-丙三醇，分子式为 $C_3H_8O_3$，相对分子质量 92.09；为无色、澄清的黏稠液体；味甜，有引湿性，水溶液（1→10）显中性反应，能与水或乙醇任意混溶，在丙酮中微溶，在三氯甲烷或乙醚中均不溶。甘油主要用以制取各种制剂、溶剂、吸湿剂、防冻剂和甜味剂，配制外用软膏或栓剂等。《中国药典》2010 年版（二部）"甘油"的质量标准指出，其检验内容包括：性状、鉴别、检查（酸碱度、颜色、氯化物、硫酸盐、醛与还原性物质、脂肪酸与脂类、易炭化物、糖、二甘醇、乙二醇与其他杂质、炽灼残渣、铁盐、重金属、砷盐）及含量测定。甘油的含量测定采用酸碱滴定法。

案例分析

1. 甘油属醇类药物，欲检测甘油的质量，需对其进行鉴别试验及含量测定。

2.《中国药典》2010 年版(二部)中，甘油的鉴别试验方法为红外分光光度法。

3. 甘油的含量测定采用酸碱滴定法。

为完成对甘油的检验任务，我们需掌握如下理论知识和操作技能。

理论基础

醇类药物的结构与性质

1. 醇类典型药物及其结构

醇类药物为有一个或多个氢原子被羟基（—OH）或巯基（—SH）取代的脂肪族有机化合物。典型醇类药物有乙醇、甘油、甘露醇、二巯丙醇和山梨醇等。其具体结构如下：

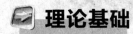

$$CH_3-CH_2-OH$$

乙醇

$$(HO)H_2C-\underset{OH}{\underset{|}{CH}}-CH-\underset{OH}{\underset{|}{CH}}-CH-CH_2(OH)$$

山梨醇

$$(HO)H_2C-\underset{OH}{\underset{|}{CH}}-\underset{OH}{\underset{|}{CH}}-CH-CH_2(OH)$$

甘露醇

$$\begin{array}{c}CH_2-OH\\ |\\ CH_2-OH\\ |\\ CH_2-OH\end{array}$$

甘油

$$HS-CH_2-\underset{SH}{\underset{|}{CH}}-CH_2-OH$$

二巯丙醇

2. 醇类药物的性质

（1）醇羟基的氧化反应　醇类化合物遇到氧化剂，如碘、高锰酸钾或高锰酸钠等氧化剂均能脱氢，发生氧化反应。

（2）显色反应　醇类药物能与某些试剂发生显色反应，如甘露醇在碱性溶液中与氯化铁可生成棕黄色沉淀。此性质可用于药物鉴别。

（3）脂的形成反应　醇类化合物可与含氧的无机酸或有机酸、酰卤、酸酐反应，生成脂的衍生物。

技能基础

一、醇类药物的鉴别

1. 碘仿反应

凡具有或经过反应能产生乙酰基的羰基化合物，都能发生碘仿反应。乙醇分子结构中的羟基在碱性条件下可被次碘酸盐氧化成乙醛，乙醛再与碘发生碘仿反应，产生碘仿臭气和黄色沉淀，可用于鉴别。其反应式如下：

$$CH_3CH_2OH + 4I_2 + 6NaOH \longrightarrow CHI_3 \downarrow + 5NaI + HCOONa + 5H_2O$$

[例 5-1] 乙醇的鉴别

取本品 1mL，加水 5mL 与氢氧化钠试液 1mL 后，缓缓滴加碘试液 2mL，即发生碘仿的臭气，并生成黄色沉淀。

2. 显色反应

[例 5-2] 甘露醇的鉴别

取本品的饱和水溶液 1mL，加氯化铁试液与氢氧化钠试液各 0.5mL，即生成棕黄色沉淀，振摇不消失；滴加过量的氢氧化钠试液，即溶解成棕色溶液。

[例 5-3] 山梨醇的鉴别

取本品约 50mg，加水 3mL 溶解后，加新制的 10% 儿茶酚溶液 3mL，摇匀，加硫酸 6mL，摇匀，即显粉红色。

3. 丙烯醛反应

二巯丙醇与碳酸钠共热，即发生丙烯醛的刺激性臭气。其反应式如下：

$$CH_2-CH-CH_2OH + 2Na_2CO_3 \xrightarrow{\triangle} CH_2=CH-CHO + 2Na_2S + 2H_2O + 2CO_2\uparrow$$
$$\quad|\qquad|$$
$$\text{SH}\quad\text{SH}$$

[例 5-4] 二巯丙醇的鉴别

取本品少许，加碳酸钠共热，即发生丙烯醛的特臭。

4. 沉淀反应

二巯丙醇与醋酸铅试液作用，可生成硫醇铅盐黄色沉淀。其反应式如下：

$$Pb(CH_3COO)_2 + CH_2-CH-CH_2OH \longrightarrow CH_2-CH-CH_2OH\downarrow + 2CH_3COOH$$
$$\qquad\qquad\qquad|\qquad|\qquad\qquad\qquad\quad|\quad|$$
$$\qquad\qquad\qquad\text{SH}\quad\text{SH}\qquad\qquad\qquad\text{S}\quad\text{S}$$
$$\qquad\qquad\qquad\qquad\qquad\qquad\qquad\qquad\qquad\backslash\;/$$
$$\qquad\qquad\qquad\qquad\qquad\qquad\qquad\qquad\qquad\text{Pb}$$

[例 5-5] 二巯丙醇的鉴别

取本品 1 滴，加水 2mL 使溶解，加醋酸铅试液数滴，即生成黄色沉淀。

二、醇类药物的含量测定

1. 碘量法

二巯丙醇结构中巯基具有强还原性，可与碘进行定量反应，因此可采用碘量法直接测定其含量。其反应式如下：

$$CH_2-CH-CH_2OH + I_2 \longrightarrow CH_2-CH-CH_2OH + 2HI$$
$$\quad|\qquad|\qquad\qquad\qquad\qquad|\quad\ |$$
$$\text{SH}\quad\text{SH}\qquad\qquad\qquad\text{S}\quad\text{S}$$

[例 5-6] 二巯丙醇的含量测定

取本品约 0.1g，精密称定，加乙醇 10mL，摇匀，用碘滴定液（0.05mol/L）滴定至溶液显持续的微黄色，并将滴定的结果用空白试验校正。每 1mL 碘滴定液（0.05mol/L）相当于 6.211mg 的 $C_3H_8OS_2$。

二巯丙醇注射液用氯仿-无水乙醇（1:3）溶解后，按同法测定。

2. 高碘酸钠（钾）法

凡含有邻位二元或多元羟基的化合物均能被高碘酸氧化生成小分子酸或醛。对于具有 n 个相邻羟基的化合物（如甘露醇），当以 HIO_4 氧化时，将消耗 $n-1$ mol 的 HIO_4；剩余的 HIO_4 和反应中生成的碘酸再与碘化钾作用，生成游离碘，用硫代硫酸钠滴定液滴定。其反应式如下：

$$CH_2\underset{OH}{\overset{H}{-}}C\underset{OH}{\overset{H}{-}}C\underset{OH}{\overset{H}{-}}C\underset{H}{\overset{OH}{-}}C\underset{OH}{\overset{H}{-}}CH_2 + 5HIO_4 \longrightarrow 2HCHO + 4HCOOH + 5HIO_3 + H_2O$$

$$CH_2OH(CHOH)_4CH_2OH + 5HNO_3 + 5I_2 \longrightarrow 2HCHO + 4HCOOH + 5HIO_3 + H_2O$$

$$IO_4^- + 7I^- + 8H^+ \longrightarrow 4I_2 + 4H_2O$$

$$IO_3^- + 5I^- + 6H^+ \longrightarrow 3I_2 + 3H_2O$$

$$I_2 + 2Na_2S_2O_3 \longrightarrow 2NaI + Na_2S_4O_6$$

《中国药典》2010 年版（二部）收载的甘露醇的含量测定即采用此法。

[例 5-7]　甘露醇的含量测定

取本品约 0.2g，精密称定，置 250mL 量瓶中，加水使溶解并稀释至刻度，摇匀；精密量取 10mL，置碘瓶中，精密加高碘酸钠溶液［取硫酸溶液（1→20）90mL 与高碘酸钠溶液（2.3→1000）110mL，混合制成］50mL，置水浴上加热 15min，放冷，加碘化钾试液 10mL，密塞，放置 5min，用硫代硫酸钠滴定液（0.05mol/L）滴定，至近终点时，加淀粉指示液 1mL，继续滴定至蓝色消失，并将滴定的结果用空白试验校正。每 1mL 硫代硫酸钠滴定液（0.05mol/L）相当于 0.9109mg 的 $C_6H_{14}O_6$。

3. 酸碱滴定法

甘油结构中含有邻位三元羟基，能与高碘酸钠发生氧化还原反应，而生成甲醛与甲酸，过量的高碘酸钠再被过量的乙二醇还原为碘酸钠和乙二醛。再以酚酞作指示剂，用氢氧化钠滴定甲酸从而测定甘油含量。其反应式如下：

$$\underset{CH_2OH}{\overset{CH_2OH}{|}}\,CHOH + 2NaIO_4 \longrightarrow 2HCHO + HCOOH + 2NaIO_3 + H_2O$$

$$2NaIO_4 + \underset{CH_2OH}{\overset{CH_2OH}{|}} \longrightarrow \underset{CHO}{\overset{CHO}{|}} + 2NaIO_3 + 2H_2O$$

$$NaOH + HCOOH \longrightarrow NaCOOH + H_2O$$

[例 5-8]　甘油的含量测定

取本品 0.20g，精密称定，加水 90mL，混匀，精密加入 2.14%（g/mL）高锰酸钠溶液 50mL，摇匀，暗处放置 15min 后，加 50%（g/mL）乙二醇溶液 10mL，摇匀，暗处放置 20min，加酚酞指示液 0.5mL，用氢氧化钠滴定液（0.1mol/L）滴定至红色，30s 内不褪色，并将滴定的结果用空白试验校正。每 1mL 氢氧化钠滴定液（0.1mol/L）相当于 9.21mg 的 $C_3H_8O_3$。结果计算如下：

$$甘油含量 = \frac{(V-V_0)TF}{m} \times 100\% \tag{5-1}$$

式中　V——试样消耗氢氧化钠滴定液的体积，mL；

　　　V_0——空白试样消耗氢氧化钠滴定液的体积，mL；

　　　T——滴定度，每 1mL 氢氧化钠滴定液相当的甘油的量为 9.21mg；

　　　F——浓度校正因子，本测定中为氢氧化钠滴定液实际浓度/0.1；

　　　m——供试品的称取量，mg。

案例5.2　麻醉乙醚的检查

麻醉乙醚即乙醚，其分子式为 $C_4H_{10}O$，相对分子质量 74.12；为无色澄明、易流动的液体；有特臭，味灼烈、微甜；有极强的挥发性与燃烧性，蒸气与空气混合后，遇火能爆炸；在空气和日光影响下，渐氧化变质。与乙醇、三氯甲烷、苯、石油醚、脂肪油或挥发油均能任意混合，在水中溶解；相对密度为 0.713～0.718。麻醉乙醚为吸入全麻药物，可用作医药工业药物生产的萃取剂和医疗上的麻醉剂。本品贮存 2 年后，应重新检查，符合规定后才能使用。在《中国药典》2010 年版（二部）"麻醉乙醚"的质量标准"检查"项下，须对酸度、醛类、过氧化物、异臭、不挥发物等项目进行检查。

案例分析

1. 麻醉乙醚属于醚类药物，欲判断药品"麻醉乙醚"的质量，须对其杂质进行检查。

2.《中国药典》2010 年版（二部）中，麻醉乙醚的检查项目包括：酸度、醛类、过氧化物、异臭、不挥发物等。

为完成麻醉乙醚的检查任务，我们需掌握如下操作技能。

技能基础

麻醉乙醚的检查

醚类药物的典型药物是麻醉乙醚，其在生产及贮存过程中容易产生杂质，所以检查的项目比较多，主要有酸度、醛类、过氧化物、异臭及不挥发物等。

1. 酸度

（1）原理　乙醚在空气和日光影响下，生成过氧化物、醛等杂质，醛继续氧化生成醋酸。其反应式如下：

$$CH_3CH_2 \diagdown O \xrightarrow{2O_2} CH_2{=}CH \diagdown O + 2H_2O_2$$
$$CH_3CH_2 \diagup \qquad\qquad CH_2{=}CH \diagup$$

$$CH_2{=}CH \diagdown O \xrightarrow{H_2O} 2CH_3CHO \xrightarrow{H_2O_2} \begin{array}{c} OH \\ CH_3CH{-}O \\ CH_3CH{-}O \\ OH \end{array}$$
$$CH_2{=}CH \diagup$$

$$CH_3CHO \xrightarrow{O_2} CH_3COOH$$

该项检查主要是检查麻醉乙醚中混入的杂质醋酸等，通常采用酸碱滴定法进行检查。

（2）方法　取水 10mL，加溴麝香草酚蓝指示液 2 滴，滴加氢氧化钠滴定液（0.02mol/L），边滴边振摇至显蓝色；加本品 25mL，密塞振摇混合，再加氢氧化钠滴定液（0.02mol/L）0.30mL，振摇，水层应仍显蓝色。

2. 醛类

主要是指乙醛，由生成过程中的副产物或贮存后被氧化的产物而引入。该物质具有刺激性，会使麻醉时分泌物增加。

（1）原理　醛类的检查系利用醛能与亚硫酸氢钠发生加成反应，加成产物在碳酸氢钠碱性下又分解成亚硫酸氢钠，而亚硫酸氢钠能与碘发生反应。即取本品经亚硫酸氢钠作用后，用碘滴定液（0.01mol/L）氧化除去剩余的亚硫酸氢钠，再加过量的碳酸氢钠使加成物分解，分解出的亚硫酸氢钠再用碘滴定液（0.01mol/L）的稀释液（9→40）滴定，通过消耗碘滴定液的稀释液的量，即可控制醛类杂质的限量。

（2）方法　取本品 50mL，置 100mL 蒸馏瓶内，在不超过 40℃ 的水浴上蒸馏，至瓶底剩余 1～2mL；分取馏出液 10mL，置贮有水 100mL 的具塞锥形瓶中，加 0.1% 亚硫酸氢钠溶液 1mL，密塞，强力振摇 10s，在冷暗处放置 30min，加淀粉指示液 2mL，用碘滴定液（0.01mol/L）滴定至溶液显微蓝色，保持溶液温度在 18℃ 以下，加碳酸氢钠 2g，振摇，蓝色消失后，加碘滴定液（0.01mol/L）的稀释液（9→40）1.0mL，溶液应显蓝色。

3. 过氧化物

麻醉乙醚贮存过程中易产生过氧化物。该杂质是具有特臭、不易挥发的油状液体，其中的主要成分为二羟基二乙基过氧化物和亚乙基过氧化物。

（1）原理　该项检查是利用过氧化物的氧化性，乙醚中过氧化物与新制的碘化钾淀粉溶液混合，过氧化物将碘化钾氧化析出碘，使溶液染色。

（2）方法　取本品 5mL，置总容量不超过 15mL 的具塞比色管中，加新制的碘化钾淀粉溶液（取碘化钾 10g，加水溶解成 95mL，再加淀粉指示液 5mL，混合）8mL，密塞，强力振摇 1min，在暗处放置 30min，两液层均不得染色。

以此法检查过氧化物的限量。

4. 异臭

异臭是由原料乙醇中引入的杂醇油等杂质所产生的。

其检查方法为：取本品 10mL，置瓷蒸发皿中，使自然挥发，挥散完毕后，不得有异臭。此法为异臭的限量控制。

5. 不挥发物

该项检查必须符合过氧化物检查项下的规定，才能进行本项试验。

其检查方法为：取本品 50mL，置经 105℃ 恒重的蒸发皿中，自然挥发或微温使挥散后，在 105℃ 干燥至恒重，遗留残渣不得过 1mg（供试品必须符合过氧化物检查项下的规定，才能进行本项试验）。

案例5.3　乌洛托品的检验

乌洛托品，又名六亚甲基四胺，其化学名称为 1,3,5,7-四氮杂三环［3.3.1.1］癸烷，分子式为 $C_6H_{12}N_4$，相对分子质量 140.18；为无色、有光泽的结晶或白色结晶性粉末；几乎无臭，味初甜，后苦；遇火能燃烧，产生无烟的火焰；水溶液显碱性反应。在水中易溶，在乙醇或三氯甲烷中溶解，在乙醚微溶。乌洛托品属于消毒防腐类药物，适用于泌尿道感染。《中国药典》2010 年版（二部）"乌洛托品"的质量标准指出，其检验内容包括：性状、鉴别、检查（氯化物、铵盐与三聚甲醛、干燥失重、重金属）、含量测定及含量限度。乌洛托品的含量测定方法采用非水溶液滴定法。

案例分析

1. 乌洛托品属醛类药物，欲检测药品"乌洛托品"的质量，需对其进行鉴别试验及含量测定。

2.《中国药典》2010 年版（二部）中，乌洛托品的鉴别方法包括：与酸、碱的特征反应及红外分光光度法。

3. 乌洛托品的含量测定采用电位滴定法（非水滴定法）。

为完成乌洛托品的检验任务，我们需掌握如下操作技能。

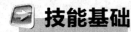

技能基础

一、醛类药物的鉴别

醛类药物包括水合氯醛和乌洛托品等。

1. 水合氯醛的鉴别

（1） 原理 水合氯醛加水溶解后，加入碱试液，溶液显浑浊；加温后形成澄明的两液层，并产生氯仿的臭气。其反应式如下：

$$CCl_3CH(OH)_2 + NaOH \longrightarrow CHCl_3 + HCOONa + H_2O$$

（2） 方法 取本品 0.2g，加水 2mL 溶解后，加氢氧化钠试液 2mL，溶液显浑浊；加温后成澄清的两液层，并发生三氯甲烷的臭气。

2. 乌洛托品的鉴别

（1） 特征反应

① 原理。乌洛托品加稀酸，加热后，即分解生成甲醛和铵盐，放出甲醛的特臭，遇氨制硝酸银试纸生成金属银，显黑色；溶液加碱试液碱化放出氨气，能使润湿的红色石蕊试纸变为蓝色。反应式如下：

$$C_6H_{12}N_4 + 4H_2SO_4 + 6H_2O \xrightarrow{\triangle} 6HCHO\uparrow + 4NH_4HSO_4$$

$$HCHO + 2Ag(NH_3)_2OH \longrightarrow HCOONH_4 + 2Ag\downarrow + 3NH_3\uparrow + H_2O$$

$$NH_4HSO_4 + 2NaOH \longrightarrow NH_3\uparrow + Na_2SO_4 + 2H_2O$$

② 方法。取本品约 0.5g，加稀硫酸 5mL 溶解后，加热，产生甲醛的特臭，能使润湿的氨制硝酸银试纸显黑色；再加过量的氢氧化钠试液，产生氨臭，能使润湿的红色石蕊试纸变蓝色。

（2） 红外分光光度法 本品的红外光吸收图谱应与对照的图谱（光谱集 45 图）一致，见图 5-1。

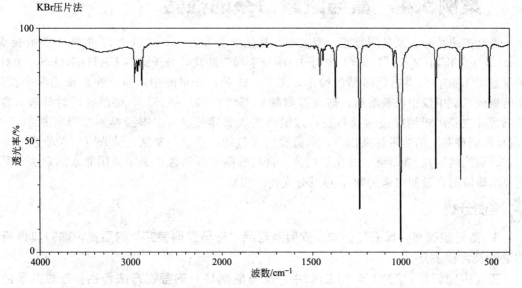

图 5-1 乌洛托品红外图谱

二、醛类药物的含量测定

1. 乌洛托品的含量测定——非水滴定法

（1）原理 乌洛托品是有机弱碱（pK_b7.85），在水溶液中不能直接滴定。因此，《中国药典》2010年版（二部）收载的乌洛托品采用非水滴定法进行含量测定。以具有较强疏质子性的甲醇作溶剂，增加其碱性，选择强酸——高氯酸作滴定剂进行滴定，测定其含量。

（2）方法 取本品约0.1g，加甲醇30mL溶解后，照电位滴定法（附录Ⅶ A），用高氯酸滴定液（0.1mol/L）滴定，并将滴定的结果用空白试验校正。每1mL高氯酸滴定液（0.1mol/L）相当于14.02mg的$C_6H_{12}N_4$。

2. 水合氯醛的含量测定——碱水解后银量法

（1）原理 水合氯醛在氢氧化钠溶液中能发生水解反应生成$CHCl_3$，剩余的碱液用硫酸滴定，其反应式如下：

$$CCl_3CH(OH)_2 + NaOH \longrightarrow CHCl_3 + HCOONa + H_2O$$

$$2NaOH + H_2SO_4 \longrightarrow Na_2SO_4 + 2H_2O$$

但水解生成的氯仿在过量的碱液中亦能进一步发生反应生成甲酸钠和氯化钠，其反应式如下：

$$CHCl_3 + 4NaOH \longrightarrow HCOONa + 3NaCl + 2H_2O$$

即该反应影响水合氯醛含量测定的准确度。为了校正该测定误差，将酸碱滴定后的溶液再用硝酸银滴定水解的氯化钠，折算成相当的氢氧化钠溶液的体积，从结果中扣除，即得。

（2）方法 取本品约4g，精密称定，加水10mL溶解后，精密加氢氧化钠滴定液（1mol/L）30mL，摇匀，静置2min，加酚酞指示液数滴，用硫酸滴定液（0.5mol/L）滴定至红色消失，再加铬酸钾指示液6滴，用硝酸银滴定液（0.1mol/L）滴定；自氢氧化钠滴定液（1mol/L）的容积（mL）中减去消耗硫酸滴定液（0.5mol/L）的容积（mL），再减去消耗硝酸银滴定液（0.1mol/L）容积（mL）的2/15。每1mL氢氧化钠滴定液（1mol/L）相当于165.4mg的$C_2H_3Cl_3O_2$。

案例5.4 富马酸酮替芬的检验

富马酸酮替芬，又名酮替芬、噻喘酮，其化学名称为4,9-二氢-4-(1-甲基-4-亚哌啶基)-10H-苯并[4.5]环庚[1,2-b]噻吩-10-酮反丁烯二酸盐，分子式为$C_{23}H_{23}NO_5S$，相对分子质量425.50；为类白色结晶性粉末；无臭，味苦；在甲醇中溶解，在水或乙醇中微溶，在丙酮或三氯甲烷中极微溶解；熔点（附录Ⅵ C）为191～195℃，熔融时同时分解。富马酸酮替芬主要用于治疗过敏性鼻炎，过敏性支气管哮喘。《中国药典》2010年版（二部）"富马酸酮替芬"的质量标准指出，其检验内容包括：性状、鉴别、检查（有关物质、干燥失重、炽灼残渣）、含量测定及化学成分。富马酸酮替芬的含量测定采用非水滴定法（其片剂及滴眼液的含量测定采用紫外-可见分光光度法）。

案例分析

1. 富马酸酮替芬属酮类药物，欲检测药品"富马酸酮替芬"的质量，需对其进行鉴别试验及含量测定。

2. 《中国药典》2010年版(二部)中，富马酸酮替芬的鉴别方法包括：与酸的呈色反应、与二硝基苯肼的反应，也可采用紫外分光光度法和红外分光光度法等鉴别方法。

3. 富马酸酮替芬的含量测定采用非水滴定法；富马酸酮替芬片及富马酸酮替芬滴眼液的含量测定采用紫外-可见分光光度法。

为完成对富马酸酮替芬的检验任务，我们需掌握如下操作技能。

技能基础

一、酮类药物的鉴别

酮类药物包括扑米酮、吡喹酮和富马酸酮替芬等。本类药物化学性质不活泼，《中国药典》中化学鉴别法较少，多以紫外-可见分光光度法和红外分光光度法进行鉴别。

1. 扑米酮的鉴别

（1）遇酸的分解反应　扑米酮酸性条件下分解，生成甲醛，可利用甲醛的专属反应（与变色酸水浴共热，溶液显紫色）进行鉴别。其反应式为：

其鉴别方法为：取本品 0.1g，加变色酸试液 5mL，置水浴上加热 30min，应显紫色。

（2）遇碱的分解反应　扑米酮在碱性条件下加热灼烧，即分解生成氨气，能使湿润的红色石蕊试纸变为蓝色。

其鉴别方法为：取本品 0.1g，加无水碳酸钠 0.1g 混合后，加热灼烧，即有氨气产生，能使湿润的红色石蕊试纸变为蓝色。

（3）红外分光光度法　本品的红外光吸收图谱应与对照的图谱（光谱集 62 图）一致。见图 5-2。

2. 吡喹酮的鉴别

（1）紫外-可见分光光度法　吡喹酮含有芳环和碳氧双键，能对紫外光产生吸收，所以可以采用紫外-可见分光光度法进行鉴别。

其鉴别方法为：取本品，加乙醇制成每 1mL 中含 0.5mg 的溶液，照紫外-可见分光光度法（附录 IV A）测定，在 264nm 与 272nm 的波长处有最大吸收。

（2）红外分光光度法　本品的红外光吸收图谱应与对照的图谱（光谱集 190 图）一致。

3. 富马酸酮替芬的鉴别

本品分子中的富马酸为不饱和酸，双键可被高锰酸钾氧化，使高锰酸钾溶液褪色并生成二氧化锰棕色沉淀。分子结构中含有酮基，加 2,4-二硝基苯肼试液后，即生成相应的腙，呈红棕色絮状沉淀。另外，本品能与硫酸发生呈色反应，对紫外光有吸收。《中国药典》2010年版（二部）收载的富马酸酮替芬药物的鉴别方法如下。

（1）呈色反应　取本品约 5mg，加硫酸 1 滴，即显橙黄色，加水 1mL，橙黄色消失。

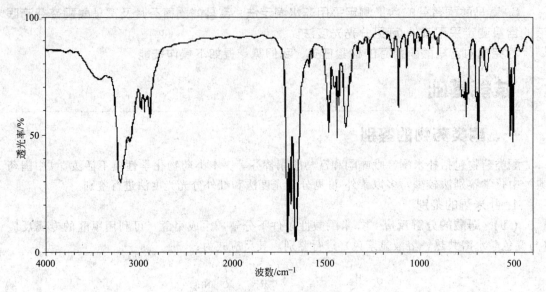

图 5-2　扑米酮的红外图谱

（2）　与二硝基苯肼反应　取本品约 5mg，加二硝基苯肼试液 1mL，置水浴中加热，溶液产生红色絮状沉淀。

（3）　氧化反应　取本品约 0.1g，加碳酸钠试液 5mL，振摇，滤过，取滤液，滴加高锰酸钾试液 4 滴，红色即褪去，产生棕色沉淀。

（4）　紫外-可见分光光度法　取本品，加水溶解并稀释制成每 1mL 中约含 10μg 的溶液，照紫外-可见分光光度法（附录Ⅳ A）测定，在 301nm 的波长处有最大吸收。

（5）　红外分光光度法　本品的红外光吸收图谱应与对照的图谱（光谱集 515 图）一致。

二、酮类药物的含量测定

酮类药物中扑米酮的含量测定采用氮测定法（其片剂采用气相色谱法）；富马酸酮替芬采用非水滴定法（其片剂及滴眼液采用紫外-可见分光光度法）；吡喹酮测定用高效液相色谱法。

1. 扑米酮的含量测定

取本品约 0.2g，精密称定，照氮测定法（附录Ⅶ D 第一法）测定，每 1mL 硫酸滴定液（0.05mol/L）相当于 10.91mg 的 $C_{12}H_{14}N_2O_2$。

2. 扑米酮片的含量测定

（1）　色谱条件与系统适用性试验　用酸洗硅烷化硅藻土为载体，3%〔苯基（50%）甲基聚硅氧烷〕作为固定液，进样口和气化室温度 310℃，柱温 260℃。扑米酮峰与内标物质峰的分离度应符合要求。

（2）　校正因子测定　称取 N-苯基咔唑适量，用甲醇溶解制成每 1mL 中含 2.4mg 的溶液作为内标溶液。精密称取扑米酮对照品约 0.15g，置 50mL 量瓶中，精密加入内标溶液 25mL，振摇使扑米酮溶解，用甲醇稀释至刻度（必要时加热使溶解），摇匀，作为对照品溶液。精密量取对照品溶液 1μL，注入气相色谱仪，计算扑米酮的校正因子。

（3）　测定法　取本品 20 片，精密称定，研细，精密称取细粉适量（相当于扑米酮 0.15g），置 50mL 量瓶中，精密加入内标溶液 25mL 和甲醇 10mL，水浴上加热 5min，并时时振摇，放冷，用甲醇稀释至刻度，摇匀，滤过，取续滤液作为供试品溶液。精密量取 $1\mu L$，注入气相色谱仪，按内标法以峰面积计算，即得。

3. 富马酸酮替芬的含量测定

取本品约 0.3g，精密称定，加冰醋酸 10mL，溶解后，加结晶紫指示液 1 滴，用高氯酸滴定液（0.1mol/L）滴定至溶液显蓝色，并将滴定的结果用空白试验校正。每 1mg 高氯酸滴定液（0.1mol/L）相当于 42.55mg 的 $C_{19}H_{19}NOS \cdot C_4H_4O_4$。

4. 富马酸酮替芬片的含量测定

取本品 20 片，精密称定，研细，精密称取适量（约相当于酮替芬 1mg），置 100mL 量瓶中，加水适量，振摇使富马酸酮替芬溶解，加水稀释至刻度，摇匀，滤过，取续滤液，照紫外-可见分光光度法（附录Ⅳ A），在 301nm 的波长处测定吸光度，按 $C_{19}H_{19}NOS$ 的吸收系数（$E_{1cm}^{1\%}$）为 465 计算，即得。

5. 吡喹酮含量的测定

（1）色谱条件与系统适用性试验　用十八烷基硅烷键合硅胶为填充剂；乙腈-水（60：40）为流动相；检测波长为 210nm。理论板数按吡喹酮计算不低于 3000。

（2）测定法　取本品约 50mg，精密称定，置 100mL 量瓶中，振摇使溶解，加流动相稀释至刻度，摇匀。精密量取 5mL，用流动相稀释至 50mL，作为供试品溶液。取 20μL 注入液相色谱仪，记录色谱图；另取吡喹酮对照品，精密称定，同法测定。按外标法以峰面积计算，即得。

本 章 小 结

1. 醇类药物的结构与性质

醇类药物为有一个或多个氢原子被羟基（—OH）或巯基（—SH）取代的脂肪族有机化合物。典型醇类药物有乙醇、甘油、甘露醇、二巯丙醇和山梨醇等。主要性质如下：

（1）醇羟基的氧化反应

（2）显色反应

（3）脂的形成反应

2. 醇类药物的鉴别试验

（1）碘仿反应

（2）显色反应

（3）丙烯醛反应

（4）沉淀反应

3. 醇类药物的含量测定

（1）碘量法（二巯丙醇）

（2）高碘酸钠（钾）法（甘露醇）

（3）酸碱滴定法（甘油）

4. 麻醉乙醚的检查

（1）酸度

（2）醛类

（3）过氧化物

（4）异臭

（5）不挥发物

5. 醛类药物的鉴别试验

（1）水合氯醛的鉴别　水合氯醛加水溶解后，加入碱试液，溶液显浑浊；加温后形成澄明的两液层，并产生氯仿的臭气。

（2）乌洛托品的鉴别　特征反应、红外分光光度法。

6.醛类药物的含量测定

（1）乌洛托品的含量测定——非水滴定法

（2）水合氯醛的含量测定——碱水解后银量法

7.酮类药物的鉴别试验

（1）扑米酮的鉴别

① 遇酸的分解反应

② 遇碱的分解反应

③ 红外分光光度法

（2）吡喹酮的鉴别

① 紫外-可见分光光度法

② 红外分光光度法

（3）富马酸酮替芬的鉴别

① 呈色反应

② 与二硝基苯肼反应

③ 氧化反应

④ 紫外-可见分光光度法

⑤ 红外分光光度法

8.酮类药物的含量测定

（1）扑米酮——氮测定法

（2）扑米酮片——气相色谱法

（3）富马酸酮替芬——非水滴定法

（4）富马酸酮替芬片——紫外-可见分光光度法

（5）吡喹酮——高效液相色谱法

复习思考题

1.简述甘露醇含量测定的方法、原理。

2.醇类药物的鉴别反应有哪些？

3.麻醉乙醚中需检查的杂质有哪些？

4.简述水合氯醛含量的测定方法。

5.如何鉴别乌洛托品？

6.如何测定扑米酮的含量？

7.如何鉴别富马酸酮替芬？

自　测　题

一、选择题

1.某药物水溶液，加入氢氧化钠试液和碘试液，即发生碘仿的臭气，并生成黄色沉淀，该药物是（　　）。

A. 乙醇　　　　　　B. 甘油　　　　　　C. 甘露醇　　　　　　D. 山梨醇

2. 麻醉乙醚检查过氧化物时，采用的试剂是（　　）。

A. 硝酸银试液　　　　　　　　　　B. 氢氧化钠试液

C. 碘化钾-淀粉试液　　　　　　　　D. 氯化铁试液

3. 某药物加变色酸试液，置水浴上加热一定时间，即显紫色，该药物是（　　）。

A. 麻醉乙醚　　　　B. 乙醛　　　　C. 扑米酮　　　　D. 吡喹酮

4. 麻醉乙醚需检查的杂质是（　　）。

A. 脂肪酸　　　　　　　　　　　　B. 还原糖

C. 醇合三氯乙醛　　　　　　　　　D. 过氧化物

5. 某药物加稀硫酸溶解后，加热，产生甲醛的特臭，能使润湿的氨制硝酸银试纸显色；再加过量的氢氧化钠试液，产生氨臭，能使润湿的红色石蕊试纸变成蓝色。该药物是（　　）。

A. 乌洛托品　　　B. 苯酚　　　　C. 麻醉乙醚　　　D. 水合氯醛

6. 某药物水溶液，加氢氧化钠试液，溶液显浑浊；加温后成澄明的两液层，并产生三氯甲烷的臭气，该药物是（　　）。

A. 甘油　　　　　B. 乌洛托品　　　C. 吡唑酮　　　D. 水合氯醛

7. 扑米酮在（　　）条件下加热灼烧，即分解生成氨气。

A. 酸性　　　　　B. 中性　　　　C. 碱性　　　　D. 无具体要求

8. 麻醉乙醚需检查的杂质有（　　）。

A. 酸度　　　　　B. 醛类　　　　C. 过氧化物　　　D. 异臭

9. 在检查麻醉乙醚中醛类杂质时，需用到的溶液包括（　　）。

A. 亚硫酸氢钠溶液　　　　　　　　B. 淀粉指示液

C. 碘滴定液　　　　　　　　　　　D. 碳酸氢钠

10. 下列药物中采用高碘酸钠法或高锰酸钾法测定其含量的是（　　）。

A. 乙醇　　　　　B. 甘油　　　　C. 甘露醇　　　D. 山梨醇

二、填空题

1. 醇类药物的鉴别试验包括＿＿＿＿＿、＿＿＿＿＿、＿＿＿＿＿和＿＿＿＿＿。

2. 酮类药物中的典型药物主要有＿＿＿＿、＿＿＿＿和＿＿＿＿。

3. 醚类药物典型药物为＿＿＿＿＿。

4. 乌洛托品药物的鉴别方法主要有＿＿＿＿＿和＿＿＿＿＿。

5. 麻醉乙醚中酸度的检查方法为＿＿＿＿＿法。

6. 中国药典中，扑米酮的含量测定采用＿＿＿＿＿＿＿＿＿＿法；富马酸酮替芬采用＿＿＿＿＿＿＿＿法；吡喹酮测定采用＿＿＿＿＿＿＿＿＿法。

第六章
芳酸及其酯类药物的检验

理论学习要点

　　水杨酸类药物的结构与性质；苯甲酸类药物的结构与性质；布洛芬类药物的结构与性质；水杨酸类药物含量测定原理；苯甲酸类药物含量测定原理；布洛芬类药物含量测定原理。

能力训练要点

　　水杨酸类药物的鉴别及含量测定；阿司匹林的杂质检查；苯甲酸类药物的鉴别及含量测定；布洛芬类药物的鉴别及含量测定。

应达到的能力目标

1. 能够依据药典，对水杨酸类典型药物进行鉴别。
2. 能够依据药典，对苯甲酸类典型药物进行鉴别。
3. 能够依据药典，对布洛芬类典型药物进行鉴别。
4. 能够依据药典，对阿司匹林药物中杂质进行检查。
5. 能够利用酸碱滴定法测定阿司匹林、苯甲酸、布洛芬的含量。
6. 能够利用双相滴定法测定苯甲酸钠的含量。
7. 能够利用紫外-可见分光光度法测定丙磺舒的含量。

案例6.1　阿司匹林原料药的检验

　　阿司匹林，又名乙酰水杨酸，其化学名称为2-乙酰氧基苯甲酸，分子式为 $C_9H_8O_4$，相对分子质量180.16；为白色结晶或结晶性粉末；无臭或微带醋酸臭，味微酸；遇湿气即缓缓水解；在乙醇中易溶，在三氯甲烷或乙醚中溶解，在水或无水乙醚中微溶；在氢氧化钠溶液或碳酸钠溶液中溶解，但同时分解。阿司匹林是一种历史悠久的解热镇痛药，主要用于治疗发热、头痛、神经痛、肌肉痛、风湿热、急性风湿性关节炎及类风湿性关节炎等。《中国药典》2010年版（二部）"阿司匹林"的质量标准指出，其检验内容包括：性状、鉴别、检查（溶液的澄清度、游离水杨酸、易炭化物、炽灼残渣、重金属、有关物质、干燥失重）、含量测定及化学成分。阿司匹林的含量测定采用酸碱滴定法。

案例分析

1. 阿司匹林属水杨酸类药物，欲检测其质量，须对其进行鉴别试验、杂质检查及含量测定。

2. 《中国药典》2010 年版(二部)中，阿司匹林的鉴别试验方法主要有：与氯化铁的反应、水解反应及红外分光光度法。

3. 阿司匹林的检查项目包括：溶液的澄清度、游离水杨酸、易炭化物、炽灼残渣、重金属、有关物质、干燥失重等。

4. 阿司匹林的含量测定采用酸碱滴定法。

为完成阿司匹林的检验任务，我们需掌握如下理论知识和操作技能。

理论基础

水杨酸类药物的结构与性质

1. 基本结构

水杨酸分子结构中既含有苯环和羧基，又含有邻位酚羟基，游离羧基可合成盐或酯，酚羟基也可合成酯，苯环上还可发生取代。《中国药典》2010 年版（二部）收载的水杨酸类药物有水杨酸、阿司匹林、对氨基水杨酸（钠）、贝诺酯、双水杨酯、二氟尼柳等。其结构式如下：

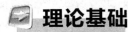

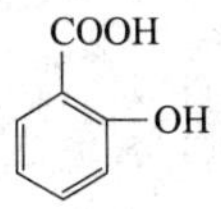

水杨酸 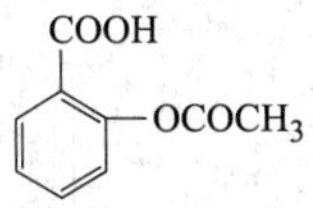　　　　　　　阿司匹林 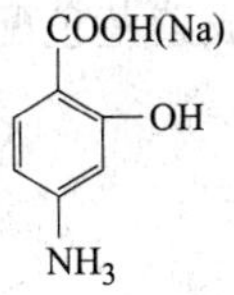　　　　　　对氨基水杨酸(钠)

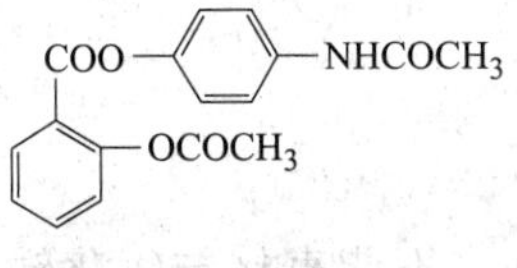

贝诺酯 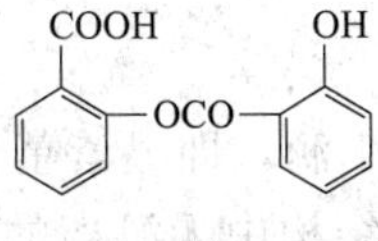　　　　　　　双水杨酯 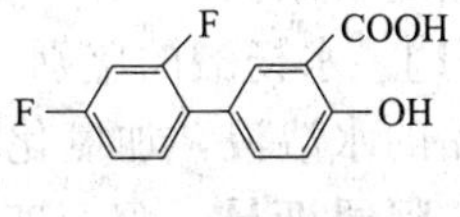　　　　　　二氟尼柳

2. 理化性质

（1）溶解性　水杨酸类药物均为固体，具有一定的熔点。除对氨基水杨酸易溶于水外，其他药物在水中微溶或几乎不溶，能溶于乙醇、乙醚和三氯甲烷等有机溶剂。溶解行为可作为供试品溶液的配制或含量测定时滴定介质选择的依据。

（2）酸性　该类药物苯环上具有羧基及酚羟基，所以具有酸性，属于中等强度的酸或弱酸，其酸性受苯环、羧基及取代基的影响。取代基为卤素、硝基、羟基时能降低苯环电子云密度，使羧基中羟基氧原子的电子云密度降低，从而增加氧氢键极性，较易离解出质子使酸性较苯甲酸强；反之，取代基为甲基、氨基时能增加苯环电子云密度，从而降低氧氢键极性，使酸性较苯甲酸弱。因此水杨酸的酸性（pK_a2.95）比苯甲酸的（pK_a4.26）强得多。阿司匹林为乙酰水杨酸，酸性（pK_a3.49）比水杨酸弱，但比苯甲酸强。这一性质可用于本类药物的鉴别和含量测定。

（3）**水解性** 含有酯键的本类药物在通常情况下其水解速率较慢。有酸或碱存在和加热时，可加速水解反应的进行。在酸性介质中，水解和酯化反应可达到平衡，因此，不可能全部水解。在碱性介质中，由于碱能中和反应中生成的酸，使平衡破坏，因此在过量碱存在的条件下，水解可以进行完全。利用水解得到酸和醇的性质，可鉴别相应的药物。利用水解反应，本类药物亦可用水解后剩余滴定法测定含量。由于本类药物易水解，在生产和贮藏过程中容易引入水解产物，故对其原料和制剂通常应检查水解产生的杂质，如阿司匹林应检查游离水杨酸。

（4）**官能团反应** 含酚羟基的水杨酸类药物可与氯化铁作用形成有色的配位化合物，故可用氯化铁反应鉴别；含芳伯氨基的对氨基水杨酸钠、水解产生芳伯氨基的贝诺酯，均可用重氮化-偶合反应鉴别，亚硝酸钠滴定法测定含量。

（5）**光谱特征** 水杨酸类药物分子结构中含有苯环和特征官能团，具有紫外和红外特征吸收，可用于含量测定和定性鉴别。

技能基础

一、水杨酸类药物的鉴别

1. 氯化铁反应

此反应为芳环上酚性羟基的反应，水杨酸、阿司匹林与对氨基水杨酸钠的结构中都具有酚羟基，可与氯化铁试液作用显色。

（1）**水杨酸及其盐** 具有酚羟基的水杨酸及其盐在中性或弱酸性条件下，可与氯化铁试液反应，生成紫堇色配位化合物。其反应式为：

$$\underset{6}{\left[\begin{array}{c}COOH\\-OH\end{array}\right]} + 4FeCl_3 \longrightarrow \left[\left(\begin{array}{c}COO^-\\-O^-\end{array}\right)_2 Fe\right]_3 Fe + 12HCl$$

反应适宜的 pH 为 4~6，在强酸性溶液中此配位化合物可分解。本反应灵敏度高，适宜在稀溶液进行试验。

［例 6-1］ 水杨酸的鉴别

取本品的水溶液，加氯化铁试液 1 滴，即显紫堇色。

（2）**阿司匹林** 阿司匹林分子结构中无游离的酚羟基，不能直接与氯化铁试液反应，需加水煮沸，酯键受热水解后生成水杨酸，与氯化铁试液反应，呈紫堇色。

［例 6-2］ 阿司匹林的鉴别

取本品约 0.1g，加水 10mL，煮沸，放冷，加氯化铁试液 1 滴，即显紫堇色。

（3）**对氨基水杨酸钠** 对氨基水杨酸钠加稀盐酸呈酸性后，与氯化铁试液反应，呈紫红色。

［例 6-3］ 对氨基水杨酸的鉴别

取本品约 10mg，加水 10mL 溶解后，加稀盐酸 2 滴使成酸性，加氯化铁试液 1 滴，应显紫红色；放置 3h，不得产生沉淀（与 5-氨基水杨酸钠的区别）。

贝诺酯与双水杨酯加氢氧化钠试液煮沸水解后都能与氯化铁试液发生反应呈紫堇色。二氟尼柳加乙醇溶解后，与氯化铁试液反应，呈深紫色，均可用于鉴别。

2. 水解反应

阿司匹林在碳酸钠试液中加热，酯键水解生成水杨酸钠和醋酸钠，加过量稀硫酸酸化后，析出水杨酸白色沉淀，并有醋酸臭气。沉淀物于 100～105℃干燥后，熔点为 156～161℃。其反应式为：

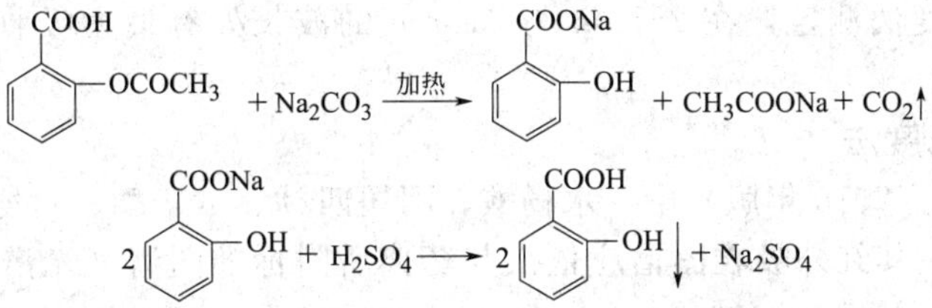

$$2CH_3COONa + H_2SO_4 \longrightarrow 2CH_3COOH + Na_2SO_4$$

［**例 6-4**］ 阿司匹林的鉴别

取本品约 0.5g，加碳酸钠试液 10mL，煮沸 2min 后放冷，加过量的稀硫酸，即析出白色沉淀，并发生醋酸的臭气。

3. 重氮化-偶合反应

该反应为对氨基水杨酸钠芳伯氨基的反应。对氨基水杨酸钠具有芳伯氨基结构，在酸性溶液中，与亚硝酸钠试液进行重氮化反应，生成的重氮盐与碱性 β-萘酚偶合产生橙红色沉淀。其反应式为：

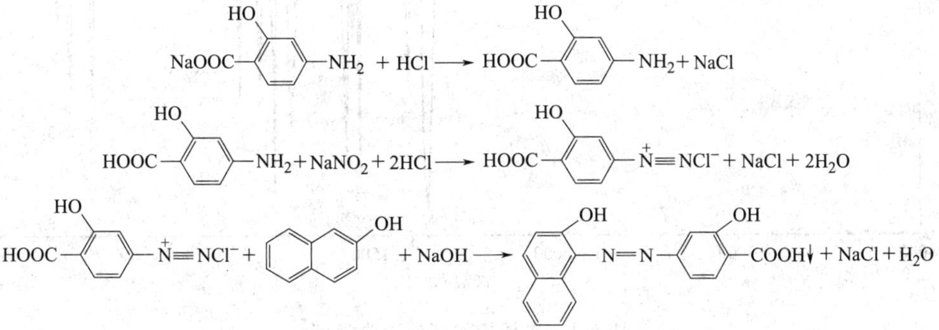

(橙红色)

贝诺酯分子结构中无芳伯氨基，但加酸水解后可产生芳伯氨基，在酸性溶液中，亦可发生重氮偶合反应，产生橙红色沉淀。其反应式为：

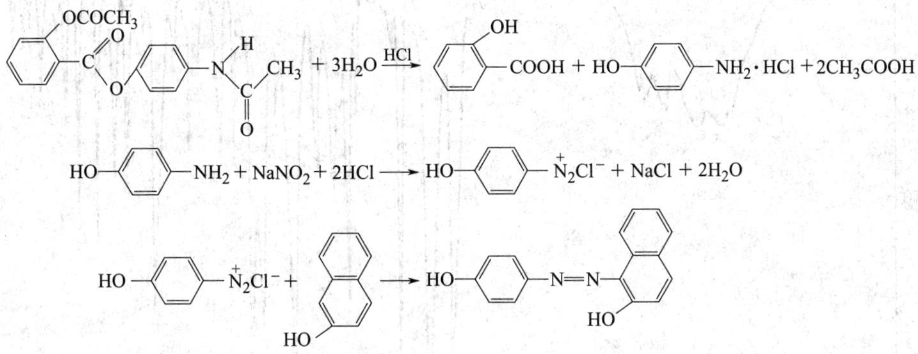

［**例 6-5**］ 贝诺酯的鉴别

取本品约 0.1g，加稀盐酸 5mL，煮沸，放冷，滤过，滤液显芳香第一胺类的鉴别反应。

4. 紫外-可见分光光度法

水杨酸类药物具有特征的紫外吸收光谱，常用于鉴别。如二氟尼柳分子结构中具有苯环和羧基，其紫外吸收光谱具有一定的特征性，可用于鉴别。

[例 6-6]　二氟尼柳鉴别

取本品，加 0.1mol/L 的盐酸乙醇溶液溶解并稀释制成每 1mL 中含有 20μg 的溶液，照紫外－可见分光光度法测定，在 251nm 与 315nm 的波长处有最大吸收，吸光度比值应为 4.2～4.6。

5. 红外分光光度法

在《中国药典》（2010 年版）中，水杨酸、阿司匹林、贝诺酯、对氨基水杨酸均采用红外分光光度法鉴别，其红外吸收图谱应依次与药典所附标准图谱（光谱集 57 图、5 图、42 图、132 图）一致。

水杨酸的红外吸收光谱见图 6-1，阿司匹林的红外吸收光谱见图 6-2。

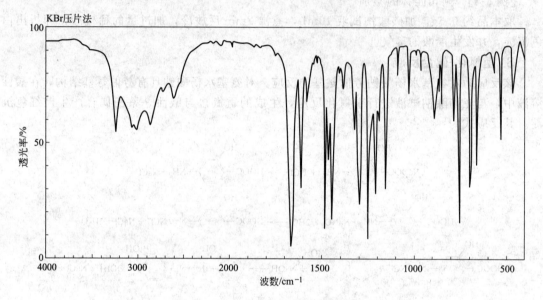

图 6-1　水杨酸的红外吸收光谱

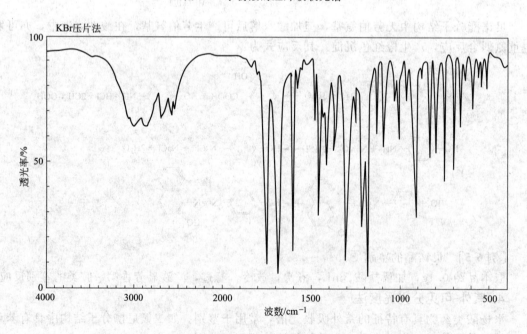

图 6-2　阿司匹林的红外吸收光谱

6. 薄层色谱法

薄层色谱法设备简单、操作简便，具有分离功能，可排除制剂中辅料的干扰，可用于水杨酸类相关药物的鉴别。《中国药典》2010 年版（二部）中二氟尼柳胶囊的鉴别即采用该法。

[例 6-7]　二氟尼柳胶囊鉴别

取本品的内容物适量（约相当于二氟尼柳 50mg），加甲醇 5mL，振摇使二氟尼柳溶解，滤过，滤液作为供试品溶液；另称取二氟尼柳对照品适量，用甲醇溶解制成每 1mL 中约含 10mg 的溶液，作为对照品溶液，照薄层色谱法（附录 Ⅴ B）试验，吸取上述两种溶液各 5μL，分别点于同一硅胶 GF254 薄层板上，以正己烷-二氧六环-冰醋酸（85：10：5）为展开剂，展开，晾干，置紫外灯（254nm）下检视，供试品溶液所显主斑点的位置和颜色应与对照品溶液的主斑点相同。

二、阿司匹林的杂质检查

阿司匹林的合成工艺流程如下：

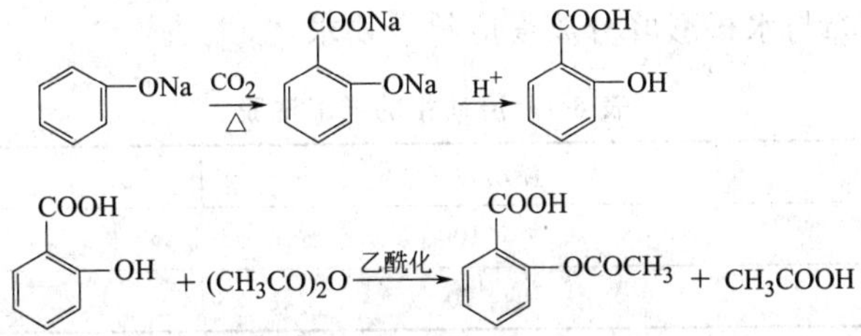

在阿司匹林合成过程中，经常会由于原料不纯或未反应完全，中间产物及副产物，及在储藏过程中水解等原因而引入杂质。《中国药典》2010 年版（二部）中除控制重金属、干燥失重、炽灼残渣、易炭化物等一般杂质外，还须对以下特殊杂质进行检查。

1. 溶液的澄清度

该项是检查碳酸钠试液中的不溶物。此类不溶物杂质主要包括未反应完全的酚类，或水杨酸精制时由于温度过高发生脱羧副反应而产生的苯酚，以及合成工艺中的其他副反应生成的醋酸苯酯、水杨酸苯酯和乙酰水杨酸苯酯等。这些杂质均不含羧基，不溶于碳酸钠试液，而阿司匹林可溶解。利用杂质与阿司匹林溶解性的差异控制限量。

其检查方法为：取本品 0.50g，加温热至约 45℃ 的碳酸钠试液 10mL 溶解后，溶液应澄清。

2. 游离水杨酸

阿司匹林生产过程中乙酰化不完全或贮藏过程中水解均会产生水杨酸，水杨酸对人体有毒性，分子中的酚羟基在空气中易被氧化生成一系列淡黄、红棕甚至深棕色的醌式有色物质，而使阿司匹林药品变色。

阿司匹林中的游离水杨酸，照高效液相色谱法（附录 Ⅴ D）测定。其方法如下。

（1）色谱条件与系统适用性试验　用十八烷基硅烷键合硅胶为填充剂；以乙腈-四氢呋喃-冰醋酸-水（20：5：5：70）为流动相；检测波长为 303nm。理论板数按水杨酸峰计算不低于 5000，阿司匹林主峰与水杨酸主峰分离度应符合要求。

（2）供试品溶液的制备　取本品约 100mg，精密称定，置 10mL 量瓶中，加 1% 冰醋酸甲醇溶液适量，振摇使溶解，并稀释至刻度，摇匀，即得（临用前新配）。

（3）对照品溶液的制备　取水杨酸对照品约 10mg，精密称定，置 100mL 量瓶中，加 1% 冰醋酸甲醇溶液适量使溶解，并稀释至刻度，摇匀；精密量取 5mL，置 50mL 量瓶中，用1%冰醋酸甲醇溶液稀释至刻度，摇匀，即得。

（4）测定法 立即精密量取供试品溶液、对照品溶液各10μL，分别注入液相色谱仪，记录色谱图。供试品溶液色谱图中如显水杨酸色谱峰，按外标法以峰面积计算供试品中水杨酸含量，含水杨酸不得过0.1%。

《中国药典》2010年版（二部）中规定阿司匹林制剂也要做此项检查。阿司匹林片、阿司匹林肠溶片、阿司匹林肠溶胶囊、阿司匹林泡腾片及阿司匹林栓中均采用高效液相色谱法检查游离水杨酸，其限量分别为0.3%、1.5%、1.0%、3.0%、3.0%。

3. 有关物质

该项检查的是乙酰水杨酸酐、乙酰水杨酸和水杨酰水杨酸等相关物质。这类杂质的存在容易引起不良反应，临床上主要表现为敏性荨麻疹、哮喘、胃肠道出血、鼻息肉等。

阿司匹林中的有关物质，照高效液相色谱法（附录Ⅴ D）测定。其方法如下。

（1）色谱条件与系统适用性试验 用十八烷基硅烷键合硅胶为填充剂，以乙腈-四氢呋喃-冰醋酸-水（20:5:5:70）为流动相A，乙腈为流动相B，按表6-1进行线性梯度洗脱；检测波长为276nm。阿司匹林峰的保留时间约为8min，理论板数按阿司匹林峰计算不低于5000，阿司匹林峰与水杨酸峰分离度应符合要求。

表6-1 流动相的梯度洗脱

时间/min	流动相A/%	流动相B/%
0.0	100	0
60.0	20	80

（2）测定法 取本品约0.1g，精密称定，置10mL量瓶中，加1%冰醋酸甲醇溶液适量，振摇使溶解，并稀释至刻度，摇匀，即得供试品溶液；精密量取供试品溶液1mL，置200mL量瓶中，用1%冰醋酸甲醇溶液稀释至刻度，摇匀，即得对照溶液；精密量取对照溶液10mL，置100mL量瓶中，用1%冰醋酸甲醇溶液稀释至刻度，摇匀，即得灵敏度试验溶液。分别精密量取供试品溶液、对照溶液、灵敏度试验溶液及水杨酸检查项下的水杨酸对照品溶液各10μL，注入液相色谱仪，记录色谱图。供试品溶液色谱图中如显杂质峰，除小于灵敏度试验溶液中阿司匹林主峰面积的单个杂质峰、溶剂峰及水杨酸峰不计外，其余各杂质峰面积的和不得大于对照溶液主峰峰面积（0.5%）。

三、水杨酸类药物的含量测定

1. 酸碱滴定法

含有游离羧基的芳酸类药物，呈酸性，且酸性较强，如水杨酸、双水杨酯、阿司匹林原料药均可用碱滴定液直接滴定测定其含量。

[例6-8] 阿司匹林的含量测定

取本品约0.4g，精密称定，加中性乙醇（对酚酞指示液显中性）20mL溶解后，加酚酞指示液3滴，用氢氧化钠滴定液（0.1mol/L）滴定。每1mL氢氧化钠滴定液（0.1mol/L）相当于18.02mg的$C_9H_8O_4$。

其反应式为：

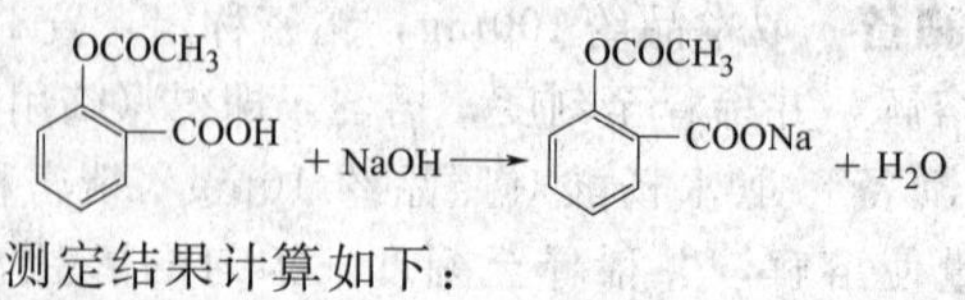

此法为直接滴定法，测定结果计算如下：

$$阿司匹林含量=\frac{VTF}{m_s}\times100\%$$　　　　　　　(6-1)

式中　T——滴定度，每 1mL 滴定液相当于多少质量，g；

　　　V——滴定液体积，mL；

　　　m_s——供试品质量，g；

　　　F——浓度校正因子，本测定中为滴定液实际浓度/0.1。

　　为了增加阿司匹林的溶解性，且防止阿司匹林酯结构在滴定时水解，致使测定结果偏高，故选用中性乙醇溶液溶解样品进行滴定。本品是弱酸，用氢氧化钠滴定时，化学计量点偏碱性，故指示剂选用在碱性区变色的酚酞。滴定时应在不断振摇下稍快地进行，否则会因碱局部浓度过大引起阿司匹林水解，温度应控制在 0~40℃之间为宜。本法简便、快速，但缺乏专属性，易受水杨酸及乙酸的干扰，因此不宜用于水杨酸含量较高样品的测定。

　　2. 高效液相色谱法

　　高效液相色谱法具有在线分离分析的功能，能消除药物制剂中的杂质、辅料等成分所产生的干扰，因此被广泛应用于药物制剂的含量测定。《中国药典》2010 年版（二部）采用高效液相色谱法测定阿司匹林片、阿司匹林肠溶片、阿司匹林肠溶胶囊、阿司匹林泡腾片、阿司匹林栓的含量。

　　[例 6-9]　阿司匹林泡腾片的含量测定

　　(1) 色谱条件与系统适用性试验　用十八烷基硅烷键合硅胶为填充剂，以乙腈-四氢呋喃-冰醋酸-水（20:5:5:70）为流动相；检测波长为 276nm。理论塔板数按阿司匹林峰计算不低于 3000，阿司匹林峰与水杨酸峰之间的分离度应符合要求。

　　(2) 测定法　取本品 10 片，精密称定，充分研细，精密称取细粉适量（约相当于阿司匹林 10mg），置 100mL 量瓶中，加 1% 冰醋酸的甲醇溶液强烈振摇使溶解，并用 1% 冰醋酸的甲醇溶液稀释至刻度，摇匀，用有机相滤膜（孔径：0.45μm）滤过，精密量取续滤液 10μL，注入液相色谱仪，记录色谱图；另取阿司匹林对照品约 20mg，精密称定，置 200mL 量瓶中，加 1% 冰醋酸的甲醇溶液强烈振摇使溶解，并用 1% 冰醋酸的甲醇溶液稀释到刻度，摇匀，同法测定，按外标法以峰面积计算，即得。

$$阿司匹林的含量=\frac{c_x A_x/A_R\,\overline{m}}{m\times标示量}\times100\%$$　　　　　　　(6-2)

式中　c_x——对照品溶液的浓度，mg/mL；

A_x，A_R——供试品和对照品阿司匹林的峰面积；

　　　m——阿司匹林泡腾片样品的称取量，g；

　　　$\overline{m}$——供试品的平均片重，g；

　标示量——泡腾片"规格"项下的标示值。

案例6.2　苯甲酸钠的检验

　　苯甲酸钠是苯甲酸的钠盐，又名安息香酸钠，分子式为 $C_7H_5NaO_2$，相对分子质量 144.1；为白色颗粒、粉末或结晶性粉末；无臭或微带臭气，味微甜带咸，有收敛性；在水中易溶，在乙醇中略溶；在空气中稳定，露置空气中可吸潮。苯甲酸钠属于药用辅料，常用作防腐剂，也用于制药物、染料等。因苯甲酸钠具有毒性，有些国家如日本已经停止生产，并对它的使用作出限制。《中国药典》2010 年版（二部）"苯甲酸钠"的质量标准指出，其检验内容包括：性状、鉴别、检查（酸碱度、溶液的澄清度与颜色、氯化物、硫酸盐、邻苯二甲酸、干燥失重、重金属、砷盐）及含量测定。苯甲酸钠的含量测定采用非水滴定法。

 案例分析

1. 苯甲酸钠属苯甲酸类药物，欲检验其质量，须对其进行鉴别试验、杂质检查及含量测定。

2. 《中国药典》2010年版(二部)中，苯甲酸钠的鉴别试验方法主要有：红外分光光度法、钠盐鉴别反应以及苯甲酸盐的鉴别反应。

3. 苯甲酸钠的检查项目包括：酸碱度、溶液的澄清度与颜色、氯化物、硫酸盐、邻苯二甲酸、干燥失重、重金属、砷盐等。

4. 苯甲酸钠的含量测定采用非水滴定法。

为完成苯甲酸钠的检验任务，我们需掌握如下理论知识和操作技能。

理论基础

苯甲酸类药物的结构与性质

1. 基本结构

本类药物分子结构中均具有苯环和羧基。《中国药典》2010年版（二部）收载的苯甲酸类药物主要有苯甲酸及其钠盐、布美他尼、羟基乙酯及丙磺舒等。其结构式如下：

| 苯甲酸(钠) | 泛影酸 | 丙磺舒 |

| 布美他尼 | 甲芬那酸 |

2. 理化性质

（1）溶解性 本类药物除苯甲酸钠溶于水外，其他药物在水中微溶或几乎不溶；苯甲酸、羟苯乙酯易溶于乙醇、乙醚等有机溶剂；丙磺舒、甲芬那酸在乙醇、乙醚氯仿等有机溶剂中略溶、微溶或难溶，但均溶于氢氧化钠溶液。

（2）酸性 本类药物分子结构中含有苯环和羧基，且羧基与苯环直接相连，因此具有较强的酸性。故可利用其酸性，用酸碱滴定法测定含量。

（3）与氯化铁反应 苯甲酸盐、丙磺舒的中性溶液，与氯化铁反应，可生成赭色沉淀，可用于鉴别。

（4）分解性 某些药物因其特殊的结构，在一定条件下发生分解，分解产物发生特殊反应，可用于鉴别。如丙磺舒的硫酸盐反应。

（5）紫外和红外光谱特征 本类药物结构中的苯环及其取代基，具有特征的紫外和红外吸收光谱，可用于鉴别和含量测定。

 技能基础

一、苯甲酸类药物的鉴别

1. 氯化铁反应

（1）苯甲酸　苯甲酸的碱性水溶液或苯甲酸钠的中性溶液，与氯化铁试液生成碱性苯甲酸铁的赭色沉淀。其反应式为：

$$7\ \text{〇—COONa} + 3FeCl_3 + 2OH^- \longrightarrow$$

$$\left[(\text{〇—COO})_6 Fe_3(OH)_2 OOC—\text{〇}\right]\downarrow + 7NaCl + 2Cl^-$$

其鉴别试验方法为：取本品约 0.2g，加 0.4% 氢氧化钠溶液 15mL，振摇，滤过，滤液中加氯化铁试液 2 滴，即生成赭色沉淀。

（2）丙磺舒　丙磺舒与氢氧化钠试液反应生成钠盐，在中性溶液中，可与氯化铁试液反应，形成米黄色沉淀，可用于鉴别。其反应式为：

$$3(CH_3CH_2CH_2)_2N—SO_2—\text{〇—COONa} + FeCl_3 \longrightarrow$$

$$\left[(CH_3CH_2CH_2)_2N—SO_2—\text{〇—COO}\right]_3 Fe + 3NaCl$$

其鉴别试验方法为：取本品约 5mg，加 0.1mol/L 氢氧化钠溶液 0.2mL，用水稀释至 2mL（pH5.0～6.0），加氯化铁试液 1 滴，即生成米黄色沉淀。

2. 硫酸盐反应

丙磺舒具有磺酰胺结构，与氢氧化钠共熔融，可分解生成亚硫酸钠，经硝酸氧化成硫酸盐，而显硫酸盐反应。

$$(CH_3CH_2CH_2)_2N—SO_2—\text{〇—COOH} + 3NaOH \longrightarrow$$

$$\text{〇—ONa} + CO_2\uparrow + H_2O + Na_2SO_3 + HN(CH_2CH_2CH_3)_2$$

$$Na_2SO_3 + 2HNO_3 \longrightarrow Na_2SO_4 + 2NO_2 + H_2O$$

[例 6-10]　丙磺舒的鉴别

取本品约 0.1g，加氢氧化钠 1 粒，小火加热熔融数分钟，放冷，残渣加硝酸数滴，再加盐酸溶解使成酸性，加水少许稀释，滤过，滤液显硫酸盐的鉴别反应（附录Ⅲ）。

3. 氧化反应

甲芬那酸的硫酸溶液，加热后显黄色，并有绿色荧光；与重铬酸钾试液反应，呈深蓝色，随即变为棕绿色。

4. 紫外-可见分光光度法

（1）丙磺舒　取本品，加含有盐酸的乙醇［取盐酸溶液（9→1000）2mL，加乙醇制成 100mL］制成每 1mL 中含 20μg 的溶液，照紫外-可见分光光度法（附录Ⅳ A）测定，在 225nm 与 249nm 的波长处有最大吸收，在 249nm 波长处的吸光度约为 0.67。

（2）甲芬那酸　取本品，加 1mol/L 盐酸溶液-甲醇（1：99）混合液溶解并稀释制成每 1mL 中含 20μg 的溶液，照紫外-可见分光光度法（附录Ⅳ A）测定，在 279nm 与 350nm 的波长处有最大吸收，其吸光度分别为 0.69～0.74 与 0.56～0.60。

5. 红外分光光度法

《中国药典》2010 年版（二部）采用红外分光光度法鉴别苯甲酸、丙磺舒，其红外吸收光谱应依次与药典所附标准图谱（光谱集 233 图、73 图）一致。苯甲酸的红外吸收谱图见图 6-3，丙磺舒的红外吸收谱图见图 6-4。

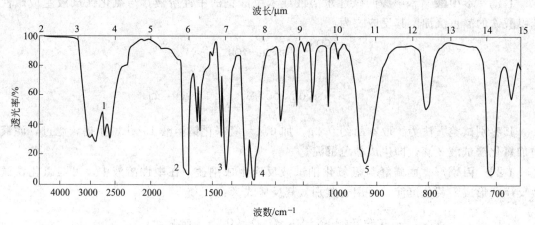

图 6-3　苯甲酸的红外吸收光谱

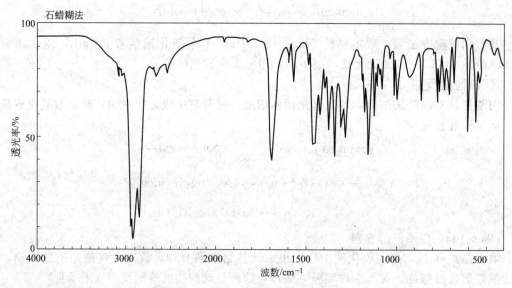

图 6-4　丙磺舒的红外吸收光谱

二、苯甲酸类药物的含量测定

1. 酸碱滴定法

苯甲酸、甲芬那酸等分子结构中苯环直接与羧基相连，显酸性，可将其溶解在中性乙醇中，用氢氧化钠滴定液直接滴定。

[例 6-11]　苯甲酸的含量测定

取本品约 0.25g，精密称定，加中性乙醇（对酚酞指示液显中性）25mL 溶解后，加酚酞指示液 3 滴，用氢氧化钠滴定液（0.1mol/L）滴定。每 1mL 氢氧化钠滴定液（0.1mol/L）相当于 12.21mg 的 $C_7H_6O_2$。

2. 双相滴定法

苯甲酸钠为芳酸碱金属盐，易溶于水，其水溶液呈碱性，可用盐酸标准滴定溶液滴定，但在滴定过程中析出的游离酸不溶于水，并且使滴定终点的 pH 突跃不明显，不利于终点的正确判断。因此，《中国药典》2005 年版（二部）收载的苯甲酸钠含量的测定采用双相滴定法，即利用苯甲酸能溶于有机溶剂的性质，在水相中加入与水不相混溶的有机溶剂，并置于分液漏斗中进行滴定反应，将滴定过程中产生的苯甲酸不断萃取入有机溶剂层中，减少苯甲酸在水中的浓度，使滴定反应完全，终点清晰，同时可降低苯甲酸的离解。

其方法为：取本品 1.5g，精密称定，置分液漏斗中，加水 25mL、乙醚 50mL 及甲基橙指示液 2 滴，用盐酸标准滴定溶液（0.5mol/L）滴定，随滴随振摇，至水层显橙红色，分取水层，置具塞锥形瓶中，乙醚层用水 5mL 洗涤，洗液并入锥形瓶中，加乙醚 20mL，继续用盐酸标准滴定溶液（0.5mol/L）滴定，随滴定随振摇，至水层显持续的橙红色。每 1mL 盐酸标准滴定溶液（0.5mol/L）相当于 72.06mg 的 $C_7H_5O_2Na$。

3. 非水滴定法

利用双相滴定法测定苯甲酸钠的含量，在测定时需消耗乙醚，在提取时易带来微小损失，而且终点颜色观察略显困难。因此，在《中国药典》2010 年版中，苯甲酸钠的含量测定方法改为非水滴定法。

其方法为：取本品，经 105℃ 干燥至恒重，取约 0.12g，精密称定，加冰醋酸 20mL 使溶解，加结晶紫指示液 1 滴，用高氯酸滴定液（0.1mol/L）滴定至溶液显绿色，并将滴定的结果用空白试验校正。每 1mL 高氯酸滴定液（0.1mol/L）相当于 14.41mg 的 $C_7H_5NaO_2$。

4. 银量法

泛影酸为有机碘化物，测定时要进行预处理，使其中的有机碘转变为无机碘化物，再用银量法测定含量。含卤素的有机药物分子中，如果卤素与有机分子结合得不太牢固（如卤素结合在脂肪族碳链上），可加碱回流，使卤素脱下后用银量法测定。也可在适当溶剂中加过量硝酸银直接回流，使卤素脱下生成卤化银沉淀，再用硫氰酸铵回滴剩余硝酸银，测定含量。如果卤素结合在芳环上，卤素与有机分子结合得比较牢固，用上述方法不能使卤素脱下，就要在碱性溶液中用锌粉还原，使碳卤键断裂，形成无机卤化物，再用银量法测定。《中国药典》2010 年版中，规定用锌粉和碱液还原泛影酸分子中碳碘键中的碳，使碘脱下，经醋酸酸化后，以曙红钠为指示剂，用硝酸银液滴定测定含量。其反应式如下：

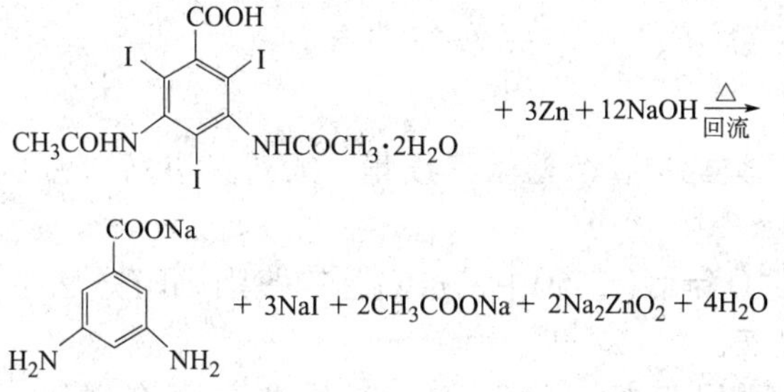

其方法为：取本品约 0.4g，精密称定，加氢氧化钠试液 30mL 与锌粉 1.0g，加热回流 30min，放冷，冷凝管用少量水洗涤，滤过，烧瓶与滤器用水洗涤 3 次，每次 15mL，合并

洗液与滤液，加冰醋酸 5mL 与曙红钠指示液 5 滴，用硝酸银滴定液（0.1mol/L）滴定。每 1mL 硝酸银滴定液（0.1mol/L）相当于 20.46mg 的 $C_{11}H_9I_2N_2O_4$。

中国药典 2010 年版规定泛影酸钠注射液、泛影葡胺注射液也用上述碱性还原法使有机碘转化为无机碘，再用银量法测定。

5. 紫外-可见分光光度法

丙磺舒片剂中含量的测定是利用其在 249nm 波长处有最大吸收，采用紫外-可见分光光度法测定含量。

其方法为：取本品 10 片，精密称定，研细，精密称取适量（约相当于丙磺舒 60mg），置 200mL 量瓶中，加乙醇 150mL 与盐酸溶液（9→100）4mL，置 70℃ 水浴上加热 30min，放冷，用乙醇稀释至刻度，摇匀，滤过，精密量取续滤液 5mL，置 100mL 量瓶中，加盐酸溶液（9→100）2mL，用乙醇稀释至刻度，摇匀。照紫外-可见分光光度法（附录Ⅳ A），在 249nm 的波长处测定吸光度，按 $C_{13}H_{19}NO_4S$ 的吸收系数（$E_{1cm}^{1\%}$）为 338 计算，即得。

6. 高效液相色谱法

《中国药典》2010 年版（二部）丙磺舒含量的测定采用高效液相色谱法。

其方法如下。

（1）色谱条件与系统适用性试验 用十八烷基硅烷键合硅胶为填充剂；以 0.05mol/L 磷酸二氢钠（加 1% 冰醋酸，用磷酸调节 pH 至 3.0）-乙腈（50：50）为流动相；检测波长为 245nm。理论塔板数按丙磺舒峰计算不低于 3000。

（2）测定方法 取本品适量，精密称定，加流动相溶解并定量稀释制成每 1mL 中含 60μg 的溶液，精密量取 20μL，注入液相色谱仪，记录色谱图；另取丙磺舒对照品，同法测定。按外标法以峰面积计算，即得。

案例6.3 布洛芬的检验

布洛芬，又名异丁苯丙酸，其化学名称为 2-甲基-4-（2-甲基丙基）苯乙酸、异丁洛芬等，分子式为 $C_{13}H_{18}O_2$，相对分子质量 206.28；为白色结晶性粉末；稍有特异臭，几乎无味。在乙醇、丙酮、三氯甲烷或乙醚中易溶，在水中几乎不溶；在氢氧化钠或碳酸钠试液中易溶。熔点为 74.5～77.5℃（附录Ⅵ C）。布洛芬具有抗炎、镇痛、解热作用，适用于治疗风湿性关节炎、类风湿性关节炎、骨关节炎、强直性脊椎炎和神经炎等。《中国药典》2010 年版（二部）"布洛芬"的质量标准指出，其检验内容包括：性状、鉴别、检查（氯化物、干燥失重、有关物质、炽灼残渣、重金属）及含量测定。布洛芬的含量测定采用酸碱滴定法。

案例分析

1. 布洛芬属布洛芬类药物，欲检验其质量，须对其进行鉴别试验、杂质检查及含量测定。

2.《中国药典》2010 年版(二部)中，布洛芬的鉴别试验方法主要有：紫外-可见分光光度法及红外分光光度法。

3. 布洛芬的检查项目包括：氯化物、干燥失重、有关物质、炽灼残渣、重金属等。

4. 布洛芬的含量测定采用酸碱滴定法。

为完成布洛芬的检验任务，我们需掌握如下理论知识和操作技能。

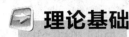

理论基础

布洛芬类药物的结构与性质

1. 基本结构

本类药物为 2-苯基丙酸的衍生物，《中国药典》2010 年版（二部）收载的布洛芬类药物包括布洛芬、酮洛芬和非诺洛芬钙等，属非甾体类消炎镇痛药。其结构式如下：

$$(CH_3)_2CHCH_2 - \overset{\displaystyle CH_3}{\underset{\displaystyle CH}{\bigcirc}} - CH - COOH$$

布洛芬

酮洛芬　　　　　　　　非诺洛芬钙

2. 性质

（1）酸性　本类药物为 2-苯基丙酸的衍生物，羧基通过亚甲基与苯环相连，具有酸性，但酸性与水杨酸及苯甲酸类比较相对较弱。在氢氧化钠或碳酸钠试液中易溶；溶于中性乙醇后，可用氢氧化钠滴定液直接滴定，测定其含量。

（2）光谱特征　布洛芬具有苯环和特征官能团，具有紫外和红外吸收光谱特征，可用于鉴别；也可用紫外吸收光谱法测定含量。

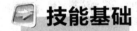

技能基础

一、布洛芬类药物的鉴别

1. 紫外-可见分光光度法

（1）布洛芬　取本品，加 0.4% 氢氧化钠溶液制成每 1mL 中含 0.25mg 的溶液，在 265nm 与 273nm 的波长处有最大吸收，在 245nm 与 271nm 的波长处有最小吸收，在 259nm 的波长处有一肩峰。其吸收曲线见图 6-5。

（2）非诺洛芬钙　取本品约 0.1g，加冰醋酸 5mL 溶解后，用甲醇稀释至 100mL，摇匀，量取适量，用甲醇稀释制成每 1mL 中约含 50μg 的溶液，在 272nm 与 278nm 的波长处有最大吸收，在 266nm 的波长处有一肩峰。

2. 红外分光光度法

［**例 6-12**］布洛芬的鉴别

本品的红外光吸收图谱应与对照的图谱（光谱集 943 图）一致。

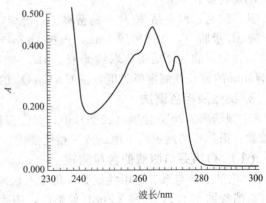

图 6-5　布洛芬的紫外吸收曲线

布洛芬的红外吸收图谱，如图 6-6 所示。

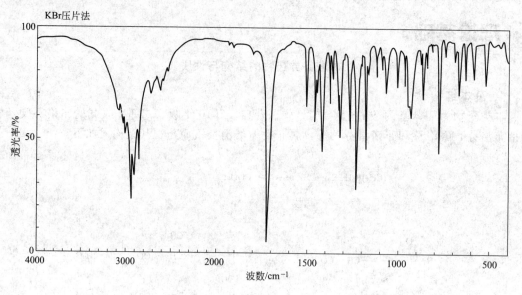

图 6-6   布洛芬的红外吸收图谱

二、布洛芬类药物的含量测定

1. 酸碱滴定法

布洛芬结构中具有羧基，遇碱发生中和反应，可采用酸碱滴定法测定含量。《中国药典》 2010 年版（二部）对布洛芬、酮洛芬原料药的测定均采用此法。

（1） 布洛芬的含量测定   取本品约 0.5g，精密称定，加中性乙醇（对酚酞指示液显中性）50mL 溶解后，加酚酞指示液 3 滴，用氢氧化钠滴定液（0.1mol/L）滴定。每 1mL 氢氧化钠滴定液（0.1mol/L）相当于 20.63mg 的 $C_{13}H_{18}O_2$。

（2） 酮洛芬的含量测定   取本品约 0.5g，精密称定，加中性乙醇（对酚酞指示液显中性）25mL 溶解，加酚酞指示液 3 滴，用氢氧化钠滴定液（0.1mol/L）滴定。每 1mL 氢氧化钠滴定液（0.1mol/L）相当于 25.43mg 的 $C_{16}H_{14}O_3$。

2. 紫外-可见分光光度法

非诺洛芬钙片含量的测定是利用其在 272nm 波长处有最大吸收，采用紫外-可见分光光度法测定含量。

其方法为：取本品 20 片，精密称定，研细，精密称取适量（约相当于非诺洛芬 0.2g），置 200mL 量瓶中，加冰醋酸 5mL，振摇 1min，加甲醇 100mL，振摇 5min，用甲醇稀释至刻度，摇匀，滤过，精密量取续滤液 5mL，置 100mL 量瓶中，用甲醇稀释至刻度，摇匀，在 272nm 的波长处测定吸光度，按 $C_{15}H_{14}O_3$ 的吸收系数（$E_{1cm}^{1\%}$）为 80.7 计算，即得。

3. 高效液相色谱法

《中国药典》2010 年版（二部）中，布洛芬片剂、胶囊、口服液、混悬滴剂及酮洛芬肠溶胶囊、搽剂等的测定均采用高效液相色谱法。

（1） 布洛芬口服液的含量测定

① 色谱条件与系统适用性试验。用十八烷基硅烷键合硅胶为填充剂；以醋酸钠缓冲溶液（取醋酸钠 6.13g，加水 750mL 使溶解，用冰醋酸调节 pH 至 2.5)-乙腈（40：60）为流动相；检测波长为 263nm。理论塔板数按布洛芬计算不低于 2500。

② 测定法。用内容量移液管，精密量取本品适量，用甲醇定量稀释制成每 1mL 中含布洛芬 0.5mg 的溶液，精密量取 20μL，注入液相色谱仪，记录色谱图；另取布洛芬对照品，同法测定。按外标法以峰面积计算，即得。

（2） 酮洛芬搽剂的含量测定

① 色谱条件与系统适用性试验。用十八烷基硅烷键合硅胶为填充剂；以磷酸盐缓冲液（取磷酸二氢钾 68.0g，加水溶解并稀释至 1000mL，用磷酸调节 pH 至 3.5±0.05)-乙腈-水（2∶43∶55）为流动相；检测波长为 255nm。理论板数按酮洛芬峰计算不低于 2000。

② 测定法。精密量取本品适量，用流动相稀释制成每 1mL 中约含酮洛芬 0.1mg 的溶液，精密量取 10μL，注入液相色谱仪，记录色谱图；另取酮洛芬对照品适量，精密称定，加流动相溶解并稀释制成每 1mL 中约含 0.1mg 的溶液，同法测定。按外标法以峰面积计算，即得。

本 章 小 结

1. 水杨酸类药物

《中国药典》2010 年版（二部）收载的水杨酸类药物有水杨酸、阿司匹林、对氨基水杨酸（钠）、贝诺酯、双水杨酯、二氟尼柳等。

2. 水杨酸类药物理化性质

（1）溶解性

（2）酸性

（3）水解性

（4）官能团反应

（5）光谱特征

3. 水杨酸类药物的鉴别试验

（1）氯化铁反应（水杨酸、阿司匹林与对氨基水杨酸钠等）

（2）水解反应（阿司匹林）

（3）重氮化-偶合反应（贝诺酯）

（4）紫外-可见分光光度法

（5）红外分光光度法

（6）薄层色谱法

4. 阿司匹林的杂质检查

（1）溶液的澄清度

（2）游离水杨酸

（3）有关物质

5. 水杨酸类药物的含量测定

（1）酸碱滴定法（水杨酸、双水杨酯、阿司匹林原料药等）

（2）高效液相色谱法（阿司匹林片、阿司匹林肠溶片、阿司匹林肠溶胶囊、阿司匹林泡腾片、阿司匹林栓等）

6. 苯甲酸类药物

《中国药典》2010 年版（二部）收载的苯甲酸类药物主要有苯甲酸及其钠盐、布美他尼、羟基乙酯及丙磺舒等。

7. 苯甲酸类药物的理化性质

（1）溶解性

（2）酸性

（3）与氯化铁反应

（4）分解性

（5）紫外和红外光谱特征

8. 苯甲酸类药物的鉴别试验

（1）氯化铁反应（苯甲酸、丙磺舒）

（2）硫酸盐反应（丙磺舒）

（3）氧化反应（甲芬那酸）

（4）紫外-可见分光光度法（丙磺舒、甲芬那酸等）

（5）红外分光光度法（苯甲酸、丙磺舒、甲芬那酸等）

9. 苯甲酸类药物含量测定

（1）酸碱滴定法（苯甲酸、甲芬那酸等）

（2）双相滴定法（苯甲酸钠）

（3）非水滴定法（苯甲酸钠）

（4）银量法（泛影酸）

（5）紫外-可见分光光度法（丙磺舒片剂）

（6）高效液相色谱法（丙磺舒）

10. 布洛芬类药物

本类药物为2-苯基丙酸的衍生物，包括布洛芬、酮洛芬和非诺洛芬钙等，属非甾体类消炎镇痛药。

11. 布洛芬类药物性质

（1）酸性

（2）紫外和红外吸收性

12. 布洛芬类药物鉴别试验

（1）紫外-可见分光光度法

（2）红外分光光度法

13. 布洛芬类药物含量测定

（1）酸碱滴定法（布洛芬、酮洛芬）

（2）紫外-可见分光光度法（非诺洛芬钙片）

（3）高效液相色谱法（布洛芬片剂、胶囊、口服液、混悬滴剂及酮洛芬肠溶胶囊、搽剂等）

复习思考题

1. 简述水杨酸类药物的结构特点和主要理化性质。

2. 水杨酸类药物的鉴别试验方法有哪些？

3. 阿司匹林及其制剂中的游离水杨酸是如何引入的？简述游离水杨酸检查方法的原理及其限量。

4. 苯甲酸类药物的含量测定主要有哪些方法？

5. 如何用化学方法区别苯甲酸、水杨酸与氯贝丁酯？

6. 如何鉴别布洛芬？

自 测 题

一、选择题

1. 鉴别水杨酸及其盐类，最常用的试液是（　　）。

A. 碘化钾　　　　　　B. 碘化汞钾　　　　　C. 氯化铁　　　　　D. 硫酸亚铁

2. 阿司匹林用中性醇溶解后用 NaOH 滴定，用中性醇的目的是在于（　　）。

A. 防止滴定时阿司匹林水解　　　　　　B. 使溶液的 pH 等于 7

C. 使反应速率加快　　　　　　　　　　D. 防止在滴定时吸收 CO_2

3. 阿司匹林中杂质检查项目不包括（　　）。

A. 有机碘化物　　　　　　　　　　　　B. 溶液的澄清度

C. 游离水杨酸　　　　　　　　　　　　D. 有关物质

4. 用双相滴定法测定苯甲酸钠的含量时，所用溶剂为（　　）。

A. 水-乙醇　　　　　　B. 水-三氯甲烷　　　C. 水-乙醚　　　　D. 水-冰乙酸

5. 阿司匹林与碳酸钠试液共热后，再加稀硫酸酸化，产生的白色沉淀是（　　）。

A. 苯酚　　　　　　　　B. 乙酰水杨酸　　　　C. 水杨酸　　　　D. 水杨酰水杨酸

6. 下列哪种芳酸或芳胺类药物，不能用氯化铁反应鉴别（　　）。

A. 水杨酸　　　　　　　B. 苯甲酸钠　　　　　C. 布洛芬　　　　D. 丙磺舒

7. 苯甲酸与氯化铁反应生成的产物是（　　）。

A. 紫堇色配位化合物　　　　　　　　　B. 赭色沉淀

C. 红色配位化合物　　　　　　　　　　D. 白色沉淀

8. 能发生重氮化-偶合反应的药物有（　　）。

A. 水杨酸　　　　　　　B. 阿司匹林　　　　　C. 对氨基水杨酸钠　　D. 对氨基酚

9. 下列关于直接滴定法测定阿司匹林含量的说法，正确的有（　　）。

A. 反应摩尔比为 1 : 1　　　　　　　　　B. 用氢氧化钠滴定液滴定

C. 以 pH＝7 的乙醇溶液作为溶剂　　　　D. 以酚酞为指示剂

10. 能与 $FeCl_3$ 反应生成有色物质的药物是（　　）。

A. 盐酸普鲁卡因　　　B. 对氨基酚　　　　　C. 水杨酸　　　　D. 苯甲酸钠

二、填空题

1. 阿司匹林为_____色结晶或结晶性粉末；在乙醇中_____，在水或无水乙醚中_____；在氢氧化钠溶液或碳酸钠溶液中_____，但同时_____。

2. 水杨酸、阿司匹林与对氨基水杨酸钠的结构中都具有_____基，可与氯化铁试液作用显色。水杨酸及其盐在中性或弱酸性条件下，可与氯化铁试液反应，生成_____色配位化合物，反应适宜的 pH 为_____。

3. 阿司匹林又名_____，其酸性比水杨酸_____，比苯甲酸_____。

4. 对氨基水杨酸钠具有_____结构，在_____性溶液中，可与亚硝酸钠试液进行重氮化反应。

5. 丙磺舒与氢氧化钠试液反应生成钠盐，在_____性溶液中，可与氯化铁试液反应，形成_____色沉淀，可用于鉴别。

6. 甲芬那酸的硫酸溶液，加热后显____色，并有____色荧光；与重铬酸钾试液反应，呈____色，随即变为_____色。

7. 苯甲酸、甲芬那酸等分子结构中苯环直接与羧基相连，显酸性，可将其溶解在_____中，用_____滴定液直接滴定。

8. 布洛芬的鉴别试验方法主要有_____法和_____法。

9. 布洛芬的含量测定方法采用_____法；泛影酸的含量测定方法采用_____法；阿司匹林片的含量测定方法采用_____法。

10.《中国药典》2010 年版中，阿司匹林中游离水杨酸的检查，采用_____法。

三、计算题

1. 精密称取阿司匹林供试品 0.4015g，溶于中性乙醇，用酚酞为指示剂，以 0.1018mol/L 氢氧化钠滴定液滴定到终点。消耗氢氧化钠滴定液的体积为 21.78mL，计算阿司匹林的百分含量。（阿司匹林的相对分子质量为 180.2）

2. 称取对氨基水杨酸钠 0.4132g，按药典规定加水和盐酸后，按永停滴定法用亚硝酸钠滴定液（0.1023mol/L）滴定到终点，消耗亚硝酸钠滴定液 22.91mL，求对氨基水杨酸钠（$C_7H_6NNaO_3$）的百分含量？（对氨基水杨酸钠的相对分子质量为 175.0）

第七章
胺类药物的检验

理论学习要点

酰胺类药物的基本结构与性质；对氨基苯甲酸酯类药物的基本结构与性质；苯乙胺类药物的基本结构与性质；氨基醚衍生物类药物的结构与性质。

能力训练要点

芳胺类药物的鉴别及含量测定；对乙酰氨基酚中乙醇溶液的澄清度与颜色检查；对乙酰氨基酚中对氨基酚及有关物质的检查；盐酸普鲁卡因中对氨基苯甲酸的检查；苯乙胺类药物的鉴别及含量测定；苯乙胺类药物中酮体及有关物质的检查；氨基醚衍生物类药物的鉴别及含量测定。

应达到的能力目标

1. 能够依据药典，对芳胺类典型药物进行鉴别。
2. 能够依据药典，对苯乙胺类药物进行鉴别。
3. 能够依据药典，对氨基醚衍生物类药物进行鉴别。
4. 能够依据药典，对乙酰氨基酚中杂质进行检查。
5. 能够依据药典，对苯乙胺类药物中杂质进行检查。
6. 能够利用亚硝酸钠滴定法测定盐酸普鲁卡因含量。
7. 能够利用非水滴定法测定盐酸布比卡因、盐酸异丙肾上腺素、苯海拉明的含量。
8. 能够利用紫外-可见分光光度法测定对乙酰氨基酚、盐酸甲氧明注射液的含量。
9. 能够利用溴量法测定盐酸去氧肾上腺素的含量。
10. 能够利用高效液相色谱法测定盐酸布比卡因注射液、重酒石酸去甲肾上腺素注射液的含量。

案例7.1 对乙酰氨基酚的检验

对乙酰氨基酚，又名扑热息痛、醋氨酚，其化学名称为 N-(4-羟基苯基) 乙酰胺，分子

式为 $C_8H_9NO_2$，相对分子质量 151.170；为白色结晶或结晶性粉末；无臭，味微苦；在热水或乙醇中易溶，在丙酮中溶解，在水中略溶；熔点（附录Ⅵ C）为 168～172℃。对乙酰氨基酚，是非那西丁的主要代谢产物，属乙酰苯胺衍生物，为解热镇痛药，常用于抗感冒药的主要成分。《中国药典》2010 年版（二部）"对乙酰氨基酚"的质量标准指出，其检验内容包括：性状、鉴别、检查（酸度、乙醇溶液的澄清度及颜色、氯化物、硫酸盐、对氨基酚及有关物质、对氯苯乙酰胺、干燥失重、炽灼残渣、重金属）及含量测定。对乙酰氨基酚的含量测定采用紫外-可见分光光度法。

案例分析

1. 对乙酰氨基酚，属于芳胺类药物。 欲检测"对乙酰氨基酚"药品的质量，需对其进行鉴别试验、杂质检查及含量测定。

2.《中国药典》2010 年版(二部)中，对乙酰氨基酚的鉴别方法包括：氯化铁反应、重氮化-偶合反应及红外分光光度法。

3. 对乙酰氨基酚中杂质检查除酸度、氯化物、硫酸盐、重金属和炽灼残渣等一般项目，还包括乙醇溶液的澄清度与颜色、对氨基酚及有关物质、对氯苯乙酰胺等特殊杂质的检查。

4. 对乙酰氨基酚的含量测定采用紫外-可见分光光度法。

为完成对乙酰氨基酚的检验任务，我们需掌握如下理论知识和操作技能。

理论基础

芳胺类药物的基本结构与性质

芳胺类药物是氨基直接取代在芳环上的药物，具有芳伯胺、仲胺或取代的芳伯氨基的基本结构。根据基本结构的不同，主要分为两类：酰胺类和对氨基苯甲酸酯类。

1. 酰胺类药物的基本结构与性质

（1）基本结构　本类药物主要包括对乙酰氨基酚、盐酸利多卡因、盐酸布比卡因、醋氨苯砜和盐酸妥卡尼等，均系苯胺的酰基衍生物，结构共性是具有芳酰氨基，基本结构通式为：

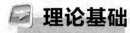

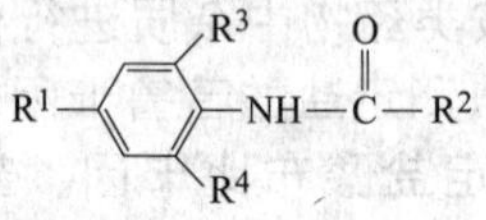

典型药物及其结构如下：

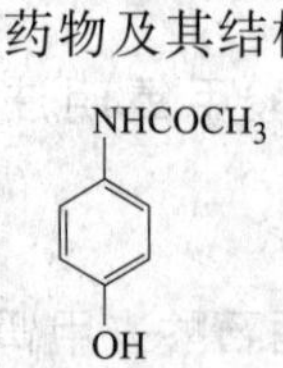

|对乙酰氨基酚|盐酸利多卡因|醋氨苯砜|

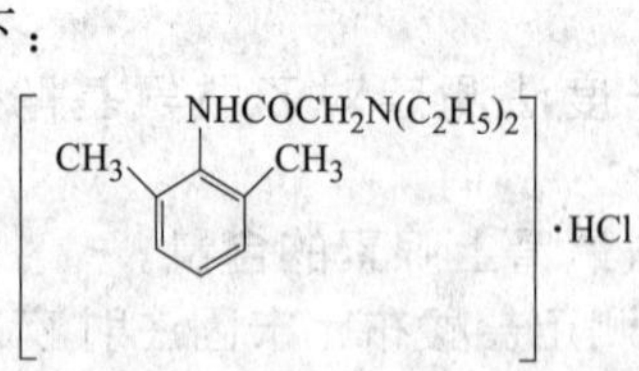

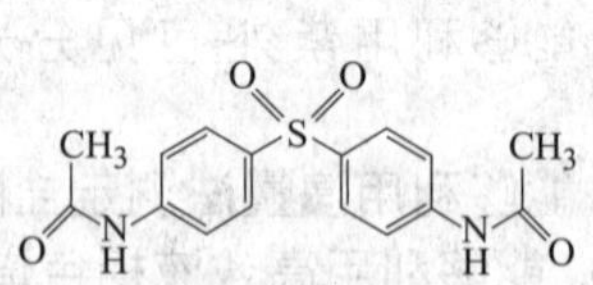

（2）性质

① 弱碱性。利多卡因和丁哌卡因的脂烃胺侧链有叔胺氮原子，显弱碱性，可与酸成盐，与生物碱沉淀剂三硝基苯酚反应生成沉淀，并具有一定的熔点，这一性质可用于鉴别和含量测定。

② 水解后显芳伯氨基特性。本类药物的分子结构中均具有芳酰氨基，在酸性溶液中易水解生成具有芳伯氨基的产物，可发生重氮化-偶合反应，即芳伯氨基的特性反应。水解反

应速率受分子结构的影响，对乙酰氨基酚的水解反应速率相对较容易，利多卡因和丁哌卡因在酰氨基邻位存在两个甲基，由于空间位阻影响，较难水解，故其盐的水溶液比较稳定。

③ 水解产物的酯化反应。对乙酰氨基酚和醋氨苯砜水解后生成醋酸，可在硫酸介质中与乙醇反应，产生醋酸乙酯的香味，可用于鉴别。

④ 与氯化铁发生呈色反应。对乙酰氨基酚中含有酚羟基，与氯化铁发生呈色反应，可与利多卡因和醋氨苯砜区别。

⑤ 与重金属离子发生沉淀反应。盐酸利多卡因、盐酸布比卡因和盐酸妥卡尼分子结构中酰氨基上的氮原子可在水溶液中与铜离子或钴离子反应，生成有色的配位化合物沉淀。此沉淀可溶于氯仿等有机溶剂后呈色，可用于鉴别。

⑥ 吸收光谱特征。本类药物均具有苯环等共轭结构，在紫外光区有特征吸收；且苯环、羰基、氨基等均具有特征红外吸收。

2. 对氨基苯甲酸酯类药物的基本结构与性质

（1）基本结构　本类药物主要包括盐酸普鲁卡因、盐酸丁卡因和苯佐卡因等常用局部麻醉药。其分子结构中均含有对氨基苯甲酸酯的母体，基本结构为：

$$R^1N H - \bigcirc - \underset{\overset{\|}{O}}{C} - OR^2$$

典型药物及其结构如下：

$$\left[H_2N - \bigcirc - COOCH_2CH_2N(C_2H_5)_2 \right] HCl \qquad H_2N - \bigcirc - COOC_2H_5$$

　　　　　盐酸普鲁卡因　　　　　　　　　　　　　　苯佐卡因

$$\left[CH_3(CH_2)_2NH - \bigcirc - COOCH_2CH_2N(C_2H_5)_2 \right] HCl$$

盐酸丁卡因

（2）性质

① 弱碱性。除苯佐卡因外，本类药物分子结构中因其脂烃胺侧链为叔胺氮原子，故具有弱碱性，可与生物碱沉淀剂发生沉淀反应。但由于其碱性较弱，不宜在水溶液中直接用标准酸进行滴定，可采用非水滴定法测定其含量。

② 水解性。因分子结构中有酯键或酰胺键，易发生水解反应。光、热或碱性条件可促进其水解，影响药物质量，因此必须控制其水解产物的限量。盐酸丁卡因水解产物为对丁氨基苯甲酸，苯佐卡因、盐酸普鲁卡因的水解产物均为对氨基苯甲酸，可利用其水解产物的性质进行鉴别试验。

③ 芳伯氨基特性。苯佐卡因、盐酸普鲁卡因的结构中具有芳伯氨基，可发生重氮化-偶合反应；可与芳醛缩合，生成席夫碱。这一性质可用于定性鉴别和含量测定。

④ 吸收光谱特征。本类药物分子结构中含有芳环等共轭体系，故具有紫外吸收和红外吸收光谱特征。

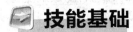

技能基础

一、芳胺类药物的鉴别

1. 重氮化-偶合反应

分子结构中具有芳伯氨基和潜在芳伯氨基的药物，均可发生重氮化-偶合反应。即在酸性条件下与亚硝酸钠试液发生重氮化反应，生成的重氮盐再与碱性 β-萘酚偶合生成有色的偶氮染料。

（1）苯佐卡因、盐酸普鲁卡因、盐酸氯普鲁卡因和盐酸普鲁卡因胺　苯佐卡因、盐酸普鲁卡因、盐酸氯普鲁卡因和盐酸普鲁卡因胺，结构中含有芳伯氨基，可直接用该反应鉴别。

［例7-1］　盐酸普鲁卡因的鉴别

取供试品约50mg，加稀盐酸1mL，必要时缓缓煮沸使溶解，放冷，加0.1mol/L亚硝酸钠溶液数滴，滴加碱性 β-萘酚试液数滴，视供试品不同，生成橙黄到猩红色沉淀。

（2）对乙酰氨基酚和醋氨苯砜　对乙酰氨基酚和醋氨苯砜，结构中具有潜在的芳伯氨基，在盐酸或硫酸中加热水解后也能用该反应鉴别。

［例7-2］　对乙酰氨基酚的鉴别

取本品约0.1g，加稀盐酸5mL，置水浴中加热40min，放冷；取0.5mL，滴加亚硝酸钠试液5滴，摇匀，用水3mL稀释后，加碱性 β-萘酚试液2mL，振摇，即显红色。

2. 氯化铁反应

对乙酰氨基酚结构中含有酚羟基，可与氯化铁试液反应显蓝紫色。其反应式如下：

$$3 \text{(}p\text{-NHCOCH}_3\text{-C}_6\text{H}_4\text{-OH)} + FeCl_3 \longrightarrow [\text{(}p\text{-NHCOCH}_3\text{-C}_6\text{H}_4\text{-O}^-\text{)}]_3 Fe + 3HCl$$

［例7-3］　对乙酰氨基酚的鉴别

本品的水溶液加氯化铁试液，即显蓝紫色。

3. 水解产物的反应

盐酸普鲁卡因和苯佐卡因结构中具有酯键结构，可利用其水解产物的特性进行鉴别。

（1）盐酸普鲁卡因　其具有对氨基苯甲酸酯的结构，遇氧化钠试液即析出普鲁卡因白色沉淀，加热变为油状物，继续加热则水解，产生挥发性的二乙氨基乙醇，能使湿润的红色石蕊试纸变为蓝色，同时生成可溶于水的对氨基苯甲酸钠，放冷，加盐酸酸化，即析出对氨基苯甲酸白色沉淀。

$$H_2N\text{-C}_6H_4\text{-COOCH}_2CH_2N(C_2H_5)_2 \cdot HCl \xrightarrow{\text{氢氧化钠}} H_2N\text{-C}_6H_4\text{-COOCH}_2CH_2N(C_2H_5)_2 \downarrow$$

$$\xrightarrow{\text{氢氧化钠}} H_2N\text{-C}_6H_4\text{-COONa} + HOCH_2CH_2N(C_2H_5)_2 \uparrow$$

$$H_2N\text{-C}_6H_4\text{-COONa} + HCl \longrightarrow H_2N\text{-C}_6H_4\text{-COOH} \downarrow + NaCl$$

$$H_2N\text{-C}_6H_4\text{-COOH} + HCl \longrightarrow HOOC\text{-C}_6H_4\text{-NH}_2 \cdot HCl$$

其鉴别试验方法为：取本品约0.1g，加水2mL溶解后，加10%氢氧化钠溶液1mL，即生成白色沉淀；加热，变为油状物；继续加热，发生的蒸气能使湿润的红色石蕊试纸变为蓝色；热至油状物消失后，放冷，加盐酸酸化，即析出白色沉淀。

（2）苯佐卡因　其在氢氧化钠试液中加热水解生成乙醇，乙醇可与碘发生碘仿反应，生成黄色的碘仿沉淀，并具有特殊臭气。

$$H_2N\text{-C}_6H_4\text{-COOC}_2H_5 + NaOH \xrightarrow{\triangle} H_2N\text{-C}_6H_4\text{-COONa} + C_2H_5OH$$

$$CH_3CH_2OH + 4I_2 + 6NaOH \longrightarrow CHI_3 \downarrow + HCOONa + 5NaI + 5H_2O$$

其鉴别试验方法为：取本品约 0.1g，加氢氧化钠试液 5mL，煮沸，即有乙醇生成；加碘试液，加热，即生成黄色沉淀，并发生碘仿的臭气。

4. 与重金属离子反应

（1）与铜和钴离子反应　分子中含有芳酰胺结构的盐酸利多卡因，在碳酸钠试液中与硫酸铜反应生成蓝紫色配位化合物，该配合物转溶入氯仿中显黄色。

其鉴别试验方法为：取本品 0.2g，加水 20mL 溶解后，取溶液 2mL，加硫酸铜试液 0.2mL 与碳酸钠试液 1mL，即显蓝紫色；加三氯甲烷 2mL，振摇后放置，三氯甲烷层显黄色。

此外，盐酸利多卡因，还可在酸性溶液中与氯化钴试液反应，生成亮绿色细小钴盐沉淀。

（2）羟肟酸铁盐反应　盐酸普鲁卡因胺分子中具有芳酰胺结构，加入浓过氧化氢溶液，缓缓加热至沸后，先被氧化为羟肟酸，再与氯化铁作用形成配位化合物羟肟酸铁，其溶液显紫红色，随即变为暗棕色至棕黑色。

（3）与汞离子反应　盐酸利多卡因的水溶液加硝酸酸化后，加硝酸汞试液煮沸，显黄色；对氨基苯甲酸酯类药物显红色或橙黄色，可与之区别。

5. 紫外-可见分光光度法

本类药物分子结构中均具有苯环，因此具有紫外吸收特征。紫外-可见分光光度法，也是本类药物常用的鉴别方法之一。

[例 7-4]　盐酸布比卡因的鉴别

取本品，精密称定，按干燥品计算，加 0.01mol/L 盐酸溶液溶解并定量稀释制成每 1mL 中约含 0.40mg 的溶液，在 263nm 与 271nm 的波长处有最大吸收；其吸光度分别为 0.53～0.58 与 0.43～0.48。

[例 7-5]　醋氨苯砜的鉴别

取本品，加无水乙醇制成每 1mL 中约含 5μg 的溶液，在 256nm 与 284nm 的波长处有最大吸收。

6. 红外分光光度法

本类药物的官能团在红外光区有特征吸收，均可采用红外分光光度法进行鉴别，其红外吸收光谱与对照图谱一致。盐酸普鲁卡因的红外图谱见图 7-1，盐酸丁卡因的红外图谱见图 7-2。

二、芳胺类药物的杂质检查

1. 对乙酰氨基酚中杂质检查

对乙酰氨基酚的合成可以对硝基氯苯为原料，水解后制得对硝基酚，经还原生成对氨基酚，再经乙酰化而制得。反应如下：

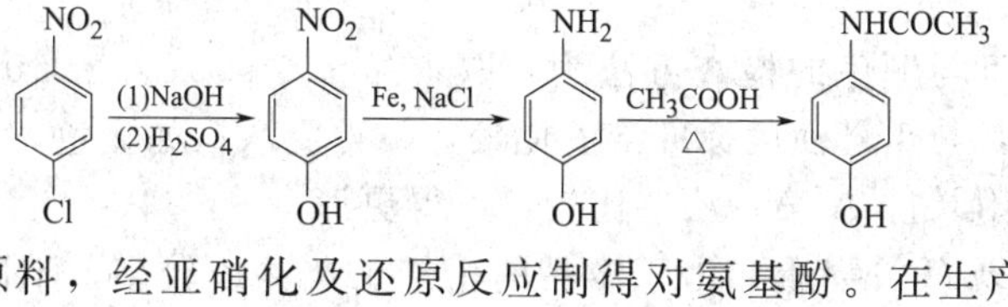

也可以苯酚为原料，经亚硝化及还原反应制得对氨基酚。在生产过程中除可能引入一般杂质外，还可能引入特殊杂质。因此，《中国药典》2010 年版（二部）规定本品除了检查酸度、氯化物、硫酸盐、重金属、水分和炽灼残渣等一般杂质外，还需检查以下项目。

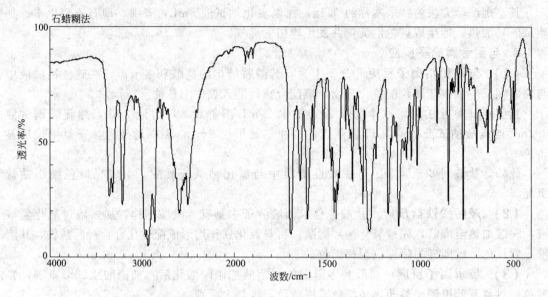

图 7-1   盐酸普鲁卡因的红外图谱

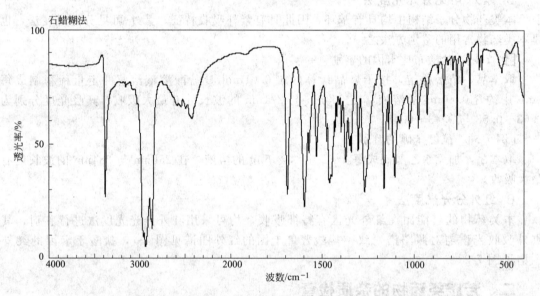

图 7-2   盐酸丁卡因的红外图谱

（1）乙醇溶液的澄清度与颜色   对乙酰氨基酚的生产工艺中使用铁粉作为还原剂，可能带入成品中，致使乙醇溶液产生浑浊。另外，中间体对氨基酚的有色氧化产物在乙醇中显橙红色或棕色。

乙醇溶液的澄清度与颜色的检查方法为：取本品 1.0g，加乙醇 10mL 溶解后，溶液应澄清无色；如显浑浊，与 1 号浊度标准溶液比较，不得更浓；如显色，与棕红色 2 号或橙红色 2 号标准比色液（附录Ⅸ A 第一法）比较，不得更深。

（2）对氨基酚及有关物质   由于本品的生产工艺路线较多，不同的生产工艺所带入的杂质有所不同。这些有机杂质主要包括中间体、副产物及分解产物，如对氨基酚、对氯苯乙酰胺、邻乙酰基对乙酰氨基酚、偶氮苯、氧化偶氮苯、苯醌和酮亚胺等。

对氨基酚及有关物质的检查，采用高效液相色谱法。其方法为：取本品适量，精密称定，加溶剂［甲醇-水（4∶6）］制成每1mL中约含20mg的溶液作为供试品溶液；另取对氨基酚对照品和对乙酰氨基酚对照品适量，精密称定，加上述溶剂溶解并制成每1mL中约含对氨基酚1μg和对乙酰氨基酚20μg的混合溶液，作为对照品溶液。用辛烷基硅烷键合硅胶为填充剂；以磷酸盐缓冲液（取磷酸氢二钠8.95g，磷酸二氢钠3.9g，加水溶解至1000mL，加10％四丁基氢氧化铵溶液12mL)-甲醇（90∶10）为流动相；检测波长为245nm；柱温为40℃；理论板数按对乙酰氨基酚峰计算不低于2000，对氨基酚色谱峰的峰与对乙酰氨基酚峰的分离度应符合要求。取对照品溶液20μL，注入液相色谱仪，调节检测灵敏度，使对氨基酚色谱峰的峰高约为满量程的10％，再精密量取供试品溶液与对照品溶液各20μL，分别注入液相色谱仪，记录色谱图至主成分峰保留时间的4倍；供试品溶液的色谱图中如有与对照品溶液中对氨基酚保留时间一致的色谱峰，按外标法以峰面积计算，含对氨基酚不得超过0.005％；其他杂质峰面积均不得大于对照品溶液中对乙酰氨基酚的峰面积（0.1％）；杂质总量不得过0.5％。

对氨基酚对照溶液不稳定，应临用前配制。

（3）对氯苯乙酰胺　取对氨基酚及有关物质项下的供试品溶液作为供试品溶液；另取对氯苯乙酰胺对照品适量，精密称定，加上述溶剂溶解并制成每1mL中约含1μg的溶液，作为对照品溶液。照高效液相色谱法试验（附录ⅤD）。用辛烷基硅烷键合硅胶为填充剂；以磷酸盐缓冲液（取磷酸氢二钠8.95g，磷酸二氢钠3.9g，加水溶解至1000mL，加10％四丁基氢氧化铵溶液12mL)-甲醇（60∶40）为流动相；检测波长为245nm；柱温为40℃；理论板数按对乙酰氨基酚峰计算不低于2000，对氯苯乙胺峰与对乙酰氨基酚的分离度应符合要求。取对照品溶液20μL，注入液相色谱仪，调节检测灵敏度，使对氯苯乙酰胺色谱峰的峰高约为满量程的10％，再精密量取供试品溶液与对照品溶液各20μL，分别注入液相色谱仪，记录色谱图；按外标法以峰面积计算，含对氯苯乙酰胺不得过0.005％。

2. 盐酸普鲁卡因中对氨基苯甲酸的检查

盐酸普鲁卡因易发生水解作用，生成对氨基苯甲酸。经长久贮存或高温加热，对氨基苯甲酸还可进一步脱羧转化为苯胺，苯胺又可被氧化为有色物质，导致药物疗效下降，且毒性增加。

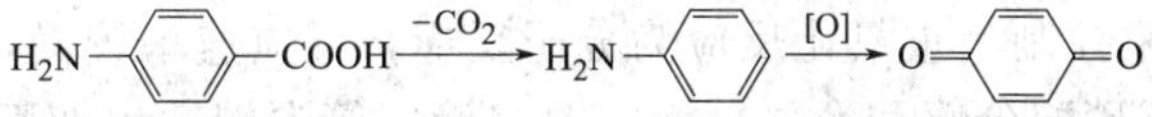

$$H_2N-\text{〈〉}-COOH \xrightarrow{-CO_2} H_2N-\text{〈〉} \xrightarrow{[O]} O=\text{〈〉}=O$$

其检查方法为：取本品，精密称定，加水溶解并定量稀释制成每1mL中含0.2mg的溶液，作为供试品溶液；另取对氨基苯甲酸对照品，精密称定，加水溶解并定量制成每1mL中含1μg的溶液，作为对照品溶液；取供试品溶液1mL与对照品溶液9mL混合均匀，作为系统适用性试验溶液。用十八烷基硅烷键合硅胶为填充剂；以含0.1％庚烷磺酸钠的0.05mol/L磷酸二氢钾溶液（用磷酸调节pH值至3.0)-甲醇（68∶32）为流动相；检测波长为279nm。取系统适用性试验溶液10μL，注入液相色谱仪，理论板数按对氨基苯甲酸峰计算不低于2000，盐酸普鲁卡因峰和对氨基苯甲酸峰的分离度应大于2.0。取对照品溶液10μL，注入液相色谱仪，调节检测灵敏度，使主成分峰高约为满量程的20％。精密量取供试品溶液与对照品溶液各10μL，分别注入液相色谱仪，记录色谱图。供试品溶液色谱图中如有与对氨基苯甲酸峰保留时间一致的色谱峰，按外标法以峰面积计算，不得过0.5％。

三、芳胺类药物的含量测定

1. 亚硝酸钠滴定法

本类药物分子结构中含有芳伯氨基或水解后含有芳伯氨基，在酸性条件下可与亚硝酸钠定量反应，均可用亚硝酸钠滴定法测定含量。

（1）原理　具有芳伯氨基或水解后具有芳伯氨基的药物在酸性溶液中与亚硝酸钠定量反应，生成重氮盐，用永停法或外指示剂法指示反应终点。其反应式如下：

$$Ar{-}NHCOR + H_2O \xrightarrow[\triangle]{H^+} Ar{-}NH_2 + RCOOH$$

$$Ar{-}NH_2 + NaNO_2 + 2HCl \longrightarrow Ar{-}\overset{+}{N}_2Cl^- + NaCl + 2H_2O$$

（2）测定条件　亚硝酸钠滴定液与反应生成的重氮盐均不够稳定，且重氮化反应的速率受多种因素的影响，所以测定中应注意以下主要条件。

① 酸的种类和浓度。重氮化反应的速率与酸的种类和浓度有关，在氢溴酸中反应速率最快，盐酸中次之，硫酸或硝酸中最慢。由于氢溴酸价格昂贵，且胺类药物的盐酸盐较其硫酸盐的溶解度大，反应速率也快，故多采用盐酸作为酸性条件。

按照重氮化反应的计量关系，1mol 的芳伯氨基需与 2mol 的盐酸作用，但实际测定时盐酸用量要大得多，尤其是某些在酸中较难溶解的药物。

加入过量盐酸的作用主要有：a. 重氮化反应速率加快；b. 重氮盐在酸性溶液中稳定；c. 防止生成偶氮氨基化合物，而影响测定结果。

增大酸度，可防止偶氮氨基化合物的生；但若酸度过大，又阻碍芳伯氨基的游离，影响重氮化反应速率；此外，酸浓度过高还易使亚硝酸分解。因此加入盐酸的量一般按芳胺类药物与酸的摩尔比为 1 : (2.5～6.0)。

② 加入适量的溴化钾加快反应速率。在测定过程中，一般向供试溶液中加入适量溴化钾，使重氮化反应速率加快。因加入溴化钾后，溴化钾与盐酸作用产生溴化氢，后者与亚硝酸作用生成 NOBr，可加快重氮化反应的进行。

③ 反应温度。通常情况下，温度高，重氮化反应的速率快。但温度过高可使亚硝酸逸失，并使重氮盐分解。其反应式为：

$$Ar{-}\overset{+}{N}_2Cl^- + H_2O \longrightarrow Ar{-}OH + N_2\uparrow + HCl$$

一般温度每升高 10℃，重氮化反应速率则加快 2.5 倍，但重氮盐分解速率亦相应地加快 2 倍；若温度过低，反应又太慢。经试验证明，本实验宜在室温（10～30℃）下进行。

④ 滴定方式与速率控制。重氮化反应为分子反应，反应速率较慢，所以滴定不宜过快。为了避免滴定过程中亚硝酸分解和逸失，滴定时将滴定管尖端插入液面下约 2/3 处，一次将大部分亚硝酸钠滴定液在搅拌下迅速加入，使其尽快反应，然后将滴定管尖端提出液面，用少量水淋洗尖端，再缓缓滴定。在近终点时，因尚未作用的芳伯氨基药物的浓度极稀，需缓缓滴定，每滴下 1 滴滴定液后，搅拌 1～5min，再确定终点是否真正到达。这样可以缩短滴定时间，也不影响结果。

（3）指示终点的方法　亚硝酸钠滴定法终点的指示方法有永停滴定法、电位滴定法、外指示剂法和内指示剂法等。《中国药典》2010 年版（二部）收载的芳胺类药物亚硝酸钠滴定法均采用永停滴定法指示终点。永停滴定仪（也称自动永停滴定仪）见图 7-3。

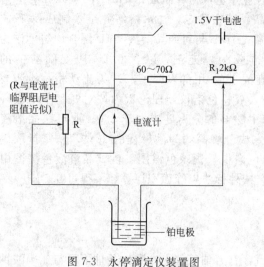

图 7-3　永停滴定仪装置图

永停滴定仪中电流计灵敏度应为 10^{-9} A/格，电极为铂-铂电极系统。此装置用作亚硝酸钠滴定法指示终点时，先将电极插入供试品的盐酸溶液中，调节 R_1 使加于电极上的电压约为 50mV。取供试品适量，精密称定，置烧杯中，除另有规定外，可加水 40mL 与盐酸溶液（1→2）15mL，而后置电磁搅拌器上，搅拌使溶解，再加溴化钾 2g，插入铂电极后，将滴定管的尖端插入液面下约 2/3 处，用亚硝酸钠滴定液（0.1mol/L 或 0.05mol/L）迅速滴定，随滴随搅拌。滴定过程中，注意观察电流计指针变化情况。终点前，溶液中无亚硝酸，线路无电流通过，电流计指针为零。终点时，溶液中有微量亚硝酸存在，电极即发生氧化还原反应，线路中遂有电流通过，此时电流计指针突然偏转，并不再回复，即为滴定终点。

永停滴定法装置简单，方法准确。但电极易钝化，处理方法为将电极插入浓硝酸（滴加 1～2 滴氯化铁试液）内煮沸数分钟。

[例 7-6]　盐酸普鲁卡因的含量测定

取本品约 0.6g，精密称定，照永停滴定法（附录 Ⅶ A），在 15～25℃，用亚硝酸钠滴定液（0.1mol/L）滴定。每 1mL 亚硝酸钠滴定液（0.1mol/L）相对于 27.28mg 的 $C_{13}H_2N_2O_2 \cdot HCl$。

2. 非水滴定法

本类药物分子结构中多具有脂烃胺侧链，显弱碱性，故可采用非水滴定法测定其含量。

[例 7-7]　盐酸布比卡因含量测定

取本品约 0.2g，精密称定，加冰醋酸 20mL 与醋酐 20mL 溶解后，照电位滴定法（附录 Ⅶ A），用高氯酸滴定液（0.1mol/L）滴定，并将滴定的结果用空白试验校正。每 1mL 高氯酸滴定液（0.1mol/L）相当于 32.49mg 的 $C_{18}H_{28}N_2O \cdot HCl$。

测定结果可按下式计算：

$$\text{盐酸布比卡因含量} = \frac{(V - V_0)TF}{m} \times 100\% \tag{7-1}$$

式中　V——供试品消耗高氯酸滴定液的体积，mL；

V_0——空白试验消耗高氯酸滴定液的体积，mL；

T——滴定度，mg/mL；

F——高氯酸滴定液的浓度校正系数；

m——供试品取样量，mg。

3. 紫外-可见分光光度法

对乙酰氨基酚含有苯环，溶于 0.4%氢氧化钠溶液中于 257nm 波长处有最大吸收，可用于原料及其部分制剂的含量测定。

其方法为：取本品约 40mg，精密称定，置 250mL 量瓶中，加 0.4%氢氧化钠溶液 50mL 溶解后，加水至刻度，摇匀，精密量取 5mL，置 100mL 量瓶中，加 0.4%氢氧化钠溶液 10mL，加水至刻度，摇匀，照紫外-可见分光光度法（附录 Ⅳ A），在 257nm 的波长处测得吸光度，按 $C_8H_9NO_2$ 的吸收系数（$E_{1cm}^{1\%}$）为 715 计算，即得。

测定结果可按下式计算：

$$\text{对乙酰氨基酚的含量} = \frac{\dfrac{A}{E_{1cm}^{1\%}} \times \dfrac{1}{100} VD}{m} \times 100\% \tag{7-2}$$

式中　A——供试品溶液的吸光度；

V——供试品溶液稀释前的初始体积，mL；

D——稀释倍数；

m——供试品的取样量，g。

本法为百分吸收系数法，可测定对乙酰氨基酚原料、片剂、咀嚼片、栓剂、胶囊及颗粒的含量。

4. 高效液相色谱法

《中国药典》2010 年版（二部）收载的盐酸利多卡因及其注射液、胶浆（Ⅰ），对乙酰氨基酚泡腾片、注射液、滴剂及凝胶，盐酸布比卡因注射液，盐酸普鲁卡因注射液的含量测定均采用此法。

[例 7-8]　盐酸布比卡因注射液含量测定

（1）色谱条件与系统适用性试验　用十八烷基硅烷键合硅胶为填充剂（pH 适应范围大于 8.0）；以 0.05mol/L 磷酸盐缓冲液（取磷酸二氢钾 6.8g 与氢氧化钠 1.87g，加水 1000mL 使溶解，调节 pH 为 8.0）-乙腈（35∶65）为流动相；检测波长为 240nm，盐酸布比卡因峰与相邻杂质峰的分离度应符合要求。

（2）测定法　精密量取本品适量，加流动相稀释制成每 1mL 中约含 25μg 的溶液，精密量取 20μL 注入液相色谱仪，记录色谱图；另取盐酸布比卡因对照品同法测定。按外标法以峰面积计算，即得。

案例7.2　盐酸去氧肾上腺素的检验

盐酸去氧肾上腺素，化学名称为 (R)-(−)-α-[(甲氨基)甲基]-3-羟基苯甲醇盐酸盐，分子式为 $C_9H_{14}ClNO_2$，相对分子质量 203.67；为白色或类白色的结晶性粉末；无臭，味苦；在水或乙醇中易溶，在三氯甲烷或乙醚中不溶；熔点（附录 Ⅵ C）为 140～145℃。主要用于防治脊椎麻醉、全身麻醉、应用氯丙嗪等原因引起的低血压，也用于室上性心动过速和散瞳检查等。《中国药典》2010 年版（二部）收载的"盐酸去氧肾上腺素"的质量标准指出，其检验内容包括：性状、鉴别、检查（酸度、溶液的澄清度及颜色、酮体、有关物质、干燥失重、炽灼残渣）及含量测定。盐酸去氧肾上腺素的含量测定采用溴量法。

案例分析

1. 盐酸去氧肾上腺素，属于苯乙胺类药物。欲检测"盐酸去氧肾上腺素"药品的质量，须对其进行鉴别试验、杂质检查及含量测定。

2.《中国药典》2010 年版(二部)中，盐酸去氧肾上腺素的鉴别方法包括：与氯化铁的反应、与硫酸铜的配位反应、红外分光光度法及氯化物的鉴别反应。

3. 盐酸去氧肾上腺素的杂质检查项目除酸度、溶液的澄清度与颜色、干燥失重、炽灼残渣等一般杂质外，还须对酮体及有关物质等特殊杂质进行检查。

4. 盐酸去氧肾上腺素的含量测定采用溴量法。

为完成盐酸去氧肾上腺素的检验工作，我们需掌握如下理论知识和操作技能。

理论基础

苯乙胺类药物的基本结构与性质

1. 基本结构

本类药物为拟肾上腺素类药物，其分子结构中具有苯乙胺的基本结构。除盐酸克仑特罗外，其余各药物的苯环上都有酚羟基。其中肾上腺素、盐酸异丙肾上腺素和盐酸多巴胺分子结构中苯环的 3,4-位上都有 2 个邻位酚羟基，与儿茶酚类似，又属于儿茶酚胺类药物。药典中收载本类原料药物近 20 种，表 7-1 中仅列举了 10 种在鉴别、检查和含量测定等方面有代表性的药物供分析用。本类药物的基本结构为：

$$R^1-CH-CH-NH-R^2 \cdot HX$$
$$\ \ \ \ \ \ \ \ \ | \ \ \ \ \ | $$
$$\ \ \ \ \ \ \ OH \ \ R^3$$

表 7-1　苯乙胺类典型药物的结构

药物名称	R^1	R^2	R^3	HX
肾上腺素	HO, HO（苯环 3,4-二羟基）	$-CH_3$	$-H$	
盐酸异丙肾上腺素	HO, HO（苯环 3,4-二羟基）	$-CH(CH_3)_2$	$-H$	HCl
盐酸多巴胺	HO, HO（苯环 3,4-二羟基）	$-H$	$-H$	HCl
硫酸特布他林	HO, HO（苯环 3,5-二羟基）	$-C(CH_3)_2$	$-H$	H_2SO_4
盐酸去氧肾上腺素	HO（苯环 3-羟基）	$-CH_3$	$-H$	HCl
重酒石酸间羟胺	HO（苯环 3-羟基）	$-H$	$-CH_3$	CH(OH)COOH | CH(OH)COOH
盐酸甲氧明	CH_3O, OCH_3（苯环 2,5-二甲氧基，含甲基）	$-H$	$-CH_3$	HCl
盐酸氯丙那林	Cl（苯环邻氯）	$-CH(CH_3)_2$	$-H$	HCl
盐酸克仑特罗	Cl, H_2N, Cl（苯环 2,6-二氯-氨基）	$-C(CH_3)_2$	$-H$	HCl
硫酸沙丁胺醇	HO, HOH_2C（苯环 2-羟基-羟甲基）	$-C(CH_3)_2$	$-H$	H_2SO_4

2. 理化性质

（1）　溶解性　本类药物多数游离碱难溶于水，易溶于有机溶剂，其盐可溶于水。

（2）　弱碱性　本类药物结构中含有烃氨基侧链，显弱碱性。

（3）　酚羟基特性　本类药物分子结构中多具有苯酚或邻苯二酚结构，可与氯化铁反应呈色，露置空气中或遇光、热易氧化，色泽变深，在碱性溶液中更易氧化变色。酚羟基邻、对位上的氢较活泼，易被溴取代，可用溴量法测定含量。

（4）　光学活性　多数药物结构中含有手性碳原子，具有旋光性，可利用此特性进行药物分析。

（5）光谱特征　本类药物含有共轭体系及苯环、羟基、氨基等，具有特征的紫外吸收和红外吸收，可利用其进行定性或定量分析。

另外，本类药物结构中苯环上的其他取代基，如盐酸克仑特罗的芳伯氨基、重酒石酸间羟胺的脂肪伯氨基都各具特性，可供分析使用。

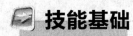 **技能基础**

一、苯乙胺类药物的鉴别

1. 与氯化铁反应

肾上腺素和盐酸去氧肾上腺素等药物的分子结构中含有酚羟基，与 Fe^{3+} 配位显色，若加入碱性溶液，随即被 Fe^{3+} 氧化而显紫色或紫红色等，见表7-2。

表 7-2　苯乙胺类药物与氯化铁的反应

药　　　物	方法与现象
肾上腺素	在盐酸溶液（9→1000）中显翠绿色，加氨试液显紫色，最后变成紫红色
重酒石酸去甲肾上腺素	翠绿色，加碳酸氢钠试液显蓝色，最后变成红色
盐酸去氧肾上腺素	紫色
盐酸多巴胺	墨绿色，加 1% 氨溶液，转变成紫红色
盐酸异丙肾上腺素/盐酸异丙肾上腺素注射液	深绿色，滴加新制的 5% 碳酸氢钠，显蓝色，然后变成红色
硫酸沙丁胺醇/硫酸沙丁胺醇片/硫酸沙丁胺醇注射液/硫酸沙丁胺醇胶囊/硫酸沙丁胺醇缓释片	紫色，加碳酸氢钠试液，显橙色浑浊

2. 氧化反应

本类药物含有酚羟基，易被碘、过氧化氢、高锰酸钾、铁氰化钾等氧化剂氧化而呈现不同的颜色。且随着酸碱条件的不同，氧化反应及现象也有所不同。

〔例 7-9〕　盐酸异丙肾上腺素的鉴别

取本品 10mg，加水 10mL 溶解后，取溶液 2mL，加盐酸滴定液（0.1mol/L）0.1mL，再加 0.1mol/L 碘溶液 1mL，放置 5min，加 0.1mol/L 硫代硫酸钠溶液 4mL，即显淡红色。

〔例 7-10〕　重酒石酸去甲肾上腺素的鉴别

取本品约 1mg，加酒石酸氢钾的饱和溶液 10mL 溶解，加碘试液 1mL，放置 5min 后，加硫代硫酸钠试液 2mL，溶液为无色或仅显微红色或淡紫色（与肾上腺素或异丙肾上腺素的区别）。

3. 硫酸铜配位反应

某些含有氨基醇结构的本类药物，可在碱性溶液中与硫酸铜溶液反应，生成有色的配位化合物。

〔例 7-11〕　盐酸去氧肾上腺素的鉴别

取本品 10mg，加水 1mL 溶解后，加硫酸铜试液 1 滴与氢氧化钠试液 1mL，摇匀，即显紫色；加乙醚 1mL 振摇，乙醚层不显色。

4. 与亚硝基铁氰化钠反应

重酒石酸间羟胺分子中具有脂肪伯氨基，可用其专属反应——亚硝基铁氰化钠反应进行鉴别。

其鉴别方法为：取本品约 5mg，加水 0.5mL 使溶解，加亚硝基铁氰化钠试液 2 滴、丙酮 2 滴与碳酸氢钠 0.2g，在 60℃的水浴中加热 1min，即显红紫色。

5. 紫外-可见分光光度法与红外分光光度法

《中国药典》2010 年版（二部）收载的采用紫外-可见分光光度法进行鉴别的本类药物见表 7-3。除肾上腺素、重酒石酸肾上腺素外的苯乙胺类药物均可采用红外吸收光谱法进行鉴别。

表 7-3　用紫外-可见分光光度法鉴别的苯乙胺类药物

药物	溶剂	浓度/(μg/mL)	λ_{max}/nm	A
重酒石酸间羟胺	H_2O	100	272	
盐酸异丙肾上腺素	H_2O	50	280	0.50
盐酸多巴胺	0.5％H_2SO_4 溶液	30	280	
盐酸克仑特罗	0.1mol/L HCl 溶液	30	243,296	
盐酸苯乙双胍	H_2O	10	234	
硫酸特布他林	0.1mol/L HCl 溶液	100	276	
硫酸沙丁胺醇	H_2O	80	276	

二、苯乙胺类药物的杂质检查

1. 酮体

本类药物多由其酮体氢化还原制得，若还原不完全则可能在产品中引入酮体杂质。肾上腺素、重酒石酸去甲肾上腺素、盐酸去氧肾上腺素及盐酸异丙肾上腺素等均需检查酮体杂质。《中国药典》2010 年版（二部）采用的检查方法为紫外-可见分光光度法，检查依据为酮体在 310nm 波长处有最大吸收，而药物本身在该波长处几乎没有吸收，见图 7-4。

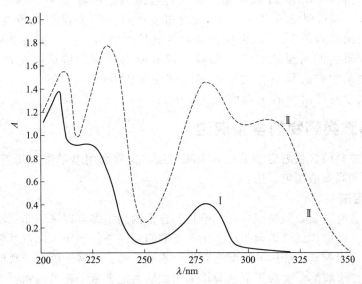

图 7-4　重酒石酸去甲肾上腺素及去甲肾上腺素酮的紫外吸收图谱

Ⅰ—0.005％重酒石酸去甲肾上腺素溶液；

Ⅱ—0.0025％去甲肾上腺素酮（含等量的酒石酸）溶液

[例 7-12]　盐酸去氧肾上腺素中酮体的检查

取本品 2.0g，置 100mL 量瓶中，加水溶解并稀释至刻度，摇匀，取 10mL，置于 50mL

量瓶中，用 0.01mol/L 盐酸溶液稀释至刻度，摇匀。照紫外-可见分光光度法（附录Ⅳ A），在 310nm 的波长处测定吸光度，不得大于 0.20。

2. 有关物质

本类药物结构中多含有酚羟基，易被氧化，所以除了检查酮体外还需检查有关物质，如盐酸去氧肾上腺素、硫酸沙丁胺醇等。有关物质检查多采用色谱法，以便使药物与结构性质相近的杂质完全分离，避免相互干扰。《中国药典》2010 年版（二部）收载的本类药物除盐酸苯乙双胍采用纸色谱法，盐酸去氧肾上腺素及其注射液采用薄层色谱法，其余均采用高效液相色谱法检查有关物质。

[例 7-13] 盐酸去氧肾上腺素中有关物质的检查

取本品，加甲醇溶解并定量稀释制成每 1mL 中约含 20mg 的溶液，作为供试品溶液；精密量取适量，加甲醇稀释成每 1mL 中含约 0.10mg 的溶液，作为对照溶液。照薄层色谱法（附录Ⅴ B）试验，吸取上述两种溶液各 10μL，分别点于同一硅胶 G 薄层板上，以异丙醇-三氯甲烷-浓氨溶液（80：5：15）为展开剂，展开，晾干，喷以重氮苯磺酸试液使显色。供试品溶液如显杂质斑点，与对照溶液的主斑点比较，颜色不得更深（0.5%）。

该项检查需避光操作。

[例 7-14] 盐酸多巴胺中有关物质的检查

取本品，加流动相溶解并稀释制成浓度约为 0.3mg/mL 的溶液，作为供试品溶液；精密量取 1mL，置 100mL 量瓶中，用流动相稀释至刻度，摇匀，作为对照溶液。取盐酸多巴胺对照品与 4-乙基邻苯二酚适量，加流动相溶解并稀释制成每 1mL 中分别含 6μg 的混合溶液，作为系统适用性试验溶液。照高效液相色谱法（附录Ⅴ D）试验，用十八烷基硅烷键合硅胶为填充剂；以 0.005mol/L 十二烷基硫酸钠-乙腈-冰醋酸-0.1mol/L 乙二胺四醋酸二钠（700：300：10：2）为流动相；检测波长为 280nm。取系统适用性试验溶液 20μL，注入液相色谱仪，盐酸多巴胺峰和 4-乙基邻苯二酚峰的分离度应大于 3.0。取对照溶液 20μL，注入液相色谱仪，调节检测灵敏度，使主成分色谱峰的峰高约为满量程的 10%。再精密量取供试品溶液与对照溶液各 20μL，分别注入液相色谱仪，记录色谱图至盐酸多巴胺峰保留时间的 3 倍。供试品溶液的色谱图中如有杂质峰，单个杂质峰面积不得大于对照溶液主峰面积的 0.5 倍（0.5%），各杂质峰面积的和不得大于对照溶液的主峰面积（1.0%）。

三、苯乙胺类药物的含量测定

本类药物的原料药含量测定多采用非水滴定法，少数采用溴量法。其制剂多采用紫外-可见分光光度法和高效液相色谱法。

1. 非水滴定法

本类药物多含有胺基，呈弱碱性，其原料药含量的测定多可以采用非水滴定法。即以冰醋酸为溶剂，加入醋酸汞试液消除干扰，用高氯酸滴定液进行滴定，以甲基紫或结晶紫指示液指示终点。如肾上腺素、盐酸异丙肾上腺素、重酒石酸去甲肾上腺素、盐酸多巴胺、硫酸特布他林、硫酸沙丁胺醇、盐酸甲氧明等均采用此法测定含量。若被测物碱性较弱，例如硫酸特布他林，造成终点突跃不明显，可采用电位滴定法指示终点。

[例 7-15] 盐酸异丙肾上腺素的含量测定

取本品约 0.15g，精密称定，加冰醋酸 30mL，微温使溶解，放冷，加醋酸汞试液 5mL 与结晶紫指示液 1 滴，用高氯酸滴定液（0.1mol/L）滴定至溶液显蓝色，并将滴定的结果用空白试验校正。每 1mL 高氯酸滴定液（0.1mol/L）相当于 24.77mg 的 $C_{11}H_{17}NO_3 \cdot HCl$。

[例 7-16] 硫酸特布他林的含量测定

取本品约 0.3g，精密称定，加冰醋酸 30mL，加热使溶解，放冷，加乙腈 30mL，照电位滴定法（附录Ⅶ A），用高氯酸滴定液（0.1mol/L）滴定，并将滴定的结果用空白试验校正。每 1mL 高氯酸滴定液（0.1mol/L）相当于 54.87mg 的 $(C_{12}H_{19}NO_3)_2 \cdot H_2SO_4$。

2. 溴量法

含有苯酚结构的苯乙胺类药物，其酚羟基邻、对位的氢比较活泼，可以与溴发生定量反应，均可用溴量法进行含量测定。具体方法为在供试品溶液中加入定量过量的溴，再以碘量法测定剩余的溴，根据消耗的硫代硫酸钠滴定液的量，即可计算出供试品的含量。

[例 7-17] 盐酸去氧肾上腺素的含量测定

取本品约 0.1g，精密称定，置碘瓶中，加水 20mL 使溶解，精密加溴滴定液（0.05mol/L）50mL，再加盐酸 5mL，立即密塞，放置 15min 并时时振摇，注意微开瓶塞，加碘化钾试液 10mL，立即密塞，振摇后，用硫代硫酸钠滴定液（0.1mol/L）滴定，至近终点时，加淀粉指示液，继续滴定至蓝色消失，并将滴定的结果用空白试验校正。每 1mL 溴滴定液（0.05mol/L）相当于 3.395mg 的 $C_9H_{13}NO_2 \cdot HCl$。

测定结果可按下式计算：

$$盐酸去氧肾上腺素的含量 = \frac{(V_0 - V)TF}{m} \times 100\% \tag{7-3}$$

式中 V——供试品消耗高氯酸滴定液的体积，mL；

V_0——空白试验消耗高氯酸滴定液的体积，mL；

T——滴定度，mg/mL；

F——高氯酸滴定液的浓度校正系数；

m——供试品取样量，mg。

3. 紫外-可见分光光度法

苯乙胺类药物中含有苯环，具有紫外吸收可用于含量测定，其多应用于制剂。

[例 7-18] 盐酸甲氧明注射液的含量测定

精密量取本品适量（约相当于盐酸甲氧明 100mg），置 250mL 量瓶中，加水稀释至刻度，摇匀，照紫外-可见分光光度法（附录Ⅵ A），在 290nm 的波长处测定吸光度，按 $C_{11}H_{17}NO_3 \cdot HCl$ 的吸收系数（$E_{1cm}^{1\%}$）为 137 计算，即得。

4. 高效液相色谱法

苯乙胺类药物制剂的含量测定主要采用高效液相色谱法。《中国药典》2010 年版（二部）收载的重酒石酸去甲肾上腺素注射液，盐酸异丙肾上腺素注射液，盐酸多巴胺注射液，盐酸苯乙双胍片，硫酸沙丁胺醇片、注射液、胶囊及缓释胶囊等均采用高效液相色谱法测定含量。

[例 7-19] 重酒石酸去甲肾上腺素注射液的含量测定

(1) 色谱条件与系统适用性试验 用十八烷基硅烷键合硅胶为填充剂；以 0.14%庚烷磺酸钠溶液-甲醇（65：35）（用硫酸调节 pH 至 3.0±0.1）为流动相；检测波长为 280nm。理论板数按去甲肾上腺素峰计算不低于 3000。

(2) 测定法 精密量取本品适量（约相当于重酒石酸去甲肾上腺素 4mg），置 25mL 量瓶中，加 4%醋酸溶液稀释至刻度，摇匀，精密量取 20μL，注入液相色谱仪，记录色谱图；另取重酒石酸去甲肾上腺素对照品适量，精密称定，加 4%醋酸溶液制成 0.16mg/mL 的溶液，同法测定。按外标法以峰面积计算，即得。

案例7.3　盐酸苯海拉明的检验

盐酸苯海拉明，又名苯那君、可他敏，其化学名称为 N,N-二甲基-2-(二苯基甲氧基)乙胺盐酸盐，分子式为 $C_{17}H_{21}NO \cdot HCl$，相对分子质量 291.82；为白色结晶性粉末；无臭；味苦，随后有麻痹感；在水中极易溶解，在乙醇或三氯甲烷中易溶，在丙酮中略溶，在乙醚中极微溶解；熔点（附录Ⅵ C）为 167～171℃。盐酸苯海拉明主要用于治疗各种过敏性皮肤疾病，如荨麻疹、虫咬症；亦用于晕动症，恶心、呕吐。《中国药典》2010 年版（二部）收载的"盐酸苯海拉明"的质量标准指出，其检验内容包括：性状、鉴别、检查（有关物质、干燥失重、炽灼残渣）及含量测定。盐酸苯海拉明的含量测定采用高效液相色谱法。

案例分析

1. 盐酸苯海拉明，属于氨基醚衍生物类药物。欲检测药品"盐酸苯海拉明"的质量，需对其进行鉴别试验、杂质检查及含量测定。

2.《中国药典》2010 年版(二部)中，盐酸苯海拉明的鉴别方法包括：与酸的呈色反应、紫外-可见分光光度法、红外分光光度法及氯化物的鉴别反应。

3. 盐酸苯海拉明的杂质检查项目包括：有关物质、干燥失重、炽灼残渣。

4. 盐酸苯海拉明的含量测定采用高效液相色谱法。

为完成盐酸苯海拉明的检验工作，我们需掌握如下理论知识和操作技能。

理论基础

氨基醚衍生物类药物的结构与性质

1. 典型药物及其结构

氨基醚衍生物类药物的典型代表为盐酸苯海拉明和茶苯海明，其结构如下：

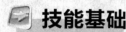

盐酸苯海拉明　　　　　　　　　　　　　茶苯海明

2. 理化性质

（1）溶解性　本类药物在水中极易溶解，在醇或氯仿中易溶，在乙醚或苯中极微溶。

（2）弱碱性　本类药物中含有脂烃胺基侧链，显弱碱性，能与酸反应显色，可用作鉴别。

（3）与 $AgNO_3$ 反应　本类药物中含有卤素，能与 $AgNO_3$ 反应生成沉淀。其水溶液显氯化物的鉴别反应（附录Ⅲ）。

（4）光谱特征　本类药物分子结构中含有特殊官能团，具有紫外和红外特征吸收。

技能基础

一、氨基醚衍生物类药物的鉴别

1. 与酸的呈色反应

［例 7-20］ 盐酸苯海拉明的鉴别

取本品约 5mg，加硫酸 1 滴，初显黄色，随即变成橙红色；滴加水，即成白色乳浊液。

[例 7-21]　茶苯海明的鉴别

取本品 0.1g，加盐酸 1mL 与氯酸钾 0.1g，置水浴上蒸干，加氨试液数滴，即显紫红色。

2. 紫外-可见分光光度法

[例 7-22]　盐酸苯海拉明的鉴别

取本品，加 0.01mol/L 盐酸溶液溶解并稀释制成每 1mL 中约含 0.5mg 的溶液，照紫外-可见分光光度法（附录 Ⅳ A）测定，在 253nm 与 258nm 的波长处有最大吸收。

3. 红外分光光度法

盐酸苯海拉明的红外光吸收图谱应与对照的图谱（光谱集 365 图）一致。茶苯海明的红外光吸收图谱应与对照的图谱（光谱集 271 图）一致。

4. 氯化物的鉴别反应

[例 7-23]　盐酸苯海拉明的鉴别

（1）取供试品溶液，加稀硝酸使成酸性后，滴加硝酸银试液，即生成白色凝乳状沉淀；分离，沉淀加氨试液即溶解，再加稀硝酸酸化后，沉淀复生成。如供试品为生物碱或其他有机碱的盐酸盐，须先加氨试液使成碱性，将析出的沉淀滤过除去，取滤液进行试验。

（2）取供试品少量，置试管中，加等量的二氧化锰，混匀，加硫酸湿润，缓缓加热，即发生氯气，能使用水湿润的碘化钾淀粉试纸显蓝色。

二、盐酸苯海拉明的含量测定

《中国药典》2010 年版（二部）收载的盐酸苯海拉明原料药、盐酸苯海拉明片及注射液的含量测定均采用高效液相色谱法。另盐酸苯海拉明溶出度的测定也采用本法。

1. 盐酸苯海拉明原料药的含量测定

盐酸苯海拉明的含量，照高效液相色谱法（附录 Ⅴ D）测定。

（1）色谱条件与系统适用性试验　用氰基键合硅胶为填充剂；以乙腈-水-三乙胺（50：50：0.5）（用冰醋酸调节 pH 至 6.5）为流动相；检测波长为 258nm。取二苯酮 5mg，置 100mL 量瓶中，加乙腈 5mL 使溶解，用水稀释至刻度，摇匀；另取盐酸苯海拉明 5mg，置 10mL 量瓶中，加上述二苯酮溶液 1mL，用水稀释至刻度，摇匀，取 20μL 注入液相色谱仪，记录色谱图。理论板数按盐酸苯海拉明峰计算不低于 5000，盐酸苯海拉明峰与二苯酮的分离度应大于 2.0。

（2）测定法　取本品，精密称定，加水溶解并定量稀释制成每 1mL 中约含 0.5mg 的溶液，精密量取 20μL 注入液相色谱仪，记录色谱图；另取盐酸苯海拉明对照品，同法测定。按外标法以峰面积计算，即得。

2. 盐酸苯海拉明注射液含量的测定

精密量取本品适量（约相当于盐酸苯海拉明 50mg），置 100mL 量瓶中，用水稀释至刻度，摇匀，精密量取 20μL，照盐酸苯海拉明含量测定项下的方法测定，即得。

3. 盐酸苯海拉明片溶出度的测定

取本品，照溶出度测定法（附录 Ⅹ C 第一法），以水 500mL 为溶出介质，转速为 100r/min，依法操作，经 45min 时，取溶液 5mL，滤过，取续滤液作为供试品溶液；另取盐酸苯海拉明对照品，精密称定，加水溶解并定量稀释制成每 1mL 中含 50μg/mL 的溶液，作为对照品溶液。照含量测定项下的色谱条件，精密量取供试品溶液与对照品溶液各 50μL，分别注入液相色谱仪，记录色谱图。按外标法以峰面积计算每片的溶出量。限度为标示量的 70%，应符合规定。

本 章 小 结

1. 芳胺类药物的结构与性质

芳胺类药物是氨基直接取代在芳环上的药物，具有芳伯胺、仲胺或取代的芳伯氨基的基本结构。根据基本结构的不同，主要分为两类：酰胺类和对氨基苯甲酸酯类。

（1）酰胺类药物的基本结构与性质

结构共性是具有芳酰氨基，基本结构通式为：

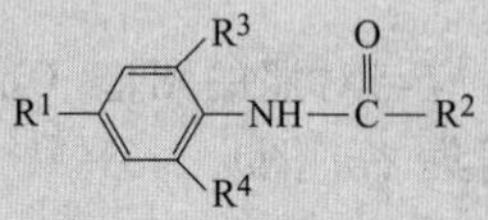

$$R^1 \underset{R^4}{\overset{R^3}{\bigcirc}} NH - \overset{O}{\underset{}{C}} - R^2$$

性质：①弱碱性；②水解后显芳伯氨基特性；③水解产物的酯化反应；④与氯化铁发生呈色反应；⑤与重金属离子发生沉淀反应；⑥吸收光谱特征。

（2）对氨基苯甲酸酯类药物的基本结构与性质

其分子结构中均含有对氨基苯甲酸酯的母体，基本结构为：

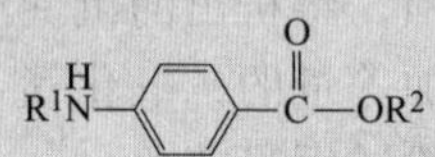

$$R^1 N \overset{H}{\underset{}{}} \bigcirc \overset{O}{\underset{}{C}} - OR^2$$

性质：①弱碱性；②水解性；③芳伯氨基特性；④吸收光谱特征。

2. 芳胺类药物鉴别试验

（1）重氮化-偶合反应（苯佐卡因、盐酸普鲁卡因、盐酸氯普卡因和盐酸普鲁卡因胺、对乙酰氨基酚和醋氨苯砜）

（2）氯化铁反应（对乙酰氨基酚）

（3）水解产物的反应（盐酸普鲁卡因、苯佐卡因）

（4）与重金属离子反应

①与铜和钴离子反应（盐酸利多卡因）；

②羟肟酸铁盐反应（盐酸普鲁卡因胺）；

③与汞离子反应（盐酸利多卡因）。

（5）紫外-可见分光光度法

（6）红外分光光度法

3. 芳胺类药物的杂质检查

（1）对乙酰氨基酚中杂质检查

① 乙醇溶液的澄清度与颜色；

② 对氨基酚及有关物质；

③ 对氯苯乙酰胺。

（2）盐酸普鲁卡因中对氨基苯甲酸的检查

4. 芳胺类药物的含量测定

（1）亚硝酸钠滴定法

① 测定条件：酸的种类和浓度；加入适量的溴化钾加快反应速率；反应温度；滴定方式与速率控制。

② 指示终点的方法：永停滴定法、电位滴定法、外指示剂法和内指示剂法等。

（2）非水滴定法

（3）紫外-可见分光光度法

（4）高效液相色谱法［盐酸利多卡因及其注射液、胶浆（Ⅰ），对乙酰氨基酚泡腾片、注射液、滴剂及凝胶，盐酸布比卡因注射液，盐酸普鲁卡因注射液等］。

5. 苯乙胺类药物的基本结构与性质

本类药物为拟肾上腺素类药物，基本结构为苯乙胺，多数在苯环上有1～2个羟基取代（除盐酸克仑特罗外）。其中肾上腺素、盐酸异丙肾上腺素和盐酸多巴胺分子结构中苯环的3,4-位上都有2个邻位酚羟基，与儿茶酚类似，又属于儿茶酚胺类药物。药典中收载本类原料药物近20种，基本结构为：

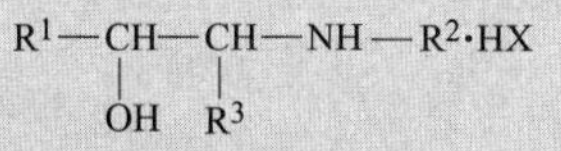

$$R^1-CH-CH-NH-R^2 \cdot HX$$
$$\quad\quad | \quad\quad |$$
$$\quad\quad OH \quad R^3$$

性质：①溶解性；②弱碱性；③酚羟基特性；④光学活性；⑤光谱特征。

6. 苯乙胺类药物的鉴别

（1）与氯化铁反应（肾上腺素和盐酸去氧肾上腺素等）

（2）氧化反应

（3）硫酸铜配位反应（含有氨基醇结构的本类药物）

（4）与亚硝基铁氰化钠反应（重酒石酸间羟胺）

（5）紫外-可见分光光度法与红外分光光度法

7. 苯乙胺类药物的杂质检查

（1）酮体

（2）有关物质

8. 苯乙胺类药物的含量测定

（1）非水滴定法

（2）溴量法（含有苯酚结构的苯乙胺类药物）

（3）紫外-可见分光光度法（多应用于制剂）

（4）高效液相色谱法

9. 氨基醚衍生物类药物的结构与性质

本类药物以盐酸苯海拉明、茶苯海明及其制剂为代表。

性质：①溶解性；②弱碱性；③与$AgNO_3$反应；④光谱特征。

10. 氨基醚衍生物类药物的鉴别

（1）与酸的呈色反应（盐酸苯海拉明、茶苯海明）

（2）紫外-可见分光光度法（盐酸苯海拉明）

（3）红外分光光度法（盐酸苯海拉明、茶苯海明）

（4）氯化物的鉴别反应（盐酸苯海拉明）

11. 盐酸苯海拉明的含量测定

《中国药典》2010年版（二部）收载的盐酸苯海拉明原料药、盐酸苯海拉明片及注射液的含量测定均采用高效液相色谱法。另盐酸苯海拉明溶出度的测定也采用本法。

复习思考题

1. 根据芳香胺类药物的结构，可把该类药物分为哪几类？各类药物的结构特征是怎样的？

2. 根据对氨基苯甲酸酯类药物的基本结构，简述其主要理化性质。

3. 简述利用水解产物反应鉴别盐酸普鲁卡因的基本原理。

4. 简述亚硝酸钠滴定法测定芳胺类药物的基本原理及测定的主要条件。

5. 亚硝酸钠滴定法中为什么要加入过量盐酸？

6. 试述永停滴定法指示终点的原理。

7. 测定盐酸丁卡因和盐酸利多卡因的含量时，为何不采用亚硝酸钠滴定法？

8. 有三瓶药物，分别是对乙酰氨基酚、肾上腺素和盐酸多巴胺，因标签掉了无法区分，请通过试验对上述三种药物进行鉴别。

自 测 题

一、选择题

1. 芳胺类药物是指（　　）。

A. 分子中含有氨基的药物　　　　　　　　B. 分子中含有苯环的药物

C. A 和 B　　　　　　　　　　　　　　　D. A 和 B，且 A 与 B 直接相连的药物

2. 下列药物中，在《中国药典》2010 年版（二部）中采用水解后重氮化-偶合反应显红色来进行鉴别的是（　　）。

A. 盐酸普鲁卡因　　　　　　　　　　　　B. 盐酸利多卡因

C. 盐酸丁卡因　　　　　　　　　　　　　D. 对乙酰氨基酚

3. 盐酸丁卡因在酸性溶液中与亚硝酸钠作用，生成（　　）。

A. 重氮盐　　　　　　　　　　　　　　　B. N-亚硝基化合物

C. 亚硝基苯化合物　　　　　　　　　　　D. 偶氮氨基化合物

4. 酰胺类药物可用下列哪种反应进行鉴别（　　）？

A. $FeCl_3$ 反应　　　　　　　　　　　　B. 水解后 $FeCl_3$ 反应

C. 重氮化反应　　　　　　　　　　　　　D. 水解后重氮化-偶合反应

5. 下列何种药物中，存在对氨基酚杂质（　　）。

A. 对氨基水杨酸钠　　　　　　　　　　　B. 盐酸普鲁卡因

C. 对乙酰氨基酚　　　　　　　　　　　　D. 盐酸利多卡因

6. 《中国药典》2010 年版（二部）中规定的盐酸普鲁卡因注射液中对氨基苯甲酸的检查方法是（　　）。

A. 紫外-可见分光光度法　　　　　　　　B. 高效液相色谱法

C. 薄层色谱法　　　　　　　　　　　　　D. 化学分析法

7. 《中国药典》2010 年版（二部）中规定亚硝酸钠滴定法进行滴定的温度是（　　）。

A. 0～5℃　　　　B. 5～10℃　　　　C. 10～20℃　　　　D. 10～30℃

8. 永停滴定法可用于碘量法、重铬酸钾法、银量法等多种容量分析，其滴定终点通过（　　）方法指示。

A. 指示电极　　　　B. 指示剂　　　　C. 酚酞变色　　　　D. 甲基橙变色

9. 在酸性条件下进行重氮化一偶合比色测定时，最常用的偶合试剂是（　　）。

A. β-萘酚　　　　　　　　　　　　　B. 变色酸

C. 香草醛　　　　　　　　　　　　　　　D. 对二甲氨基苯甲醛

10. 盐酸普鲁卡因注射液中，须检查的特殊杂质是（　　）。

A. 水杨醛　　　　B. 间氨基酚　　　　C. 水杨酸　　　　D. 对氨基苯甲酸

11. 对乙酰氨基酚中检查的特殊杂质是（　　）。

A. 水杨醛　　　　B. 苯甲酸　　　　C. 对氨基酚　　　　D. 间氨基酚

12. 肾上腺素和盐酸去氧肾上腺素中检查的特殊杂质是（　　）。

A. 苯甲酸　　　　　　B. 间氨基酚　　　　　C. 酮体　　　　　　　D. 水杨醛

13. 能和重酒石酸去甲肾上腺素发生颜色反应的试液为（　　）。

A. 浓硫酸　　　　　　B. 甲醛试液　　　　　C. 甲醛-硫酸试液　　D. 氨试液

14.《中国药典》（2010 年版）规定盐酸苯海拉明的含量测定采用（　　）。

A. 高效液相色谱法　　　　　　　　　B. 电泳法

C. 非水溶液滴定法　　　　　　　　　D. 酸性染料比色法

15. 盐酸去氧肾上腺素的含量测定采用（　　）。

A. 溴量法　　　　　　　　　　　　　B. 紫外-可见分光光度法

C. 亚硝酸钠滴定法　　　　　　　　　D. 非水滴定法

16. 直接能与 $FeCl_3$ 产生颜色反应的药物有（　　）。

A. 盐酸普鲁卡因　　　　　　　　　　B. 盐酸去氧肾上腺素

C. 对乙酰氨基酚　　　　　　　　　　D. 盐酸利多卡因

17. 直接和水解后能发生重氮化-偶合反应的药物有（　　）。

A. 盐酸丁卡因　　　　　　　　　　　B. 盐酸普鲁卡因

C. 对乙酰氨基酚　　　　　　　　　　D. 对氨基酚

18. 氨基醚衍生物类药物的鉴别反应是（　　）。

A. 硫酸呈色反应　　　　　　　　　　B. 水解反应

C. 与硝酸银反应　　　　　　　　　　D. 氯化铁反应

二、计算题

1. 对乙酰氨基酚原料药含量测定：精密称取对乙酰氨基酚 0.0411g，置 250mL 量瓶中，加 0.4％氢氧化钠溶液 50mL 溶解，加水至刻度，摇匀，精密量取 5mL，置 100mL 量瓶中，加 0.4％氢氧化钠溶液 10mL 溶解，加水至刻度，摇匀。依照分光光度法在 257nm 波长处测得其吸光度为 0.582。按对乙酰基酚的百分吸收系数为 719 计算该原料药的含量。

2. 精密称取盐酸利多卡因供试品 0.2120g，溶解于 20mL 冰醋酸中，加适量醋酸汞消除干扰，用非水溶液滴定法测定，消耗高氯酸滴定液（0.1010mol/L）7.56mL。已知 1mL 高氯酸滴定液（0.1mol/L）相当于 27.08mg 的盐酸利多卡因，求供试品的含量。

第八章
巴比妥类药物的检验

理论学习要点

巴比妥类药物的结构特征、巴比妥类药物的理化性质、苯巴比妥的杂质、巴比妥类药物含量测定原理。

能力训练要点

丙二酰脲类的鉴别、钠盐的鉴别、利用取代基的鉴别、含硫巴比妥类药物的鉴别、红外分光光度法的鉴别、苯巴比妥的杂质检查、巴比妥类药物的含量测定。

应达到的能力目标

1. 能够依据药典,对苯巴比妥类典型药物进行鉴别。
2. 能够依据药典,对苯巴比妥药物中杂质进行检查。
3. 能够利用银量法测定苯巴比妥的含量。
4. 能够利用溴量法测定司可巴比妥钠的含量。
5. 能够用紫外分光光度法测定注射用硫喷妥钠的含量。
6. 能够利用高效液相色谱法测定苯巴比妥片的含量。

案例 苯巴比妥的检验

苯巴比妥,其化学名称为 5-乙基-5-苯基-2,4,6(1H,3H,5H)-嘧啶三酮,分子式为 $C_{12}H_{12}N_2O_3$,相对分子质量 232.24;为白色有光泽的结晶性粉末;无臭,味微苦;饱和水溶液显酸性反应,在乙醇或乙醚中溶解,在三氯甲烷中略溶,在水中极微溶解,在氢氧化钠或碳酸钠溶液中溶解;熔点 174.5～178℃。主要用作镇静和催眠药物,适用于治疗神经过度兴奋引起的失眠症,能引起安稳的睡眠。《中国药典》2010 年版(二部)"苯巴比妥"的质量标准指出,其检验内容包括:性状、鉴别、检查(酸度、乙醇溶液的澄清度、有关物质、中性或碱性物质、干燥失重、炽灼残渣)及含量测定。苯巴比妥的含量测定采用银量法(电位滴定法)。

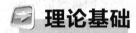案例分析

1. 苯巴比妥，属于巴比妥类药物。欲检测药品"苯巴比妥"药品的质量，须对其进行鉴别试验、杂质检查及含量测定。

2.《中国药典》2010 年版（二部）中规定苯巴比妥的鉴别试验方法主要有利用特殊取代基的鉴别反应（与硫酸-亚硝酸钠的反应及与甲醛-硫酸的反应）、与重金属离子的反应（丙二酰脲类的鉴别反应）及红外分光光度法。

3. 苯巴比妥中杂质检查项目包括：酸度、乙醇溶液的澄清度、有关物质、中性或碱性物质、干燥失重、炽灼残渣。

4. 苯巴比妥的含量测定采用银量法（电位滴定法）。

为完成苯巴比妥的检验任务，我们需掌握如下理论知识和操作技能。

理论基础

巴比妥类药物的结构与性质

1. 基本结构

巴比妥类药物为镇静催眠药，具有中枢神经抑制作用，是巴比妥酸的衍生物，其基本结构如下：

$$
\begin{array}{c}
\text{(基本结构图)}
\end{array}
$$

母核为巴比妥酸的环状丙二酰脲结构，是巴比妥类药物的共同部分，决定了巴比妥类药物所具有的共同特性，可用于与其他药物相区别。C5 位的取代基 R^1 和 R^2 的不同，形成不同的巴比妥类药物，体现不同的理化性质，可用于各种巴比妥类药物之间的相互区别。临床上常用的本类药物多为巴比妥酸的 5,5-二取代衍生物，少数为 1,5,5-三取代或 C2 位为硫取代巴比妥酸的 5,5-二取代衍生物。巴比妥类药物已合成了数百种，《中国药典》2010 年版（二部）收载的本类药物有苯巴比妥及其钠盐，异戊巴比妥及其钠盐，司可巴比妥钠及注射用硫喷妥钠等。BP（2010 年版）还收载了巴比妥、甲苯巴比妥、戊巴比妥及其钠盐。常见的巴比妥类药物及其结构列于表 8-1 中。

表 8-1　常见巴比妥类药物的化学结构

药　　物	R^1	R^2	备　注
巴比妥	—C_2H_5	—C_2H_5	
苯巴比妥	—C_2H_5	—C_6H_5	
异戊巴比妥	—C_2H_5	—$CH_2CH_2CH(CH_3)_2$	
司可巴比妥	—$CH_2CH=CH_2$	—$CH(CH_3)(CH_2)_2CH_3$	
硫喷妥钠	—C_2H_5	—$CH(CH_3)(CH_2)_2CH_3$	C2 位 S 取代物的钠盐
甲苯巴比妥	—C_2H_5	—C_6H_5	1 位取代—CH_3
戊巴比妥	—C_2H_5	—$CH(CH_3)(CH_2)_2CH_3$	

2. 理化性质

巴比妥类药物一般为白色结晶或结晶性粉末，具有一定的熔点，且大多在 96～205℃范围内。在空气中稳定，加热多能升华。游离巴比妥类药物微溶或极微溶于水，易溶于乙醇、

三氯甲烷等有机溶剂；其钠盐则易溶于水，而难溶于有机溶剂。巴比妥类药物的主要理化性质如下。

（1）弱酸性 巴比妥类药物的环状结构中含有 1,3-二酰亚胺基团，因而其分子结构能发生酮式-烯醇式互变异构，在水溶液中能发生二级电离。所以，本类药物显弱酸性（pK_a 为 7.3～8.4），可与强碱反应生成水溶液的盐类，一般为钠盐，反应方程式如下：

$$\begin{matrix} R^1 \\ R^2 \end{matrix}\!\!\!\!\diagup\!\!\!\!\diagdown\!\!\!\!\begin{matrix} CO-N \\ CO-NH \end{matrix}\!\!\!\!C-OH + NaOH \xrightarrow{\triangle} \begin{matrix} R^1 \\ R^2 \end{matrix}\!\!\!\!\diagup\!\!\!\!\diagdown\!\!\!\!\begin{matrix} CO-N \\ CO-NH \end{matrix}\!\!\!\!C-ONa + H_2O$$

巴比妥类药物钠盐的水溶液呈碱性，加酸酸化后，析出结晶性的游离巴比妥类药物，可用有机溶剂将其提取出来。这一性质可用于巴比妥类药物的提取分离、鉴别、检查和含量测定。

（2）水解反应

① 巴比妥类药物的水解。巴比妥类药物的六元环结构比较稳定，遇酸、氧化剂、还原剂时，一般情况下环不会破裂。但与碱液共沸时，酰亚胺（—CONH—）基团将水解开环，产生氨气，可使湿润的红色石蕊试纸变蓝。

$$\begin{matrix} R^1 \\ R^2 \end{matrix}\!\!\!\!\diagup\!\!\!\!\diagdown\!\!\!\!\begin{matrix} CO-N \\ CO-NH \end{matrix}\!\!\!\!C-OH + 5NaOH \xrightarrow{\triangle} \begin{matrix} R^1 \\ R^2 \end{matrix}\!\!\!\!\diagup\!\!\!\!\diagdown COONa + 2NH_3\uparrow + 2Na_2CO_3$$

② 巴比妥类药物钠盐的水解。本类药物的钠盐，在吸湿的情况下也能水解。一般情况下，在室温和 pH 为 10 以下水解较慢；在 pH 为 11 以上随着碱性的增强，水解速率加快。

（3）与重金属离子的反应 巴比妥类药物分子结构中的二酰亚胺结构（—CONH-CONHCO—）或酰亚胺（—CONH—）基团，在适宜的 pH 值溶液中，可与一些重金属离子，如 Ag^+、Cu^{2+}、Co^{2+}、Hg^{2+} 等反应呈色或产生有色沉淀。这一性质多用于本类药物的鉴别和含量测定。

① 与银盐的反应。巴比妥类药物分子结构中含有酰亚胺基团，在碳酸钠溶液中，生成钠盐而溶解，再与硝酸银溶液反应，首先生成可溶性的一银盐，加入过量的硝酸银溶液，则生成难溶性的二银盐白色沉淀。此反应可用于本类药物的鉴别和含量测定。

② 与铜盐的反应。巴比妥类药物在吡啶溶液中生成的烯醇式异构体，与铜离子吡啶溶液反应生成稳定的配位化合物，产生类似双缩脲的呈色反应。

③ 与钴盐的反应。巴比妥类药物在碱性溶液中可与钴盐反应，生成紫堇色配位化合物。此反应在无水条件下较灵敏，且形成的有色产物也比较稳定，因此所用试剂均应不含水分。常用溶剂为无水乙醇或甲醇；钴盐为醋酸钴、硝酸钴或氯化钴；碱以有机碱为好，一般采用异丙胺。

④ 与汞盐的反应。巴比妥类药物与硝酸汞或氯化汞试液反应，可生成白色汞盐沉淀，此沉淀能溶于氨液中。

（4）与香草醛的反应 巴比妥类药物分子结构中丙二酰脲的氢比较活泼，可与香草醛在浓硫酸存在下发生缩合反应，生成棕红色产物。

（5）紫外吸收光谱特征 巴比妥类药物的紫外吸收光谱随着其电离级数不同，发生显著的变化，如图 8-1 所示。

在酸性溶液中，5,5-二取代和 1,5,5-三取代

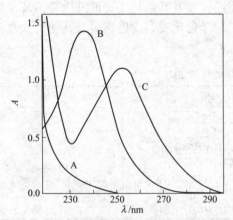

图 8-1 巴比妥类药物的紫外吸收光谱
A—H_2SO_4 溶液（0.5mol/L，未电离）；
B—pH 9.9 的缓冲溶液（一级电离）；
C—NaOH 溶液（0.1 mol/L，二级电离）

巴比妥类药物不电离，无明显的紫外吸收；在 pH＝10 的碱性溶液中，发生一级电离，形成共扼体系结构，在 240nm 处出现最大吸收；在 pH＝13 的强碱性溶液中，5,5-二取代巴比妥类药物发生二级电离，共轭体系延长，吸收峰红移 255nm 处；1,5,5-三取代巴比妥类药物，因 1-位取代基的存在，故不发生二级电离，最大吸收波长仍位于 240nm。

硫代巴比妥类药物则不同，在酸性或碱性溶液中均有较明显的紫外吸收，硫喷妥的紫外吸收光谱如图 8-2 所示。

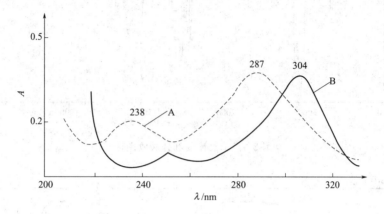

图 8-2　硫喷妥的紫外吸收光谱
A—HCl（0.1 mol/L）；B—NaOH（0.1 mol/L）

在 HCl（0.1mol/L）溶液中，两个吸收峰分别在 287nm 和 238nm 处；在 NaOH 溶液（0.1 mol/L）中，两个吸收峰分别移至 304nm 和 255nm 处。此紫外吸收特性可用于本类药物的鉴别和含量测定。

技能基础

一、巴比妥类药物的鉴别

巴比妥类药物的鉴别试验主要是利用丙二酰脲基团及取代基的特征反应而进行的。

1. 丙二酰脲类的鉴别

丙二酰脲类反应是巴比妥类药物母核的反应，是本类药物共有的反应，收载在《中国药典》2010 年版（二部）附录Ⅲ "一般鉴别试验"项下。该鉴别试验主要用于苯巴比妥、异戊巴比妥及其钠盐、司可巴比妥的鉴别。

（1）与银盐的反应　取供试品约 0.1g，加碳酸钠试液 1mL 与水 10mL，振摇 2min，滤过，滤液中逐滴加入硝酸银试液，即生成白色沉淀，振摇，沉淀即溶解；继续滴加过量的硝酸银试液，沉淀不再溶解。

（2）与铜盐的反应　取供试品约 50mg，加吡啶溶液（1→10）5mL，溶解后，加铜吡啶试液（硫酸铜 4g，水 90mL 溶解后，加吡啶 30mL，即得）1mL，即显紫色或生成紫色沉淀。

2. 利用特殊取代基或元素的鉴别

巴比妥类药物的 C5 位上的取代基一般为苯基、环烯烃、烯烃、小脂肪烃及卤素，N1 位上的取代基为甲基，C2 位氧元素可被硫元素取代而形成硫代巴比妥。因此取代基的鉴别反应主要体现在 C5 位的芳环取代基、不饱和取代基和硫元素上。

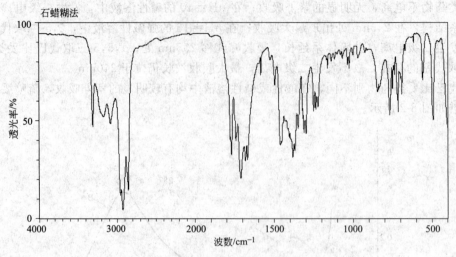

图 8-3 苯巴比妥红外吸收图谱

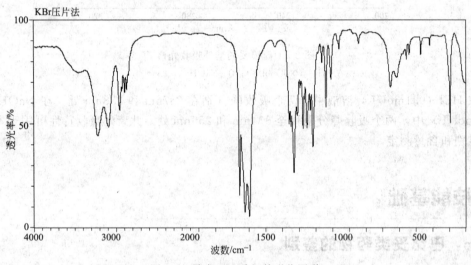

图 8-4 异戊巴比妥红外吸收图谱

（1） 利用芳环取代基的鉴别

① 与亚硝酸钠-硫酸的反应。苯巴比妥含有苯环取代基，可与亚硝酸钠-硫酸反应，生成橙黄色产物，并随即转成橙红色。此鉴别试验为《中国药典》收载的方法，可用于区别苯巴比妥和其他巴比妥类药物。

其鉴别试验方法为：取本品约 10mg，加硫酸 2 滴与亚硝酸钠约 5mg，混合，即显橙黄色，随即转橙红色。

② 与甲醛-硫酸的反应。苯巴比妥与甲醛-硫酸反应，生成玫瑰红色产物。此鉴别试验也为《中国药典》收载的方法，可用于区别苯巴比妥和其他巴比妥类药物。

其鉴别试验方法为：取本品约 50mg，置试管中，加甲醛试液 1mL，加热煮沸，冷却，沿管壁缓缓加硫酸 0.5mL，使成两液层，置水浴中加热。接界面显玫瑰红色。

（2） 利用不饱和取代基的鉴别 具有不饱和取代基的巴比妥类药物，如司可巴比妥钠，因其分子结构中含有丙烯基，分子中的不饱和键可与碘、溴或高锰酸钾作用，发生加成或氧化反应，而使碘、溴或高锰酸钾褪色。

[例 8-1]　司可巴比妥钠的鉴别

取本品 0.1g，加水 10mL 溶解后，加碘试液 2mL，所显棕黄色应在 5min 内消失。

（3）利用硫元素的鉴别　巴比妥类分子结构中含有硫的药物，如硫喷妥钠，可将其硫元素转变为无机游离的硫离子，而显硫化物的反应。如硫喷妥钠在氢氧化钠溶液中与铅离子反应生成白色沉淀，加热后，沉淀转变成为黑色的硫化铅。此鉴别试验可用于硫代巴比妥类与巴比妥类药物的区别。

其鉴别试验方法为：取本品约 0.2g，加氢氧化钠试液 5mL 与醋酸铅试液 2mL，生成白色沉淀；加热后，沉淀变为黑色。

3. 测定熔点的鉴别

纯物质的熔点是一定的，作为物理常数，其常用于药物的鉴别；同时，熔点也可反应药物的纯杂程度。巴比妥类药物可直接用药典方法测定熔点；其钠盐易溶于水，酸化后析出相应的游离巴比妥母体，将沉淀过滤干燥后，可测定熔点；或者将本类药物制备成衍生物后，再测定衍生物的熔点。利用测定熔点的方法可用于鉴别苯巴比妥及其钠盐、司可巴比妥钠、异戊巴比妥及其钠盐等。

[例 8-2]　苯巴比妥钠的鉴别

取本品约 0.5g，加水 5mL 溶解后，加稀过量的稀盐酸，即析出白色结晶性沉淀，滤过；沉淀用水洗净，在 105℃ 干燥后，熔点为 174～178℃。

[例 8-3]　异戊巴比妥钠的鉴别

取本品约 0.5g，加水 10mL 溶解后，加盐酸 0.5mL，即析出异戊巴比妥的白色沉淀，滤过，沉淀用水洗净，在 105℃ 干燥后，熔点为 155～158.5℃。

4. 红外分光光度法鉴别

《中国药典》2010 年版（二部）对巴比妥类药物原料均采用红外分光光度法鉴别。供试品的红外吸收光谱应与收载的标准图谱一致。苯巴比妥及异戊巴比妥的红外吸收图谱见图 8-3、图 8-4。

二、苯巴比妥的检查

苯巴比妥中的杂质主要是由于生产过程中产生的中间体和副产物所组成。《中国药典》2010 年版（二部）苯巴比妥的质量标准要求，须对酸度、乙醇溶液的澄清度、有关物质、中性或碱性物质、干燥失重及炽灼残渣等项目进行检查。

1. 酸度

酸度的检查主要是控制副产物苯基丙二酰脲。

其检查方法为：取本品 0.20g，加水 10mL，煮沸搅拌 1min，放冷，滤过，取滤液 5mL，加甲基橙指示液 1 滴，不得显红色。

2. 乙醇溶液的澄清度

本项检查主要是控制苯巴比妥中乙醇不溶性杂质。苯巴比妥在乙醇中溶解，而苯巴比妥酸在乙醇中的溶解度很小，利用二者之间溶解度的差异检查苯巴比妥酸杂质的量。

其检查方法为：取本品 1.0g，加乙醇 5mL，加热回流 3min，溶液应澄清。

3. 有关物质

本项检查主要是控制苯巴比妥合成过程中所产生的中间体及副产物。

其检查方法为：取本品，加流动相溶解并稀释制成每 1mL 中含 1mg 的溶液，作为供试品溶液；精密量取 1mL，置 200mL 量瓶中，用流动相稀释至刻度，摇匀，作为对照溶液。照液相色谱法（附录 Ⅴ D）试验，用辛烷基硅烷键合硅胶为填充剂；以乙腈-水（25：75）

为流动相,检测波长为220nm;理论塔板按苯巴比妥峰计算不低于2500,苯巴比妥峰与相邻杂峰的分离度应符合要求。取对照溶液5μL,分别注入液相色谱仪,记录色谱图至主成分峰保留时间的3倍,供试品溶液色谱图中如有杂质峰,单个杂质峰面积不得大于对照溶液主峰面积(0.5%),各杂质峰面积的和不得于对照溶液主峰面积的2倍(1.0%)

4. 中性或碱性物质

这类杂质主要来源于合成过程中的副产物2-苯基丁酰脲或分解产物。利用其不溶于氢氧化钠试液而溶于乙醚的性质,采用提取、干燥、称重的方法检查杂质限量。

其检查方法:取本品1.0g置分液漏斗中,加氢氧化钠试液10mL使溶解,加水5mL与乙醚25mL,振摇1min,分取醚层,用水洗涤3次,每次5mL,取醚层经干燥滤纸滤过,滤液置105℃恒重的蒸发皿中,蒸干,在105℃干燥1h,遗留残渣不得过3mg。

5. 干燥失重

取本品,在105℃干燥至恒重,减失重量不得过1.0%(《中国药典》,2010年版,附录Ⅷ L)。

6. 炽灼残渣

不得过0.1%(《中国药典》,2010年版,附录Ⅷ N)。

三、巴比妥类药物的含量测定

巴比妥类药物含量的测定方法很多,《中国药典》(2010年版)采用的方法主要有银量法、溴量法、紫外-可见分光光度法和高效液相色谱法等。

1. 银量法

巴比妥类药物在适当的碱性条件下,可与硝酸银定量反应。随着硝酸银滴定液的加入,首先形成可溶性的一银盐,当被测定的巴比妥类药物完全形成一银盐后,稍过量的硝酸银与巴比妥类药物形成难溶性的二银盐沉淀,使溶液变浑浊,指示终点到达。苯巴比妥及其钠盐、异戊巴比妥及其钠盐均采用此法测定含量。本法操作简便,专属性强,但不易观察出现浑浊的终点。

[例8-4] 苯巴比妥的含量测定

取本品约0.2g,精密称定,加甲醇40mL使溶解,再加新制的3%无水碳酸钠溶液15mL,照电位滴定法,用硝酸银滴定液(0.1mol/L)滴定。每1mL硝酸银滴定液(0.1mol/L)相当于23.22mg的$C_{12}H_{12}N_2O_3$。

结果计算方法如下:

$$苯巴比妥 = \frac{VTF \times 10^{-3}}{m_s} \times 100\% \qquad (8-1)$$

式中 V——滴定液体积,mL;

T——滴定度,每1mL滴定液相当于多少质量,g;

F——浓度校正因子,本测定中为滴定液实际浓度/0.1;

m_s——供试品质量,g。

2. 溴量法

凡5-位取代基上含有不饱和键的巴比妥类药物,其不饱和键可与溴定量地发生加成反应,故可采用溴量法测定其含量。

[例8-5] 司可巴比妥钠的含量测定

取本品约0.1g,精密称定,置250mL碘量瓶中,加水10mL,振摇使溶解,精密加溴滴定液(0.05mol/L)25mL,再加盐酸5mL,立即密塞并振摇1min,在暗处放置15min

后，注意微开瓶塞，加碘化钾试液 10mL，立即密塞，摇匀后，用硫代硫酸钠滴定液（0.1 mol/L）滴定，至近终点时，加淀粉指示液，继续滴定至蓝色消失，并将滴定结果用空白试验校正。每 1mL 溴滴定液（0.05mol/L）相当于 13.01mg 的 $C_{12}H_{17}N_2NaO_3$。

3. 紫外-可见分光光度法

巴比妥类药物在碱性介质中具有特征性的紫外吸收，故可采用紫外-可见分光光度法测定其含量。本法灵敏度较高，专属性较强，广泛用于巴比妥类药物原料和制剂的含量测定，同时也可用于固体制剂的溶出度和含量均匀度检查。

[例 8-6] 注射用硫喷妥钠的含量测定

取装量差异项下的内容物，混合均匀，精密称取适量（约相当于硫喷妥钠 0.25g），置于 500mL 量瓶中，加水使硫喷妥钠溶解并稀释至刻度，摇匀，精密量取适量，用 0.4% 氢氧化钠溶液定量稀释制成每 1mL 中约含 5μg 的溶液，在 304nm 的波长处测定吸光度；另取硫喷妥钠对照品，精密称定，加 0.4% 氢氧化钠溶液溶解并定量稀释制成每 1mL 中约 5μg 的溶液，同法测定。根据每支的平均装量计算。每 1mg 硫喷妥钠相当于 1.091mg 的 $C_{11}H_{17}N_2NaO_2S$。

结果计算方法如下：

$$标示量 = \frac{\dfrac{C_R \dfrac{A_X}{A_R} DV}{w} \times \overline{w}}{标示量} \times 100\% = \frac{\dfrac{1.091 C_R \dfrac{A_X}{A_R} D \times 500 \times 10^{-6}}{w} \times \overline{w}}{标示量} \times 100\% \quad (8-2)$$

式中 C_R——对照品溶液的浓度，μg/mL；

A_X——供试品溶液的吸光度；

A_R——对照品溶液的吸光度；

V——供试品溶液的体积，mL；

D——溶液的稀释倍数；

w——供试品的取样量，g；

$\overline{w}$——平均装量，g/支；

标示量——制剂的规格，g/支。

本法为直接紫外分光光度法，即将供试品溶解后，根据溶液的 pH，在最大的吸收波长（λ_{max}）处，直接测定对照品和供试品溶液的吸收度，再计算药物含量的方法。

4. 高效液相色谱法

[例 8-7] 苯巴比妥片含量的测定

（1）色谱条件与系统适用性试验 用辛烷基硅烷键合硅胶为填充剂；以乙腈-水（30:70）为流动相；检测波长为 220nm。理论板数按苯巴比妥峰计算不低于 2000，苯巴比妥与相邻色谱峰的分离度应符合要求。

（2）测定方法 取本品 20 片，精密称定，研细，精密称取适量（约相当于苯巴比妥 30mg），置 50mL 量瓶中，加流动相适量，超声处理 20min 使苯巴比妥溶解，放冷，用流动相稀释至刻度，摇匀，滤过。精密量取续滤液 1mL，置 10mL 量瓶中，用流动相稀释至刻度，摇匀，精密量取 10μL，注入液相色谱仪，记录色谱图。另取苯巴比妥对照品，精密称定，加流动相溶解并定量稀释制成每 1mL 中约含苯巴比妥 60μg 的溶液，同法测定。按外标法以峰面积计算，即得。

结果计算方法如下：

$$标示量=\dfrac{\dfrac{C_R\dfrac{A_X}{A_R}DV}{w}\times\overline{w}}{标示量}\times100\%=\dfrac{\dfrac{C_R\dfrac{A_X}{A_R}\times10\times50\times10^{-3}}{w}\times\overline{w}}{标示量}\times100\%\qquad(8\text{-}3)$$

式中　C_R——对照品溶液的浓度，$\mu g/mL$；

$\quad A_X$——供试品溶液的峰面积；

$\quad A_R$——对照品溶液的峰面积；

$\quad V$——供试品溶液的体积，mL；

$\quad D$——溶液的稀释倍数；

$\quad w$——供试品的取样量，g；

$\quad \overline{w}$——平均片重，$mg/$片；

标示量——制剂的规格，$mg/$片。

本 章 小 结

1. 巴比妥类药物的结构

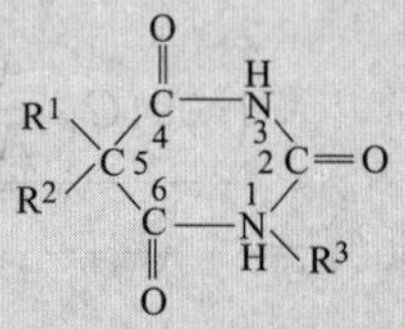

母核为巴比妥酸的环状丙二酰脲结构，是巴比妥类药物的共同部分，决定了巴比妥类药物具有共同的特性，可用于与其他药物相区别。C5 位的取代基 R^1 和 R^2 的不同，形成不同的巴比妥类药物，体现不同的理化性质，可用于各种巴比妥类药物之间的相互区别。

2. 巴比妥类药物的性质

(1) 弱酸性

(2) 水解反应

① 巴比妥类药物的水解；②巴比妥类药物钠盐的水解。

(3) 与重金属离子的反应

① 与银盐的反应；②与铜盐的反应；③与钴盐的反应；④与汞盐的反应。

(4) 与香草醛的反应

(5) 紫外吸收光谱特征

3. 巴比妥类药物的鉴别试验

(1) 丙二酰脲类的鉴别

① 与银盐的反应；②与铜盐的反应。

(2) 利用特殊取代基或元素的鉴别

① 利用芳环取代基的鉴别

a. 与亚硝酸钠-硫酸的反应；b. 与甲醛-硫酸的反应。

② 利用不饱和取代基的鉴别；③利用硫元素的鉴别。

(3) 测定熔点的鉴别

(4) 红外分光光度法鉴别

4. 苯巴比妥的检查

(1) 酸度

（2）乙醇溶液的澄清度

（3）有关物质

（4）中性或碱性物质

（5）干燥失重

（6）炽灼残渣

5. 巴比妥类药物的含量测定

（1）银量法

（2）溴量法

（3）紫外-可见分光光度法

（4）高效液相色谱法

复习思考题

1. 写出巴比妥类药物的母体结构并说出其主要取代基团。

2. 用紫外-可见分光光度法分析巴比妥类药物时其定性依据是什么？

3. 银量法测定巴比妥类药物的原理是什么？

4. 巴比妥类药物的鉴别方法有哪些？

5. 说明溴量法测定司可巴比妥钠含量的原理及含量计算方法。

自 测 题

一、选择题

1. 巴比妥类药物属于（　　）。

A. 安眠镇静药　　　B. 解热镇痛药　　　C. 麻醉药　　　D. 生物碱类药

2. 硫喷妥钠与铜盐的鉴别反应生成物颜色为（　　）。

A. 紫色　　　B. 绿色　　　C. 蓝色　　　D. 紫堇色

3. 某巴比妥类药物在吡啶溶液中与铜吡啶试液作用，所生成的配位化合物显绿色，则该药物为（　　）。

A. 苯巴比妥　　　B. 异戊巴比妥　　　C. 司可巴比妥　　　D. 硫喷妥钠

4. 凡5-位取代基中含有双键的巴比妥类药物，如司可巴比妥钠，均可采用下列何种方法进行定量测定（　　）。

A. 酸量法　　　B. 碱量法　　　C. 银量法　　　D. 溴量法

5. 于 Na_2CO_3 溶液中加 $AgNO_3$ 试液，开始生成白色沉淀经振摇即溶解，继续加 $AgNO_3$ 试液，生成的沉淀则不再溶解，该药物应是（　　）。

A. 盐酸可待因　　　B. 咖啡因　　　C. 异戊巴比妥　　　D. 维生素C

6. 与 $NaNO_2$-H_2SO_4 反应生成橙黄至橙红色产物的药物是（　　）。

A. 苯巴比妥　　　B. 司可巴比妥　　　C. 巴比妥　　　D. 硫喷妥钠

7.《中国药典》（2010年版）采用 $AgNO_3$（0.1mol/L）为滴定液，银量法测定苯巴比妥的含量时，指示终点的方法应是（　　）。

A. K_2CrO_4 溶液　　　　　　B. 荧光黄指示液

C. 永停滴定法　　　　　　D. 电位滴定法

8. 银量法测定苯巴比妥钠含量时，若用自身指示法来判断终点，样品消耗标准溶液的摩尔比应为（　　）。

A. 1∶2　　　　　　B. 2∶1　　　　　　C. 1∶1　　　　　　D. 1∶4

9. 司可巴比妥钠（相对分子质量为 260.27）采用溴量法测定含量时，每 1mL 溴滴定液（0.1mol/L）相当于司可巴比妥钠的毫克（mg）数为（　　　）。

A. 1.301　　　　　　B. 13.01　　　　　　C. 26.03　　　　　　D. 52.05

10.《中国药典》（2010 年版）中，注射用硫喷妥钠的含量测定方法为（　　　）。

A. 紫外-可见分光光度法　　　　　　　　B. 银量法

C. 酸碱滴定法　　　　　　　　　　　　　D. 比色法

11. 巴比妥类药物，所具有的特性包括（　　　）。

A. 弱碱性　　　　　　　　　　　　　　　B. 弱酸性

C. 易水解　　　　　　　　　　　　　　　D. 具有紫外特征吸收

12. 巴比妥类药物的鉴别方法有（　　　）。

A. 与钡盐反应生成白色化合物　　　　　　B. 与镁盐反应生成红色化合物

C. 与银盐反应生成白色沉淀　　　　　　　D. 与铜盐反应生成有色产物

13. 下列哪些性质适用于巴比妥类药物（　　　）。

A. 水溶液呈弱碱性　　　　　　　　　　　B. 母核为 1,3-二酰亚胺基团

C. 母核中含 2 个氮原子　　　　　　　　　D. 与碱共热，有氨气放出

14. 巴比妥类药物的含量测定方法有（　　　）。

A. 银量法　　　　　　　　　　　　　　　B. 紫外分光光度法

C. 酸碱滴定法　　　　　　　　　　　　　D. 溴量法

15. 苯巴比妥药物中须检查的杂质项目有（　　　）。

A. 酸度　　　　　　　　　　　　　　　　B. 中性或碱性物质

C. 乙醇溶液的澄清度　　　　　　　　　　D. 对氨基苯甲酸

二、填空题

1. 巴比妥类药物的母核为＿＿＿＿＿＿结构，可用于与其他药物相区别。《中国药典》2010 年版（二部）收载的本类药物有＿＿＿＿＿＿、＿＿＿＿＿＿、＿＿＿＿＿＿、＿＿＿＿＿＿及＿＿＿＿＿＿等。

2. 巴比妥类药物的环状结构中含有＿＿＿＿＿＿基团。该类药物通常显＿＿＿＿＿＿性，可与＿＿＿＿＿＿反应生成水溶液的盐类。

3. 巴比妥类药物，在碳酸钠溶液中，生成＿＿＿＿＿＿而溶解，再与硝酸银溶液反应，首先生成可溶性的＿＿＿＿＿＿，加入过量的硝酸银溶液，则生成难溶性＿＿＿＿＿＿的沉淀。此反应可用于本类药物的鉴别和含量测定。

4. 巴比妥类药物，可与香草醛在＿＿＿＿＿＿存在下发生缩合反应，生成＿＿＿＿＿＿色产物。

5. 苯巴比妥与甲醛-硫酸反应，生成＿＿＿＿＿＿色产物。此鉴别试验也为《中国药典》收载的方法，可用于＿＿＿＿＿＿＿＿。

6. 检查苯巴比妥中中性或碱性物质时，是利用其不溶于＿＿＿＿＿＿试液而溶于＿＿＿＿＿＿的性质，采用提取、干燥、称重的方法检查杂质限量。

7. 巴比妥类药物含量的测定方法很多，《中国药典》（2010 年版）采用的方法主要有＿＿＿＿＿＿法、＿＿＿＿＿＿法、＿＿＿＿＿＿法和＿＿＿＿＿＿法等。

三、计算题

1. 精密称取苯巴比妥约 0.2052g，加甲醇 40mL 使溶解，再加新制的 3％无水碳酸钠溶液 15mL，照电位滴定法，依法操作，用硝酸银滴定液（0.1006mol/L）滴定，消耗

8.75mL。计算样品的百分含量。每 1mL 硝酸银滴定液（0.1mol/L）相当于 23.22mg 的 $C_{12}H_{12}N_3O_2$，求苯巴比妥的含量？

2. 精密称取司可巴比妥钠约 0.0927g，置 250mL 碘瓶中，加水 10mL，振摇使溶解，精密加溴滴定液（0.1mol/L）25mL，再加盐酸 5mL，立即密塞，并振摇 1min，在暗处放置 15min 后，注意微开瓶塞，加碘化钾试液 10mL，立即密塞，摇匀后，用硫代硫酸钠滴定液（0.1014mol/L）滴定，至近终点时，加淀粉指示液 5mL，继续滴定至蓝色消失，消耗 17.72mL，空白试验消耗硫代硫酸钠滴定液（0.0982mol/L）24.85mL。每 1mL 溴滴定液（0.1mol/L）相当于 13.01mg 的司可巴比妥（$C_{12}H_{17}N_2NaO_3$），试计算司可巴比妥的含量？

第九章
杂环类药物的检验

案例9.1 异烟肼的检验

异烟肼，又名异烟酰肼，其化学名称为 4-吡啶甲酰肼，分子式为 $C_6H_7N_3O$，相对分子质量 137.14；为无色结晶，或白色至类白色的结晶性粉末；无臭，味微甜后苦，遇光渐变质；在水中易溶，在乙醇中微溶，在乙醚中极微溶解；其熔点为 $170\sim173℃$。异烟肼为抗结核病药，常与其他抗结核病药联合应用，以增强疗效和克服耐药菌。《中国药典》2010 年版（二部）"异烟肼"的质量标准指出，其检验内容包括：性状、鉴别、检查（酸碱度、溶液的澄清度与颜色、游离肼、有关物质、干燥失重、炽灼残渣、重金属、无菌）及含量测定等。异烟肼的含量测定采用高效液相色谱法。

案例分析

1. 异烟肼，属于吡啶类药物。欲检测药品"异烟肼"的质量，须对其进行鉴别试验、杂质检查及含量测定。

2.《中国药典》2010年版(二部)中，异烟肼的鉴别方法包括：银镜反应、高效液相色谱法及红外分光光度法等。

3. 异烟肼中杂质检查项目包括：酸碱度、溶液的澄清度与颜色、游离肼、有关物质、干燥失重、炽灼残渣、重金属、无菌等。

4. 异烟肼的含量测定采用高效液相色谱法。

欲完成异烟肼的检验工作，我们需掌握如下理论知识和操作技能。

理论基础

一、杂环类药物简介

杂环化合物是指碳环中夹杂有非碳原子的环状有机化合物，其中非碳元素原子称为杂原子，一般为氧、硫、氮等。

杂环类药物种类繁多，按其所含有的杂原子种类与数目，环的元数与环数的不同，可将杂环类药物分为许多不同的大类，如呋喃类、吡唑酮类、吡啶及哌啶类、嘧啶类、喹啉类、吩噻嗪类、苯并二氮杂䓬类等。《中国药典》2010年版收载的杂环类药物包括：异烟肼、尼可刹米、碘解磷定、盐酸氯丙嗪、盐酸异丙嗪、奋乃静、地西泮、艾司唑仑、奎尼丁、盐酸环丙沙星、硫酸阿托品和氢溴酸东莨菪碱等。

二、吡啶类药物的结构和性质

1. 基本结构

异烟肼，属于吡啶类药物。吡啶类药物中均含有吡啶环（含有 N 原子的六元单环）。吡啶环的结构如下：

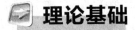

本类药物常见的有抗结核药异烟肼、异烟腙、丙硫异烟胺和中枢兴奋药尼可刹米等。常见典型药物的结构如下：

尼可刹米	异烟肼	异烟腙	丙硫异烟胺

2. 理化性质

（1）吡啶环的特性　本类药物分子结构中均含有吡啶环，可发生开环反应（特性反应），特别是被取代以后。尼可刹米、异烟肼和异烟腙的吡啶环 α、α' 位未取代，而 β 或 γ 位被羧基衍生物所取代；丙硫异烟胺的吡啶环 α 位被丙基取代，γ 位被硫代甲酰氨基所取代。

（2）弱碱性　本类药物母核吡啶环上的氮原子为碱性氮原子，吡啶环的 pK_b 为 8.8（水中），吡啶环上氮原子具有叔胺性质，可非水滴定。尼可刹米分子结构中，除了吡啶环上氮原子外，吡啶环 β 位上被酰氨基取代，虽然酰氨基的化学性质不甚活泼，但遇碱水解后，释放出具有碱性的二乙胺，能使湿润的红色石蕊试纸变蓝色，同时也可与生物碱沉淀试剂发生反应，故可以此进行鉴别。

（3）还原性　异烟肼的吡啶环 γ 位上被酰肼取代，酰肼基具有较强的还原性，可被不同的氧化剂氧化，也可与某些含羰基的试剂发生缩合反应。

（4）紫外吸收光谱特征　本类药物分子结构中含有吡啶环等芳杂环，在紫外光区有特征吸收，可用于定性分析。

（5）母核反应　母核能与金属盐反应生成有色沉淀。例如异烟肼与硫酸铜-枸橼酸试液（碱性）作用，产生淡绿色异烟铜沉淀，加热得到红棕色氧化亚铜沉淀；尼可刹米与硫酸铜-硫氰酸胺试液作用，产生草绿色沉淀。

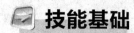 技能基础

一、吡啶类药物的鉴别

1. 吡啶母核的反应

（1）吡啶环的开环反应

① 戊烯二醛反应。溴化氰作用于吡啶环，吡啶环发生水解反应生成戊烯二醛，再与芳伯胺缩合，生成有色的戊烯二醛衍生物。

本反应适用于吡啶环 α、α' 位未取代，以及 β 或 γ 位为烷基或羧基的衍生物。如异烟肼和尼可刹米。而《中国药典》2010 年版只用于尼可刹米的鉴别，所用芳香第一胺为苯胺。

[例 9-1]　尼可刹米的鉴别

取本品 1 滴，加水 50mL，摇匀，分取 2mL，加溴化氰试液 2mL 与 2.5％苯胺溶液 3mL，摇匀，溶液渐显黄色。

此法用于异烟肼鉴别时，应先用高锰酸钾或溴水氧化为异烟酸，再与溴化氰作用，然后再与芳香第一胺缩合形成有色的戊烯二醛衍生物。戊烯二醛衍生物的颜色随所用芳香第一胺不同而有所不同，如与苯胺缩合呈黄至黄棕色；与联苯胺则呈淡红至红色。

② 二硝基氯苯反应。在无水条件下，将吡啶及其某些衍生物与 2,4-二硝基氯苯混合，加热或使其热至熔融，冷却后，加醇制氢氧化钾溶液将残渣溶解，溶液呈紫红色。

采用本法鉴别尼可刹米、异烟肼和异烟腙时，需经适当处理，即将酰肼氧化成羧基或将酰胺水解为羧基后才有此反应。

[例 9-2]　异烟腙的鉴别

取异烟腙约 50mg，加 2,4-二硝基氯苯 50mg 与乙醇 3mL，置水浴中煮沸 2～3min，加 10％氢氧化钠溶液 2 滴，静置后，即显鲜明的红色。

用于异烟肼鉴别时，可取其乙醇溶液加入硼砂及 5％ 2,4-二硝基氯苯乙醇溶液，蒸干，继续加热 10min，残渣加甲醇搅拌后，即显紫红色。

（2）沉淀反应　本类药物具有吡啶环的结构，可与重金属盐类（如氯化汞、硫酸铜、碘化铋钾）及苦味酸等试剂形成沉淀。如尼可刹米可与硫酸铜及硫氰酸铵作用生成草绿色配位化合物沉淀；异烟肼、尼可刹米可与氯化汞形成白色沉淀。

2. 特性鉴别反应

（1）异烟肼的特性鉴别反应

① 还原反应（银镜反应）。异烟肼与硝酸银生成白色异烟酸银沉淀，并生成氮气和金属银，在管壁上产生银镜。其反应式如下：

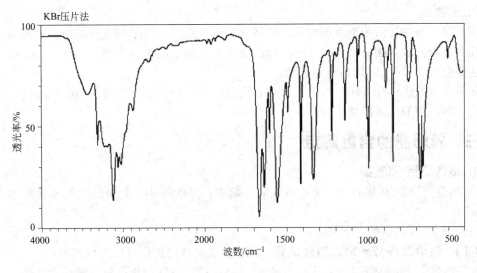

$$NH_2—NH_2 + 4AgNO_3 \longrightarrow 4Ag\downarrow + N_2\uparrow + 4HNO_3$$

[**例 9-3**] 异烟肼的鉴别

取异烟肼约 10mg，置试管中，加水 2mL 溶解后，加氨制硝酸银试液 1mL，即发生气泡与黑色浑浊，并在试管壁上生成银镜。

② 缩合反应。异烟肼的酰肼基与芳醛缩合形成腙，析出结晶，可测定其熔点。最常用的芳醛为香草醛，其次是对二甲氨基苯甲醛、水杨醛等。与 1,2-萘醌-4-磺酸在碱性介质中可缩合显红色，凡具有—NH$_2$ 或活性—CH$_2$—基者均有此反应。其反应式如下：

香草醛   异烟腙(黄色结晶)

③ 红外分光光度法。本品的红外光吸收图谱应与对照的图谱（光谱集 166 图）一致。异烟肼的红外图谱见图 9-1。

KBr压片法

图 9-1 异烟肼的红外图谱

④ 异烟肼的其他鉴别反应。异烟肼与亚硒酸作用，可将其还原为红色硒的沉淀；异烟肼与 1,2-萘醌-4-磺酸在碱性介质中，可缩合呈红色。

（2）尼可刹米的特性鉴别反应

① 水解反应。尼可刹米与氢氧化钠试液加热可产生二乙胺臭味，能使湿润的红色石蕊试纸变蓝色；异烟肼、尼克刹米等与无水碳酸钠或氢氧化钙共热，可发生脱羧降解，并有吡

啶臭味逸出。

[例 9-4] 尼可刹米的鉴别

取本品 10 滴，加氢氧化钠试液 3mL，加热，即发生二乙胺的臭气，能使湿润的红色石蕊试纸变蓝色。

② 红外分光光度法。本品的红外光吸收图谱应与对照的图谱（光谱集 135 图）一致。

二、异烟肼中游离肼的检查

异烟肼是一种不稳定的药物，其中的游离肼是由制备时原料引入，或在贮藏过程中降解而产生。而肼又是一种诱变剂和致癌物质，故对肼应进行严格的限量检查。因此国内外药典多数规定了异烟肼原料药及其制剂中游离肼的限量检查。常用的方法有薄层色谱法和比浊法等。

1. 薄层色谱法

《中国药典》2010 年版中，对异烟肼及注射用异烟肼中游离肼的检查，均采用薄层色谱法。

其方法为：取本品，加丙酮-水（1∶1）溶解并稀释制成每 1mL 中约含 100mg 的溶液，作为供试品溶液；另取硫酸肼加丙酮-水（1∶1）溶解并稀释制成每 1mL 中约含 0.080mg（相当于游离肼 20μg）的溶液，作为对照品溶液；取异烟肼和硫酸肼各适量，加丙酮-水（1∶1）溶解并稀释制成每 1mL 中分别含异烟肼 100mg 和硫酸肼 0.080mg 的混合溶液，作为系统适用性试验溶液。照薄层色谱法（附录Ⅴ B）试验，吸取上述三种溶液各 5μL，分别点于同一硅胶 G 薄层板上，以异丙醇-丙酮（3∶2）为展开剂，展开，晾干，喷以乙醇制对二甲氨基苯甲醛试液，15min 后检视。系统适用性溶液所显游离肼与异烟肼的斑点应完全分离，游离肼的 R_f 值约为 0.75，异烟肼的 R_f 值约为 0.56。在供试品溶液主斑点前方与对照品溶液主斑点相应的位置上，不得显黄色斑点。

2. 比浊法

JP（14）采用样品中加水杨醛的乙醇溶液观察浑浊的方法来检查异烟肼中的游离肼。

其方法为：取异烟肼 0.1g，加水 5mL 使溶解，加水杨醛乙醇液（1→20）0.1mL，迅速振摇混合，放置 5min 内溶液不浑浊。

此类方法的优点是不用对照品、价廉、简单易行，而缺点是专属性和准确度差。放置时间过长，异烟肼的反应产物也会产生浑浊。

三、异烟肼的含量测定

1. 高效液相色谱法

《中国药典》2010 年版（二部）收载的异烟肼、异烟肼片、异烟肼注射液含量测定均采用此法。

[例 9-5] 异烟肼的含量测定

（1）色谱条件与系统适用性试验 用十八烷基硅烷键合硅胶为填充剂；以 0.02mol/L 磷酸氢二钠溶液（用磷酸调 pH 至 6.0）-甲醇（85∶15）为流动相；检测波长为 262nm。理论板数按异烟肼峰计算不低于 4000。

（2）测定法 取本品适量，精密称定，加水溶解并稀释制成每 1mL 中约含 0.1mg 的溶液，精密量取 10μL 注入液相色谱仪，记录色谱图；另取异烟肼对照品适量，精密称定。同法测定。按外标法以峰面积计算，即得。

2. 溴酸钾法

《中国药典》2010 年版（二部）收载的注射用异烟肼含量测定采用此法。

其方法为：取装量差异项下的内容物，混合均匀，精密称取约 0.2g，置 100mL 量瓶中，加水使溶解并稀释至刻度，摇匀；精密量取 25mL，加水 50mL、盐酸 20mL 与甲基橙指示液 1 滴，用溴酸钾滴定液（0.01667mol/L）缓缓滴定（温度保持在 18～25℃）至粉红色消失。每 1mL 的溴酸钾滴定液（0.01667mol/L）相当于 3.429mg 的异烟肼（$C_6H_7N_3O$）。

案例9.2　盐酸异丙嗪的检验

盐酸异丙嗪，又名盐酸普鲁米嗪或非那根，化学名称为（±)-N,N,α-三甲基-10H-吩噻嗪-10-乙胺盐酸盐，分子式为 $C_{17}H_{20}N_2S \cdot HCl$，相对分子质量 319.87；为白色或类白色的粉末或颗粒；几乎无臭，味苦，在空气中日久变为黄色；在水中极易溶解，在乙醇或三氯甲烷中易溶，在丙酮或乙醚中几乎不溶；熔点为 217～223℃，熔融时同时分解。盐酸异丙嗪是一种常见的止咳药物，能够平复因为气管受刺激而引起的咳嗽。《中国药典》2010 年版（二部）"盐酸异丙嗪"的质量标准指出，其检验内容包括：性状、鉴别、检查（酸度、溶液的澄清度与颜色、有关物质、干燥失重、炽灼残渣）及含量测定等。盐酸异丙嗪的含量测定采用酸碱滴定法（自动电位滴定法）。

案例分析

1. 盐酸异丙嗪，属于吩噻嗪类药物。欲检测药品"盐酸异丙嗪"的质量，需对其进行鉴别试验、杂质检查及含量测定。

2. 《中国药典》2010 年版(二部)中，盐酸异丙嗪的鉴别方法包括：氧化剂氧化呈色反应、红外分光光度法及氯化物的鉴别反应等。

3. 盐酸异丙嗪中杂质检查项目包括：酸度、溶液的澄清度与颜色、有关物质、干燥失重、炽灼残渣等。

4. 盐酸异丙嗪的含量测定采用酸碱滴定法(自动电位滴定法)。

欲完成盐酸异丙嗪的检验工作，我们需掌握如下理论知识和操作技能。

理论基础

吩噻嗪类药物的结构和性质

盐酸异丙嗪，属于吩噻嗪类药物。该类药物能够阻断多巴胺受体，在保持意识清醒的情况下控制幻觉及妄想等症状，主要用于治疗 I 型精神分裂症，属于抗精神病药（又称抗精神分裂症药或神经安定药）。临床上常用的本类药物多为其盐酸盐，《中国药典》2010 年版收载的吩噻嗪类药物主要有：盐酸异丙嗪、盐酸氯丙嗪、奋乃静、盐酸氟奋乃静、癸氟奋乃静、盐酸三氟拉嗪、盐酸硫利达嗪等。

1. 基本结构

吩噻嗪类药物为苯并噻嗪的衍生物，分子结构中均含有硫氮杂蒽母核，基本结构如下：

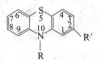

本类药物在结构上的差异，主要表现在母核 2-位上的 R'取代基和 10-位上的 R 取代基的不同。R'基团通常为—H、—Cl、—CF_3、—$COCH_3$、—SCH_2CH_3 等；而 R 基团一般为具

有 2～3 碳链的二甲氨基或二乙氨基，或含氮杂环如哌嗪和哌啶的衍生物。典型药物盐酸异丙嗪和盐酸氯丙嗪的结构如下：

盐酸异丙嗪   盐酸氯丙嗪

2. 性质

（1） 易氧化呈色 本类药物硫氮杂蒽母核中的二价硫易氧化，遇不同氧化剂如硫酸、硝酸、氯化铁试液及过氧化氢等，其母核易被氧化成亚砜、砜等不同产物，随取代基不同而呈不同的颜色。因此，可用于本类药物的鉴别。常用吩噻嗪类药物氧化呈色反应情况见表 9-1。

表 9-1　常用吩噻嗪类药物的氧化呈色反应

药物名称	所用氧化剂			
	硫酸	硝酸	氯化铁	过氧化氢
盐酸氯丙嗪	—	显红色，渐变为淡黄色	显红色	—
盐酸异丙嗪	显樱桃红色，放置后颜色渐变深	生成红色沉淀，加热即溶解，溶液由红色转变为橙黄色	—	—
奋乃静	—	—	—	显深红色，放置后红色渐褪去
盐酸氟奋乃静	显淡红色，温热后变成红褐色	—	—	—
盐酸三氟拉嗪	与重铬酸钾的硫酸溶液共热，产生类似油垢物。加溴水，振摇；滴加硫酸，剧烈搅动，显红色	生成微带红色的白色沉淀；放置后，红色变深，加热后变黄色	—	—
盐酸硫利达嗪	显蓝色	—	—	—

（2） 与生物碱沉淀剂反应 本类药物母核 10-位上的烃胺侧链或哌嗪基具有碱性，与生物碱沉淀剂（三硝基苯酚）形成衍生物，测定熔点，可供鉴别。

（3） 金属离子配位呈色 本类药物分子结构中未被氧化的硫可与金属钯离子形成有色配合物，其氧化产物亚砜、砜则无此反应。该性质可用于本类药物的鉴别和含量测定，且具有专属性，可消除氧化产物的干扰。

（4） 紫外吸收光谱特征 本类药物的紫外特征吸收，主要由母核三环的 π 系统所产生，一般具有三个峰值。《中国药典》2010 年版收载的本类药品，其最大吸收峰在 204～209nm（205nm 附近）、250～265nm（254nm 附近）和 300～325nm（300nm 附近）；最强峰多在 250～265nm。2-位、10-位取代基不同，可引起最大吸收峰的位移。例如 2-位上被卤素取代时，可使吸收峰红移 2～4nm，同时使 250～265nm 区段的峰强度增大；10-位上的取代基对最大吸收波长有一定影响，波长位移大小与侧链长短有关，侧链越短，影响越大。

（5） 红外吸收光谱特征 由于取代基 R 和 R' 的不同，可产生不同的红外光谱，已被《中国药典》用于本类药物多个品种的鉴别。

技能基础

一、吩噻嗪类药物的鉴别

1. 显色反应

（1）氧化剂氧化呈色　硫氮杂蒽母核中的二价硫易氧化，不同的氧化剂如硫酸、硝酸、氯化铁试液及过氧化氢等，母核易被氧化成亚砜、砜等不同的产物，随取代基的不同，呈现不同的颜色。

[例9-6]　盐酸异丙嗪的鉴别

① 取本品约 5mg，加硫酸 5mL 溶解后，溶液显樱桃红色；放置后，色渐变深。

② 取本品约 0.1g，加水 3mL 溶解后，加硝酸 1mL，即生成红色沉淀；加热，沉淀即溶解，溶液由红色转变为橙黄色。

[例9-7]　盐酸氯丙嗪的鉴别

取本品约 10mg，加水 1mL 溶解后，加硝酸 5 滴即显红色，渐变淡黄色。

[例9-8]　奋乃静的鉴别

取本品 5mg，加盐酸与水各 1mL，加热至 80℃，加入过氧化氢溶液数滴，即显深红色；放置后，红色逐渐褪去。

（2）与钯离子配位显色　本类药物分子结构中未被氧化的硫可与金属钯离子形成有色配合物。

[例9-9]　癸氟奋乃静的鉴别

取本品约 50mg，加甲醇 2mL 溶解后，加 0.1% 氯化钯溶液 3mL，即有沉淀生成，并显红色，再加过量的氯化钯溶液，颜色变深。

2. 紫外-可见分光光度法

本类药物在国内外药典中常用紫外吸收光谱中最大吸收波长、最小吸收波长进行鉴别，同时还可以利用最大吸收波长处的吸光度或吸收系数进行鉴别。《中国药典》（2010 年版）收载的吩噻嗪类药物的紫外特征吸收鉴别实例见表 9-2。

表 9-2　吩噻嗪类药物的紫外特征吸收鉴别实例

药物	溶剂	浓度/(μg/mL)	λ_{max}/nm	A	$E_{1cm}^{1\%}$
盐酸氯丙嗪	盐酸(9→1000)	5	254 306	0.46 —	915 —
盐酸异丙嗪	盐酸(0.1mol/L)	6	249	—	883～937
奋乃静	无水乙醇	7	258	0.65	—
盐酸氟奋乃静	盐酸(9→1000)	10	255	—	553～593
盐酸三氟拉嗪	盐酸(1→20)	10	256		630
盐酸硫利达嗪	乙醇	8	264 与 315		

[例9-10]　盐酸氯丙嗪的鉴别

取本品，加盐酸（9→1000）制成每 1mL 中含 5μg 的溶液，照紫外-可见分光光度法（附录Ⅳ A）测定，在 254nm 和 306nm 的波长处有最大吸收，在 254nm 的波长处吸收度约为 0.46。

3. 红外分光光度法

《中国药典》2010 年版收载的吩噻嗪类原料药均采用红外分光光度法鉴别。本类药物的制剂可提取后采用红外分光光度法鉴别。

[例 9-11] 盐酸异丙嗪的鉴别

本品的红外光吸收图谱应与对照的图谱（光谱集 350 图）一致。盐酸异丙嗪的红外吸收图谱见图 9-2。

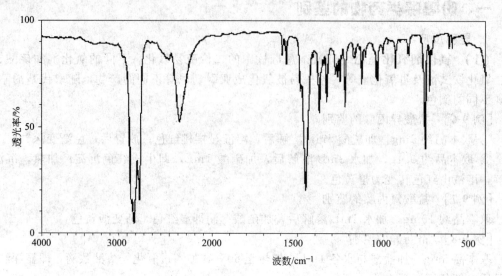

图 9-2 盐酸异丙嗪的红外吸收图谱

4. 氯化物的鉴别反应

吩噻嗪类药物的盐酸盐及其制剂可通过与 $AgNO_3$ 的沉淀反应或与 MnO_2 等氧化剂的氧化还原反应来进行氯化物的鉴别。与 $AgNO_3$ 沉淀反应鉴别时，硝酸酸性下，滴加硝酸银试液，出现白色凝乳状沉淀，分离后，沉淀溶于氨试液，加稀硝酸酸化，又出现沉淀。由于硫氮杂蒽母核具有还原性，稀 HNO_3 的加入使该类药物发生氧化显色反应。可在供试品溶液中加氨试液使成碱性，吩噻嗪类药物析出，滤除沉淀，取滤液进行试验。

如果在吩噻嗪类药物中加入与供试品等量的二氧化锰，混匀后加硫酸湿润，缓慢加热，产生氯气，具有挥发性的氧化产物氯气可使水湿润的碘化钾淀粉试纸显蓝色。

二、吩噻嗪类药物中有关物质的检查

噻嗪类药物在生产、贮存过程中，可引入多种其他烷基化吩噻嗪杂质及分解产物。吩噻嗪类药物的有关物质主要包括残留的原料及中间产物、副产物和药物的氧化产物等。《中国药典》2010 年版中的吩噻嗪类药物除了盐酸奋乃静无此项检查外，其余的原料药物与部分制剂中均规定了该项检测。

1. 盐酸异丙嗪有关物质的检查

（1）杂质的来源 在异丙嗪的合成过程中易发生副反应，使得最终合成产物变为异丙美沙嗪，该物质在丙酮中溶解度大，精制也不易除去。同时异丙嗪不太稳定，易氧化，贮藏过程中可能分解。

（2）检查方法 避光操作。取本品，加 0.1mol/L 盐酸溶液配制成每 1mL 约含 0.2mg 的溶液，作为供试品溶液；精密量取 1mL，置 100mL 量瓶中，用 0.1mol/L 盐酸溶液稀释至刻度，摇匀，作为对照溶液。照高效液相色谱法（附录 Ⅴ D）试验，以十八烷基硅烷键合硅胶为填充剂；以水（用冰醋酸调 pH 至 2.3)-甲醇（55：45）为流动相，检测波长为 254nm。理论板数按盐酸异丙嗪峰计算应不低于 3000，盐酸异丙嗪峰与相对保留时间 1.1~1.2 的杂质峰的分离度应不小于 2.0。取对照溶液 20μL 注入液相色谱仪，调节检测灵敏度，使主成分色谱峰的峰高约为满量程的 20%，再精密量取供试品溶液与对照溶液各 20μL，分别注入液相色谱仪，记录色谱图至主成分色谱峰保留时间的 3 倍。供试品溶液色谱图中如有杂质峰，各杂质峰面积的和不得大于对照溶液主峰面积（1.0%）。

2. 盐酸氯丙嗪有关物质的检查

（1）杂质的来源　在盐酸氯丙嗪的合成过程中易残留的中间产物包括：中间体 I（3-氯二苯胺）、中间体 II（2-氯-10H-吩噻嗪）、中间体 III ［3-(2-氯-10H-吩噻嗪-10-基)-N-甲基-1-丙胺］等。同时氯丙嗪不太稳定，易氧化，贮藏不当或存放时间过长可能分解产生 3-(2-氯-10H-吩噻嗪-10-基)-N,N-二甲基-1-丙胺 S 或 N 的氧化物等。

（2）检查方法　避光操作。取本品 20mg，置 50mL 量瓶中，加流动相溶解并稀释至刻度，摇匀，作为供试品溶液；精密量取适量，用流动相定量稀释制成每 1mL 中含 2μg 的溶液，作为对照溶液。照高效液相色谱法（附录 V D）试验，用辛烷基硅烷键合硅胶为填充剂；以乙腈-0.5%三氟乙酸（用四甲基乙二胺调节 pH 至 5.3）（50：50）为流动相；检测波长为 254nm。取对照溶液 10μL 注入液相色谱仪，调节检测灵敏度，使主成分色谱峰的峰高约为满量程的 20%。精密量取供试品溶液与对照溶液各 10μL，分别注入液相色谱仪，记录色谱图至主成分色谱峰保留时间的 4 倍。供试品溶液色谱图中如有杂质峰，单个杂质峰面积不得大于对照溶液主峰面积（0.5%）。各杂质峰面积的和不得大于对照溶液主峰面积的 2 倍（1.0%）。

3. 盐酸硫利达嗪有关物质的检查

盐酸硫利达嗪遇光不稳定，在生产、贮存过程中易引入有关物质，因其结构不清，因此《中国药典》2010 年版采用薄层色谱法，以高低浓度对照法控制其杂质限量。

其检查方法为：避光操作。取本品，加三氯甲烷制成每 1mL 中约含 10mg 的溶液，作为供试品溶液；精密量取适量，加三氯甲烷稀释成每 1mL 中约含 50μg 的溶液，作为对照溶液。照薄层色谱法（附录 V B）试验，吸取上述两种溶液各 5μL，分别点于同一硅胶 G 薄层板上，以三氯甲烷-异丙醇-浓氨溶液（74：25：1）为展开剂，展开，晾干，先用碘化铋钾试液-冰醋酸-水（10：20：70）的混合液喷雾，然后喷以过氧化氢试液，立即覆盖同样大小的洁净玻璃板，检视，供试品溶液如显杂质斑点，其颜色与对照溶液所显的主斑点比较，不得更深。

三、吩噻嗪类药物的含量测定

1. 酸碱滴定法

盐酸异丙嗪结构中母核上的氮原子碱性极弱，10-位取代基的烃胺（—NR$_2$）具有一定的碱性，可用于定量分析。

其测定方法为：取本品约 0.25g，精密称定，加 0.01mol/L 盐酸 5mL 与乙醇 50mL 使溶解。照电位滴定法（附录 VII A），用氢氧化钠滴定液（0.1mol/L）滴定，出现第一个突跃点时记下消耗的体积 V_1（mL），继续滴定至出现第二个突跃点时记下消耗的体积 V_2（mL），V_2 与 V_1 之差即为本品消耗的体积。每 1mL 氢氧化钠滴定液（0.1mol/L）相当于 32.09mg 的 $C_{17}H_{20}N_2S \cdot HCl$。

2. 非水滴定法

《中国药典》2010 年版（二部）中，盐酸氯丙嗪的含量测定采用非水滴定法。

其测定方法为：取本品约 0.2g，精密称定，加冰醋酸 10mL 与醋酐 30mL 溶解后，照电位滴定法（附录 VII A），用高氯酸滴定液（0.1mol/L）滴定，并将滴定的结果用空白试验校正。每 1mL 高氯酸滴定液（0.1mol/L）相当于 35.53mg 的 $C_{17}H_{19}ClN_2S \cdot HCl$。

3. 紫外-可见分光光度法

《中国药典》2010 年版（二部）中，盐酸氯丙嗪片、盐酸硫利达嗪片和盐酸氯丙嗪注射液等的含量测定均采用紫外-可见分光光度法。

[例 9-12]　盐酸氯丙嗪注射液的含量测定

避光操作。精密量取本品适量（约相当于盐酸氯丙嗪 50mg），置 200mL 量瓶中，用盐酸溶液（9→1000）稀释至刻度，摇匀；精密量取 2mL，置 100mL 量瓶中，用盐酸溶液（9→1000）稀释至刻度，摇匀，照紫外-可见分光光度法（附录Ⅳ A），在 254nm 的波长处测定吸光度，按 $C_{17}H_{19}ClN_2S \cdot HCl$ 的吸收系数（$E_{1cm}^{1\%}$）为 915 计算，即得。

案例9.3　地西泮的检验

地西泮，又名安定、苯甲二氮䓬；其化学名称为 1-甲基-5-苯基-7-氯-1,3-二氢-2H-1,4-苯并二氮杂䓬-2-酮，分子式为 $C_{16}H_{13}ClN_2O$，相对分子质量 284.74；为白色或类白色的结晶性粉末；无臭，味微苦；在乙醇中溶解，在丙酮或三氯甲烷中易溶，在水中几乎不溶；其熔点为 130～134℃。地西泮为一种苯二氮䓬类抗焦虑药，具有抗焦虑、抗癫痫、镇静、松弛骨骼肌及消除记忆的作用，常用于医治焦虑、失眠、肌肉痉挛及部分癫痫症。《中国药典》2010 年版（二部）"地西泮"的质量标准指出，其检验内容包括：性状、鉴别、检查（乙醇溶液的澄清度和颜色、氯化物、有关物质、干燥失重、炽灼残渣）及含量测定。地西泮的含量测定采用非水滴定法。

案例分析

1. 地西泮，属苯并二氮杂䓬类药物。欲检测其质量，须对其进行鉴别试验、杂质检查及含量测定。

2.《中国药典》2010 年版(二部)中，地西泮的鉴别试验方法主要有：硫酸-荧光反应、紫外-可见分光光度法、红外分光光度法及分解产物的氯化物鉴别法。

3. 地西泮的检查项目包括：乙醇溶液的澄清度和颜色、氯化物、有关物质、干燥失重、炽灼残渣。

4. 地西泮的含量测定采用非水滴定法。

为完成地西泮的检验工作，我们需掌握如下理论知识和操作技能。

理论基础

苯并二氮杂䓬类药物的结构和性质

1. 基本结构

苯并二氮杂䓬类药物均含有苯并二氮䓬，为含氮杂原子、六元和七元环双环并合而成的有机药物，其中 1,4-苯并二氮杂䓬类药物是目前临床应用最广泛的抗焦虑、抗惊厥药。如地西泮、硝基地西泮、艾司唑仑、氯氮卓、阿普唑仑、三唑仑、盐酸氟西泮、氯硝西泮和奥沙西泮等，其中，除了氯氮䓬外，其余均为地西泮的衍生物。1,4-苯并二氮杂䓬的基本结构如下：

苯并二氮杂䓬类药物中的典型药物主要有：地西泮、氯氮卓、奥沙西泮、阿普唑仑等，其结构如下：

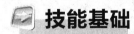

| 地西泮 | 阿普唑仑 | 奥沙西泮 | 氯氮草 |

2. 理化性质

（1） 性状 苯并二氮杂䓬类药物多为游离碱，不溶于水，而溶于甲醇、乙醇和氯仿中。地西泮为白色或类白色的结晶性粉末，在乙醇中溶解，在丙酮或三氯甲烷中易溶，在水中几乎不溶；阿普唑仑为白色或类白色的结晶性粉末，在三氯甲烷中易溶，在乙醇或丙酮中略溶，在水或乙醚中几乎不溶；艾司唑仑也为白色或类白色的结晶性粉末，在甲醇中溶解，在醋酐或三氯甲烷中易溶，在乙酸乙酯或乙醇中略溶，在水中几乎不溶。

（2） 弱碱性 苯并二氮杂䓬的环氮原子具有碱性，虽然与苯基并合使其碱性降低，但仍可以用非水滴定法测得含量。

（3） 水解性 苯并二氮杂䓬类药物结构中的环一般比较稳定，但在强酸性溶液中可水解，形成相应的二苯甲酮衍生物，可用于鉴别和比色测定。

（4） 硫酸-荧光反应 苯并二氮杂䓬类药物溶于硫酸后，在紫外光（365nm）下，呈现不同颜色的荧光。

（5） 分解产物的性质 苯并二氮杂䓬类药物结构中具有内酰胺和亚胺结构，遇酸、碱或受热易水解开环。地西泮经水解后得到甘氨酸可呈茚三酮反应，溶液显蓝紫色；氯氮草水解后呈芳伯胺反应生成沉淀，可供鉴别。苯并二氮杂䓬类药物多为有机氯化合物，用氧瓶燃烧法破坏，生成氯化氢，以5%氢氧化钠溶液吸收，加硝酸酸化，并缓慢煮沸2min，显氯化物反应。

（6） 沉淀反应 苯并二氮杂䓬类药物可与某些金属离子生成沉淀，已被《中国药典》用于不同品种的鉴别。如地西泮与碘化铋钾生成橙红色沉淀。

（7） 紫外吸收光谱特征 苯并二氮杂䓬类药物的结构中具有共轭体系，在紫外区有特征吸收，可用于鉴别和含量测定。

技能基础

一、苯并二氮杂䓬类药物的鉴别

1. 化学鉴别法

（1） 沉淀反应 苯并二氮杂䓬类药物，在盐酸溶液中可与碘化铋钾试液反应生成红色碘化铋盐沉淀。氯氮草和阿普唑仑的盐酸液（9→1000），遇碘化铋钾试液，生成橙红色沉淀；盐酸氟西泮的水溶液和氯硝西泮的稀盐酸溶液遇碘化铋钾试液，也生成橙红色沉淀，后者放置后颜色变深；阿普唑仑的盐酸溶液（9→1000），遇硅钨酸试液，生成白色沉淀。

[例9-13] 阿普唑仑的鉴别

取本品约5mg，加盐酸溶液（9→1000）2mL溶解后，分成两份：一份加硅钨酸试液1滴，即生成白色沉淀；另一份加碘化铋钾试液1滴，即生成橙红色沉淀。

（2）水解后呈芳伯胺反应　N1 位上无取代基的本类药物，与盐酸共热水解后，可生成芳伯胺，发生重氮化-偶合反应显色。如氯氮䓬、艾司唑仑和奥沙西泮的盐酸溶液（1→2）缓缓加热煮沸，放冷，加亚硝酸钠和碱性 β-萘酚试液生成橙红色沉淀。而地西泮 N1 位上有甲基取代，水解产物中无芳伯氨基，因此地西泮无此反应。

（3）硫酸-荧光反应　苯并二氮杂䓬类常用药物的硫酸-荧光反应，呈色情况见表 9-3。

表 9-3　常用苯并二氮杂䓬类药物硫酸-荧光反应呈色情况

药物	浓硫酸	稀硫酸
地西泮	黄绿色	黄色
氯氮䓬	黄色	紫色
硝西泮	淡蓝色	蓝绿色
艾司唑仑	亮绿色	天蓝色

[例 9-14]　地西泮的鉴别

取本品约 10mg，加硫酸 3mL 振摇使溶解后，在紫外光（365nm）下检视，显黄绿色荧光。

（4）分解产物的反应　本类药物多为有机氯化合物，用氧瓶燃烧法破坏，显氯化物反应。《中国药典》（2010 年版）将该反应用于地西泮和三唑仑药物的鉴别。

[例 9-15]　地西泮的鉴别

取本品 20mg，用氧瓶燃烧法（附录 Ⅶ C）进行有机破坏，以 5％氢氧化钠溶液 5mL 为吸收液，燃烧完全后，用稀硝酸酸化，并缓缓煮沸 2min，溶液显氯化物的鉴别反应（附录 Ⅲ）。

2. 光谱鉴别法

（1）紫外-可见分光光度法　苯并二氮杂䓬类药物分子结构中有共轭体系，在紫外光区有特征吸收，利用紫外最大吸收波长以及最大吸收波长处的吸光度或吸光度比值可进行鉴别。常用苯并二氮杂䓬类药物紫外特征吸收与鉴别法情况见表 9-4。

表 9-4　常用苯并二氮杂䓬类药物紫外特征吸收与鉴别法

药物	溶剂	浓度/(μg/mL)	λ_{max}/nm
地西泮	0.5％硫酸甲醇溶液	5	242,284,366
氯氮䓬	盐酸(9→1000)溶液	7	244～248,306～310
阿普唑仑	盐酸(9→1000)溶液	12	264
氯硝西泮	0.5％硫酸甲醇溶液	10	239±2,307±2
奥沙西泮	乙醇	10	229,315±2(较弱)

[例 9-16]　地西泮的鉴别

取本品，加 0.5％硫酸甲醇溶液制成每 1mL 中含 5μg 的溶液，照紫外-可见分光光度法测定（附录 Ⅳ A），在 242nm、284nm 与 366nm 的波长处有最大吸收；在 242nm 波长处的吸光度约为 0.51，在 284nm 波长处的吸光度约为 0.23。

（2）红外分光光度法　红外分光光度法已用于地西泮、阿普唑仑、艾司唑仑、盐酸氟西泮、氯硝西泮和奥沙西泮等苯并二氮杂䓬类药物的鉴别。

[例 9-17]　地西泮的鉴别

本品的红外光吸收图谱应与对照的图谱（光谱集 138 图）一致。地西泮的红外吸收图谱见图 9-3。

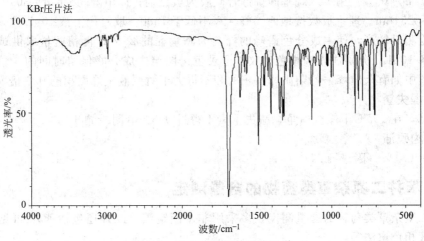

图 9-3　地西泮的红外吸收图谱

3. 薄层色谱法

苯并二氮杂草类药物发展很快，目前临床应用的品种不断增多。由于本类药物结构相似，不易分离、鉴别，因此薄层色谱法常被用于本类药物的系统鉴别。

（1）常用的苯并二氮杂䓬类药物的薄层色谱法　按常规法点样 10μL 于硅胶 G 薄层板上，以苯-丙酮（3∶2）为展开剂，饱和 15min，用上行法展开 15cm，挥发溶剂，用稀硫酸喷雾，于 105℃干燥 30min，置紫外灯下检视荧光斑点，结果见表 9-5。

表 9-5　常用的苯并二氮杂草类药物的薄层鉴别法

药物名称	R_f 值		斑点颜色		
	单一点样	混合点样	自然光	254nm	365nm
地西泮	0.80	0.78	无色	黄色（m）	黄色（m）
氯氮草	0.34	0.34	无色	蓝紫色（s）	蓝紫色（w）
奥沙西泮	0.49	0.52	黄色	亮灰蓝色（s）	亮灰蓝色（s）
艾司唑仑	0.22	0.20	无色	灰紫色（m）	蓝紫色（m）

注：s、m、w 分别表示荧光强度的强、中、弱。

（2）酸水解产物的薄层色谱法　利用苯并二氮杂草类药物经酸水解产生的二苯甲酮衍生物进行鉴别。由于不同的苯并二氮杂草类药物水解后可能会获得相同的二苯甲酮衍生物，因此本法的专属性较差。

二、地西泮的杂质检查

1. 乙醇溶液的澄清度与颜色

取本品 0.1g，加乙醇 20mL，振摇使溶解，溶液应澄清无色；如显色，与黄色 1 号标准比色液（附录Ⅸ A 第一法）比较，不得更深。

2. 氯化物

取本品 1.0g，加水 50mL，振摇 10min，滤过，分取滤液 25mL，依法检查（附录Ⅷ A）与标准氯化钠溶液 7.0mL 制成的对照液比较，不得更浓（0.014%）。

3. 有关物质

取本品，加甲醇溶解并稀释制成每 1mL 中含地西泮 1mg 的溶液作为供试品溶液；精密量取 1mL，置 200mL 量瓶中，用甲醇稀释至刻度，摇匀，作为对照溶液。照高效液相色谱法（附录Ⅴ D）试验。用十八烷基硅烷键合硅胶为填充剂；以甲醇-水（70∶30）为流动相；检测波长为254nm。理论板数按地西泮峰计算不低于1500。取对照溶液10μL注入液相色谱仪，调节检测灵敏度，使主成分色谱峰的峰高为满量程的25%；再精密量取供试品溶液与对照溶液各10μL，分别注入液相色谱仪，记录色谱图至主成分峰保留时间的4倍。供试品溶液色谱图中如有杂质峰，各杂质峰面积的和不得大于对照液主峰面积的0.6倍（0.3%）。

4. 干燥失重

取本品，在105℃干燥至恒重，减失重量不得过0.5%（附录Ⅷ L）。

5. 炽灼残渣

不得过0.1%（附录Ⅷ N）。

三、苯并二氮杂䓬类药物的含量测定

苯并二氮杂䓬类药物的含量测定，多采用非水滴定法，此外还包括紫外-可见分光光度法及高效液相色谱法等。

1. 非水滴定法

本法基于该类药物结构中，二氮杂䓬七元杂环上氮原子的弱碱性，可用非水滴定法测定其含量。

[例9-18]　地西泮的含量测定

取本品约0.2g，精密称定，加冰醋酸与醋酐各10mL使溶解，加结晶紫指示液1滴，用0.1mol/L高氯酸滴定液滴定至溶液显绿色。每1mL高氯酸滴定液（0.1mol/L）相当于28.47mg的$C_{16}H_{13}ClN_2O$。

[例9-19]　氯硝西泮的含量测定

取本品约0.25g，精密称定，加醋酐35mL溶解后，照电位滴定法（附录Ⅶ A），用高氯酸滴定液（0.1mol/L）滴定，并将滴定的结果用空白试验校正。每1mL高氯酸滴定液（0.1mol/L）相当于31.57mg的$C_{15}H_{10}ClN_3O_3$。

2. 紫外-可见分光光度法

[例9-20]　奥沙西泮的含量测定

取本品约15mg，精密称定，置200mL量瓶中，加乙醇150mL，置温水浴中加热，并时时振摇，使奥沙西泮溶解，放冷，用乙醇稀释至刻度，摇匀；精密量取5mL，置100mL量瓶中，用乙醇稀释至刻度，摇匀，照紫外-可见分光光度法（附录Ⅳ A），在229nm的波长处测定吸光度；另取奥沙西泮对照品约15mg，精密称定，同法测定；计算，即得。

3. 高效液相色谱法

[例9-21]　地西泮注射液的含量测定

（1）色谱条件与系统适用性试验　用十八烷基硅烷键合硅胶为填充剂；甲醇-水（70∶30）为流动相；检测波长为254nm。理论板数按地西泮峰计算应不低于1500。

（2）测定法　精密量取本品适量（约相当于地西泮10mg），置50mL量瓶中，用甲醇稀释至刻度，摇匀。精密量取10μL注入液相色谱仪，记录色谱图；另取地西泮对照品约10mg，精密称定，同法测定。按外标法以峰面积计算，即得。

本 章 小 结

1. 杂环类药物

杂环化合物是指碳环中夹杂有非碳原子的环状有机化合物，其中非碳元素原子称为杂原子，一般为氧、硫、氮等。

杂环类药物种类繁多，按其所含有的杂原子种类与数目，环的元数与环数的不同，可将杂环类药物分为许多不同的大类，如呋喃类、吡唑酮类、吡啶及哌啶类、嘧啶类、喹啉类、吩噻嗪类、苯并二氮杂䓬类等。

2．吡啶类药物的基本结构

吡啶类药物中均含有吡啶环（含有 N 原子的六元单环）。吡啶环的结构如下：

本类药物常见的有抗结核药异烟肼、异烟腙、丙硫异烟胺和中枢兴奋药尼可刹米等。

3．吡啶类药物的理化性质

（1）吡啶环的特性

（2）弱碱性

（3）还原性

（4）紫外吸收光谱特征

（5）母核反应

4．吡啶类药物的鉴别

（1）吡啶母核的反应

①吡啶环的开环反应：戊烯二醛反应、二硝基氯苯反应；②沉淀反应。

（2）特性鉴别反应

①异烟肼的特性鉴别反应：还原反应（银镜反应）、缩合反应、红外分光光度法；②尼可刹米的特性鉴别反应：水解反应、红外分光光度法。

5．异烟肼中游离肼的检查

（1）薄层色谱法

（2）比浊法

6．异烟肼的含量测定

（1）高效液相色谱法

（2）溴酸钾法

7．吩噻嗪类药物的基本结构

吩噻嗪类药物为苯并噻嗪的衍生物，分子结构中均含有硫氮杂蒽母核，基本结构如下：

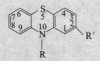

本类药物在结构上的差异，主要表现在母核 2-位上的 R′取代基和 10-位上的 R 取代基的不同。典型药物有：盐酸异丙嗪和盐酸氯丙嗪。

8．吩噻嗪类药物的性质

（1）易氧化呈色

（2）与生物碱沉淀剂反应

（3）金属离子配位呈色

（4）紫外吸收光谱特征

（5）红外吸收光谱特征

9．吩噻嗪类药物的鉴别

（1）显色反应

①氧化剂氧化呈色；②与钯离子配位显色。

（2）紫外-可见分光光度法

（3）红外分光光度法

（4）氯化物的鉴别反应

10. 吩噻嗪类药物中有关物质的检查

（1）盐酸异丙嗪有关物质的检查（高效液相色谱法）

（2）盐酸氯丙嗪有关物质的检查（高效液相色谱法）

（3）盐酸硫利达嗪有关物质的检查（薄层色谱法）

11. 吩噻嗪类药物的含量测定

（1）酸碱滴定法

（2）非水滴定法

（3）紫外-可见分光光度法

12. 苯并二氮杂䓬类药物的基本结构

苯并二氮杂䓬类药物均含有苯并二氮杂䓬，为含氮杂原子、六元和七元环双环并合而成的有机药物，其中1,4-苯并二氮杂䓬类药物是目前临床应用最广泛的抗焦虑、抗惊厥药。该类药物中的典型药物主要有：地西泮、氯氮䓬、奥沙西泮、阿普唑仑等

13. 苯并二氮杂䓬类药物的理化性质

（1）性状

（2）弱碱性

（3）水解性

（4）硫酸-荧光反应

（5）分解产物的性质

（6）沉淀反应

（7）紫外吸收光谱特征

14. 苯并二氮杂䓬类药物的鉴别

（1）化学鉴别法

①沉淀反应；②水解后呈芳伯胺反应；③硫酸-荧光反应；④分解产物的反应。

（2）光谱鉴别法

①紫外-可见分光光度法；②红外分光光度法。

（3）薄层色谱法

①常用的苯并二氮杂䓬类药物的薄层色谱法；②酸水解产物的薄层色谱法。

15. 地西泮的杂质检查

检查项目包括：乙醇溶液的澄清度与颜色、氯化物、有关物质、干燥失重及炽灼残渣。

16. 苯并二氮杂䓬类药物的含量测定

（1）非水滴定法

（2）紫外-可见分光光度法

（3）高效液相色谱法

复习思考题

1. 杂环类药物可分为哪些种类？各具有哪些结构特点？

2. 如何鉴别和测定异烟肼？

3. 溴酸钾法测定异烟肼含量的原理是什么？如何指示终点？

4. 如何用化学方法区分（1）地西泮、氯氮草；（2）异烟肼、尼可刹米？

5. 为什么要检验异烟肼中的游离肼？《中国药典》（2010 年版）采用什么方法检查游离肼？

6. 如何鉴别吩噻嗪类药物？

7. 典型的苯并二氮杂草类药物有哪些？其有何共同特征？

8. 如何鉴别地西泮？

自　测　题

一、选择题

1. 鉴别异烟肼，《中国药典》（2010 年版）采用的方法是（　　）。
A. 与氨制硝酸银试液的反应　　　　　B. 与氯化铁反应
C. 重氮化-偶合反应　　　　　　　　　D. 水解反应

2. 与 $AgNO_3$ 试液反应发生气泡和黑色沉淀，并在试管壁上产生银镜的药物是（　　）。
A. 硝苯地平　　　B. 异烟肼　　　C. 地西泮　　　D. 奥沙西泮

3. 盐酸氯丙嗪的含量测定，《中国药典》（2010 年版）采用方法是（　　）。
A. 原料药采用非水溶液滴定法，片剂采用紫外分光光度法
B. 原料药采用紫外分光光度法，片剂采用非水溶液滴定法
C. 原料药采用非水溶液滴定法，片剂采用荧光分析法
D. 原料药采用紫外分光光度法，片剂采用高效液相色谱法

4. 下列鉴别反应中，属于吡啶环开环反应的是（　　）。
A. 甲醛-硫酸反应　　　　　　　　　　B. 硫色素反应
C. 芳伯氨基反应　　　　　　　　　　　D. 戊烯二醛反应

5. 水解产物能发生重氮化-偶合反应的药物是（　　）。
A. 硫酸奎尼丁　　　B. 氯氮草　　　C. 硝苯地平　　　D. 盐酸硫利达嗪

6. 《中国药典》（2010 年版）异烟肼的测定方法为（　　）。
A. 溴酸钾滴定法　　　B. 溴量法　　　C. 薄层色谱法　　　D. $NaNO_2$ 法

7. 与硫酸反应，在 365nm 紫外光灯下显黄绿色荧光的药物是（　　）。
A. 硝苯地平　　　B. 异烟肼　　　C. 地西泮　　　D. 硫酸阿托品

8. 能和硫酸铜及硫氰酸铵反应，生成草绿色沉淀的药物是（　　）。
A. 对乙酰氨基酚　　　B. 异烟肼　　　C. 尼可刹米　　　D. 地西泮

9. 溴酸钾法测定异烟肼含量的方法描述错误的是（　　）。
A. 属于氧化还原滴定法　　　　　　　B. 1mol 溴酸钾相当于 3/2mol 的异烟肼
C. 采用永停滴定法指示终点　　　　　D. 在 HCl 酸性条件下进行滴定

10. 异烟肼可由原料反应不完全或贮藏中的降解反应而引入的杂质是（　　）。
A. 间氨基酚　　　B. 水杨酸　　　C. 对氨基苯甲酸　　　D. 游离肼

11. 不属于盐酸氯丙嗪的含量测定方法的为（　　）。

A. 铈量法　　　　　　　　　　　　　B. 非水滴定法

C. 紫外-可见分光光度法　　　　　　　D. 旋光法

12. 以下关于苯并二氮杂䓬类药物的鉴别试验的说法，不正确的是（　　　）。

A. 硫酸-荧光反应在浓硫酸和在稀硫酸中显相同的颜色以鉴别该类药物

B. 芳伯胺反应，生成橙红色沉淀

C. 紫外-可见分光光度法可以用

D. 沉淀反应，在盐酸酸性下与碘化铋钾反应，生成红色沉淀

13. 用于鉴别苯并二氮杂䓬类药物的反应是（　　　）。

A. 甲醛-硫酸反应　　　　　　　　　　B. 二硝基氯苯反应

C. 硫酸-荧光反应　　　　　　　　　　D. 氯离子的反应

14. 利用氯氮䓬、奥沙西泮水解产物进行的鉴别反应是（　　　）。

A. 硫酸-荧光反应　　　　　　　　　　B. 沉淀反应

C. 芳伯胺反应　　　　　　　　　　　　D. 水解后茚三酮反应

二、计算题

1. 精密量取规格为 2mL，50mg 的盐酸氯丙嗪注射液适量（约相当于盐酸氯丙嗪 50mg），置于 250mL 量瓶中，用盐酸溶液（9→1000）稀释至刻度，摇匀，精密量取 10mL，置于 50mL 量瓶中，用盐酸溶液（9→1000）稀释至刻度，摇匀，照紫外-可见分光光度法（附录Ⅳ A）测定，在 306nm 的波长处测定吸光度，按 $C_{17}H_{19}ClN_2S \cdot HCl$ 的吸收系数（$E_{1cm}^{1\%}$）为 118 计算，即得。若取样量为 2mL，测得的吸光度为 0.481，计算其含量并判断是否符合规定。

2. 精密称取异烟肼供试品 0.2040g，置 100mL 量瓶中，加水使溶解并稀释至刻度，摇匀；精密量取 25mL，加水 50mL、盐酸 20mL 与甲基橙指示液 1 滴，用溴酸钾滴定液（0.01669mol/L）缓缓滴定（温度保持在 18～25℃）至粉红色消失，消耗体积数为 14.80mL。已知每 1mL 的溴酸钾滴定液（0.01667mol/L）相当于 3.429mg 的异烟肼（$C_6H_7N_3O$），计算其含量并判断其是否符合规定。

第十章
维生素类药物的检验

理论学习要点

维生素 B_1 的结构与性质、维生素 C 的结构与性质、维生素 E 的结构与性质。

能力训练要点

维生素 B_1 的鉴别试验方法、维生素 B_1 的杂质检查项目及方法、维生素 B_1 的含量测定、维生素 C 的鉴别试验方法、维生素 C 的杂质检查项目及方法、维生素 C 的含量测定、维生素 E 的鉴别试验方法、维生素 E 的杂质检查项目及方法、维生素 E 的含量测定。

应达到的能力目标

1. 能够依据药典，对维生素 B_1 进行检验。
2. 能够依据药典，对维生素 C 进行检验。
3. 能够依据药典，对维生素 E 进行检验。

案例10.1 维生素B_1的检验

维生素 B_1，又名硫胺素、抗神经炎维生素或抗脚气病维生素，是维生素中发现最早的一种，系由氨基嘧啶环和噻唑环通过亚甲基结合而成的一种 B 族维生素；其化学名称为氯化 4-甲基-3-[（2-甲基-4-氨基-5-嘧啶基）甲基]-5-（2-羟基乙基）噻唑鎓离子盐酸盐，分子式为 $C_{12}H_{17}ClN_4OS \cdot HCl$，相对分子质量 337.27；为白色结晶或结晶性粉末；有微弱的特臭，味苦；有引湿性，露置在空气中，易吸收水分。在体内，维生素 B_1 以辅酶形式参与糖的分解代谢，有保护神经系统的作用；还能促进肠胃蠕动，增加食欲。《中国药典》2010 年版二部"维生素 B_1"的质量标准指出，其检验内容包括：性状、鉴别、检查（酸度、溶液的澄清度与颜色、硫酸盐、硝酸盐、干燥失重、炽灼残渣、铁盐、重金属、总氯量、有关物质）、含量测定及含量限度等。维生素 B_1 的含量测定采用电位滴定法（非水滴定法）。

案例分析

1. 维生素 B₁ 的检验内容包括：性状、鉴别、检查、含量测定及含量限度等。

2.《中国药典》2010 年版(二部)中，维生素 B₁ 的鉴别试验方法包括：硫色素反应及氯化物的鉴别反应等。

3. 维生素 B₁ 中杂质检查项目包括：酸度、溶液的澄清度与颜色、硫酸盐、硝酸盐、干燥失重、炽灼残渣、铁盐、重金属、总氯量、有关物质等。

4. 维生素 B₁ 的含量测定方法为电位滴定法(非水滴定法)。

为完成维生素 B₁ 的检验任务，我们需掌握如下理论知识和操作技能。

理论基础

维生素 B₁ 的结构与性质

维生素又名维他命，它是维持人体生命活动必需的一类有机物质，也是保持人体健康的重要活性物质。维生素在体内的含量很少，但不可或缺。大多数的维生素，机体不能合成或合成量不足，不能满足机体的需要，必须经常通过食物获得。维生素种类较多，《中国药典》中收载了维生素 A、维生素 B₁、维生素 B₂、维生素 B₆、维生素 B₁₂、维生素 C、维生素 D₂、维生素 D₃、维生素 E、维生素 K₁、叶酸、烟酸等原料及制剂共计 30 多个品种。按其溶解度，维生素可分为脂溶性维生素（如维生素 A、维生素 D、维生素 E、维生素 K 等）和水溶性维生素（如维生素 B₁、维生素 B₂、维生素 C、烟酸等）两大类。

维生素 B₁ 广泛存在于米糠、蛋黄、牛奶、番茄等食物中，是最早被人们提纯的维生素。因其分子中含有硫及氨基，故称为硫胺素，又称抗脚气病维生素。《中国药典》收载有维生素 B₁ 及其片剂和注射液。

1. 基本结构

维生素 B₁ 常以其盐酸盐的形式出现，又称盐酸硫胺，是由氨基嘧啶环和噻唑环通过亚甲基结合而成的季铵类化合物，噻唑环上季铵及嘧啶环上氨基，为两个碱性基团，可与酸成盐。其结构式为：

$$\left[\begin{array}{c} H_3C \overset{3}{\underset{2}{\overset{1}{N}}} \overset{4}{\underset{5}{\underset{6}{N}}} \overset{NH_2}{\underset{CH_2}{}} \overset{S}{\underset{N^+}{\overset{1}{}}} \overset{CH_2CH_2OH}{\underset{CH_3}{}} \end{array} \right] Cl^- \cdot HCl$$

2. 维生素 B₁ 的性质

（1） 溶解性　维生素 B₁ 在水中易溶，在乙醇中微溶，在乙醚中不溶，其干燥品在空气中可迅即吸收约 4% 的水分。

（2） 稳定性　维生素 B₁ 在酸性溶液（pH3.0～5.0）中很稳定，在碱性溶液中不稳定，易被氧化和受热破坏，故应置于遮光，凉处保存，不宜久贮。还原性物质亚硫酸盐、二氧化硫等能使维生素 B₁ 失活。

（3） 紫外吸收特性　维生素 B₁ 的分子结构中含有共轭双键，故对紫外光有吸收。$12.5 \mu g/mL$ 维生素 B₁ 的盐酸溶液，在 246nm 波长处测定吸光度，其吸收系数（$E_{1cm}^{1\%}$）为 406～436。

（4） 硫色素反应　噻唑环在碱性介质中可开环，再与嘧啶环上的氨基环合，经铁氰化钾等氧化剂氧化成具有荧光的硫色素，后者溶于正丁醇中呈蓝色荧光。

（5） 与生物碱沉淀试剂反应　维生素 B₁ 分子结构中含有杂环，可与某些生物碱沉淀试剂（如硅钨酸、三硝基酚、碘化汞钾等）反应生成组成恒定的沉淀，可用于鉴别和含量测定。

技能基础

一、鉴别试验

1. 硫色素反应

维生素 B_1 在碱性溶液中，可被铁氰化钾氧化生成硫色素。硫色素溶于正丁醇（或异丁醇等）中，显蓝色荧光。

其鉴别试验方法为：取本品约 5mg，加氢氧化钠试液 2.5mL 溶解后，加铁氰化钾试液 0.5mL 与正丁醇 5mL，强力振摇 2min，放置使分层，上面的醇层显强烈的蓝色荧光；加酸使成酸性，荧光即消失；再加碱使成碱性，荧光又显出。

硫色素反应为维生素 B_1 所特有的专属性反应，中国药典即以此法用于维生素 B_1 的鉴别。

2. 氯化物反应

维生素 B_1 是一种盐酸盐，故其水溶液显氯化物的鉴别反应。《中国药典》中也以此法用于维生素 B_1 的鉴别。

3. 硝酸铅反应

维生素 B_1 与 NaOH 共热，分解产生硫化钠，可与硝酸铅反应生成黑色沉淀，可供鉴别。

4. 沉淀反应

（1）维生素 B_1 与碘化汞钾可生成淡黄色沉淀。

（2）维生素 B_1 与碘可生成红色沉淀。

（3）维生素 B_1 与硅钨酸可生成白色沉淀。

（4）维生素 B_1 与苦酮酸可生成扇形白色沉淀。

5. 红外分光光度法

取本品适量，加水溶解，水浴蒸干，在 105℃ 干燥 2h 测定。本品的红外光吸收图谱应与对照的图谱（光谱集 1205 图）一致。如图 10-1 所示。

二、杂质检查

维生素 B_1 中杂质检查项目包括：酸度、溶液的澄清度与颜色、硫酸盐、硝酸盐、干燥失重、炽灼残渣、铁盐、重金属、总氯量、有关物质等。

1. 酸度

取本品 0.50g，加水 20mL 溶解后，依法测定（附录Ⅵ H），pH 应为 2.8～3.3。

2. 溶液的澄清度与颜色

取本品 1.0g，加水 10mL 溶解后，溶液应澄清无色；如显色，与对照液（取比色用重铬酸钾液 0.1mL，加水适量使成 10mL）比较，不得更深。

3. 硫酸盐

取本品 2.0g，依法检查（附录Ⅷ B），与标准硫酸钾溶液 2.0mL 制成的对照液比较，不得更浓（0.01%）。

4. 硝酸盐

取本品 1.0g，加水溶解使成 100mL，取 1.0mL，加水 4.0mL 与 10% 氯化钠溶液

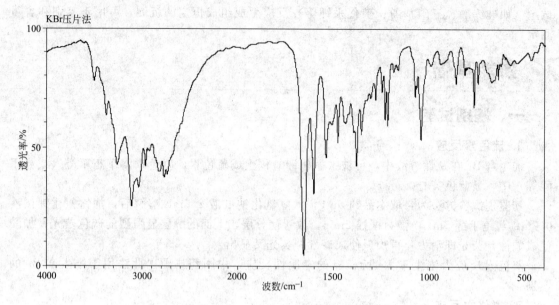

图 10-1　维生素 B₁ 红外光吸收图谱

0.5mL，摇匀，精密加稀靛胭脂试液［取靛胭脂试液，加等量的水稀释。临用前，量取本液 1.0mL，用水稀释至 50mL，照紫外-可见分光光度法（附录Ⅳ A），在 610nm 的波长处测定，吸光度应为 0.3～0.4］1mL，摇匀，沿管壁缓缓加硫酸 5.0mL，立即缓缓振摇 1min，放置 10min，与标准硝酸钾溶液（精密称取在 105℃ 干燥至恒重的硝酸钾 81.5mg，置 50mL 量瓶中，加水溶解并稀释至刻度，摇匀，精密量取 5mL，置 100mL 量瓶中，加水稀释至刻度，摇匀。每 1mL 相当于 50μg 的 NO_3^-）0.50mL 用同一方法制成的对照液比较，不得更浅（0.25%）。

5. 干燥失重

取本品，在 105℃ 干燥至恒重，减失重量不得过 5.0%（附录Ⅷ L）。

6. 炽灼残渣

不得过 0.1%（附录Ⅷ N）。

7. 铁盐

本品 1.0g，加水 25mL 溶解后，依法检查（附录Ⅷ G），与标准铁溶液 2.0mL 制成的对照液比较，不得更深（0.002%）。

8. 重金属

取本品 1.0g，加水 25mL 溶解后，依法检查（附录Ⅷ H 第一法），含重金属不得超过百万分之十。

9. 总氯量

取本品约 0.2g，精密称定，加水 20mL 溶解后，加稀醋酸 2mL 与溴酚蓝指示液 8～10 滴，用硝酸银滴定液（0.1mol/L）滴定至显蓝紫色。每 1mL 硝酸银滴定液（0.1mol/L）相当于 3.54mg 的氯（Cl）。按干燥品计算，含总氯量应为 20.6%～21.2%。

10. 有关物质

精密称取本品约 10mg，加流动相稀释制成每 1mL 中含维生素 B₁ 1mg 的溶液，作为供试品溶液，精密量取 1mL，置 100mL 量瓶中，加流动相稀释至刻度，摇匀作为对照溶液。照高效液相色谱法（附录Ⅴ D）测定，用十八烷基硅烷键合硅胶为填充剂；以甲醇-乙腈-

0.02mol/L 庚烷磺酸钠溶液（含 1‰ 三乙胺，用磷酸调 pH 至 5.5）（9：9：82）为流动相，检测波长为 254nm，理论板数按维生素 B_1 计算不低于 2000，主峰与前后峰的分离度应符合要求。取对照溶液 $20\mu L$ 注入液相色谱仪，调节检测灵敏度，使主成分色谱峰的峰高约为满量程的 20%。精密量取供试品溶液与对照溶液各 $20\mu L$，分别注入液相色谱仪，记录色谱图至主成分保留时间的 3 倍，供试品溶液色谱图如有杂质峰（扣除溶剂峰），各杂质峰面积的和不得大于对照溶液主峰面积 1/2（0.5%）。

三、含量测定

《中国药典》中，用非水滴定法测定原料药，用紫外分光光度法测定片剂及注射液。

1. 非水滴定法

（1）原理 维生素 B_1 分子中含有两个碱性的已成盐的伯胺和季铵基团，在非水溶液中（在醋酸汞存在下），均可与高氯酸作用。根据滴定过程中所消耗高氯酸的量即可计算维生素 B_1 的含量。

（2）方法 取本品约 0.12g，精密称定，加冰醋酸 20mL 微热使溶解，放冷至室温，加醋酐 30mL，照电位滴定法（附录 Ⅶ A），用高氯酸滴定液（0.1mol/L）滴定，并将滴定的结果用空白试验校正。每 1mL 高氯酸滴定液（0.1mol/L）相当于 16.86mg 的 $C_{12}H_{17}ClN_4OS \cdot HCl$。

（3）计算

$$含量 = \frac{(V-V_0)TF \times 10^{-3}}{W(1-干燥失重\%)} \times 100\% \tag{10-1}$$

式中　V——样品测定所消耗滴定液的体积，mL；

$\quad\;\; V_0$——空白试验所消耗滴定液的体积，mL；

$\quad\;\; T$——滴定度，其值为 16.86mg/mL；

$\quad\;\; F$——浓度换算因数；

$\quad\;\; W$——取样量，g。

2. 紫外分光光度法

（1）原理 维生素 B_1 结构中含有共轭体系，具有紫外吸收，其盐酸溶液的最大吸收波长为 246nm，可用于含量测定。《中国药典》中收载的维生素 B_1 片剂及注射液，均采用本法测定含量。

（2）维生素 B_1 片的测定

① 方法。取本品 20 片，精密称定，研细，精密称取适量（约相当于维生素 B_1 25mg），置 100mL 量瓶中，加盐酸溶液（9→1000）约 7mL，振摇 15min 使维生素 B_1 溶解，加盐酸溶液（9→1000）稀释至刻度，摇匀，用干燥滤纸滤过，精密量取续滤液 5mL，置另一 100mL 量瓶中，再加盐酸溶液（9→1000）稀释至刻度，摇匀，照紫外-可见分光光度法（附录 Ⅳ A），在 246nm 的波长处测定吸光度，按 $C_{12}H_{17}ClN_4OS \cdot HCl$ 的吸收系数（$E_{1cm}^{1\%}$）为 421 计算，即得。

② 计算。

$$含量占标示量百分率 = \frac{A \times 100 \times 10^3 \times \overline{W}}{E_{1cm}^{1\%} \times 5 \times W \times 标示量} \times 100\% \tag{10-2}$$

式中　A——供试品溶液的吸光度；

$\quad E_{1cm}^{1\%}$——吸收系数；

$\quad\;\; W$——称取样品量，g；

$\overline{W}$——平均片重，g。

式中，标示量的单位为 mg/片。

（3）维生素 B₁ 注射液的测定

① 方法。精密量取本品适量（约相当于维生素 B₁ 50mg），置 200mL 量瓶中，加水稀释至刻度，摇匀，精密量取 5mL，置 100mL 量瓶中，加盐酸溶液（9→1000）稀释至刻度。照紫外-可见分光光度法（附录Ⅳ A），在 246nm 的波长处测定吸光度，按 $C_{12}H_{17}ClN_4OS \cdot HCl$ 的吸收系数（$E_{1cm}^{1\%}$）为 421 计算，即得。

② 计算。

$$含量占标示量百分率 = \frac{A \times 200 \times 10^3}{E_{1cm}^{1\%} \times 5 \times V \times 标示量} \times 100\% \qquad (10\text{-}3)$$

式中　A——供试品溶液的吸光度；

$E_{1cm}^{1\%}$——吸收系数；

V——取样量，mL。

式中，标示量的单位为 mg/mL。

案例10.2　维生素C的检验

维生素 C，又名 L-抗坏血酸，其化学名称为 2,3,4,5,6-五羟基-2-己烯酸-4-内酯，分子式为 $C_6H_8O_6$，相对分子质量 176.12；为白色结晶或结晶性粉末，无臭，味酸，久置色渐变微黄；溶于水，稍溶于乙醇，不溶于乙醚、氯仿、苯、石油醚、油类和脂肪；维生素 C，是一种水溶性维生素，具有多种健脑强身的功效，它是脑功能极为重要的营养物。《中国药典》2010 年版二部"维生素 C"的质量标准指出，其检验内容包括：性状、鉴别、检查（溶液的澄清度与颜色、草酸、炽灼残渣、铁、铜、重金属、细菌内毒素）及含量测定等。维生素 C 的含量测定采用碘量法。

案例分析

1. 维生素 C 的检验内容包括：性状、鉴别、检查及含量测定等。

2. 维生素 C 的鉴别试验方法有：与硝酸银反应、与 2,6-二氯靛酚反应及红外光谱法等。

3. 维生素 C 中杂质检查项目包括：溶液的澄清度与颜色、草酸、炽灼残渣、铁、铜、重金属、细菌内毒素等。

4. 维生素 C 的含量测定方法为碘量法(氧化还原滴定法)。

为完成维生素 C 的检验任务，我们需掌握如下理论知识和操作技能。

理论基础

维生素 C 的结构与性质

1. 基本结构

维生素 C 在化学结构上和糖类十分相似，含有不对称碳，有四种光学异构体，其中以 L-构型右旋体的生物活性最强，且具有旋光性；维生素 C 分子结构中具有二烯醇结构，并具有共轭双键。其结构式为：

$$CH_2OH$$

2. 维生素 C 的性质

（1）溶解性　维生素 C 在水中易溶，水溶液显酸性；在乙醇中略溶，在三氯甲烷或乙醚中不溶。

（2）酸性　维生素 C 分子结构中的二烯醇基，尤其是 C3—OH 由于受共轭效应的影响，酸性较强（$pK_1 = 4.17$）；C2—OH 的酸性较弱（$pK_2 = 11.57$），故维生素 C 一般表现为一元酸，可与碳酸氢钠作用生成钠盐。

（3）还原性　维生素 C 分子中的二烯醇基具有极强的还原性，易被氧化为二酮基而成为去氢抗坏血酸，加氢又可还原为抗坏血酸。在碱性溶液中或强酸性溶液中能进一步水解为二酮古洛糖酸而失去活性。

（4）旋光性　维生素 C 分子中有两个手性碳原子，故有四种光学异构体，其中以 L-构型右旋体的生物活性最强。其比旋度为 $+20.5°\sim+21.5°$。

（5）水解性　在强碱中，维生素 C 的内酯环可水解，生成酮酸盐。但维生素 C 在碳酸钠溶液中不发生水解，因其可与碳酸钠作用生成单钠盐。

（6）紫外吸收特性　维生素 C 具有共轭双键，其稀盐酸溶液在 243nm 波长处有最大吸收，$E_{1cm}^{1\%}$ 为 560，可用于鉴别和含量测定。若在中性或碱性条件下，则最大吸收波长位于 265nm 处。

（7）糖类的性质　维生素 C 的化学结构与糖类相似，因而具有糖类的性质和反应。

 ## 技能基础

一、鉴别试验

1. 与硝酸银反应

维生素 C 分子中的二烯醇基，具有强还原性，可被硝酸银氧化为去氢抗坏血酸，同时产生黑色银沉淀。反应式如下：

$$CH_2OH \quad CH_2OH$$

其鉴别试验方法为：取本品 0.2g，加水 10mL 溶解。取该溶液 5mL，加硝酸银试液 0.5mL，即生成银的黑色沉淀。中国药典即采用该法鉴别。

2. 与 2,6-二氯靛酚反应

2,6-二氯靛酚为一染料，其氧化型在酸性介质中为玫瑰红色，碱性介质中为蓝色。与维生素 C 作用后生成还原型的酚亚胺（无色）。

其鉴别试验方法为：取本品 0.2g，加水 10mL 溶解。取该溶液 5mL，加 2,6-二氯靛酚试液 1～2 滴，试液的颜色即消失。中国药典即采用该法鉴别。

3. 与其他氧化剂反应

维生素 C 还可被亚甲蓝、高锰酸钾、碱性酒石酸铜试液、磷钼酸等氧化剂氧化为去氢维生素 C；同时，维生素 C 可使这些试剂褪色，产生沉淀或显色。

4. 红外分光光度法

维生素 C 分子中含有羟基、酯基，它们在红外光谱中可产生特征吸收峰。《中国药典》规定本品的红外吸收光谱应与对照的图谱一致，如图 10-2 所示。

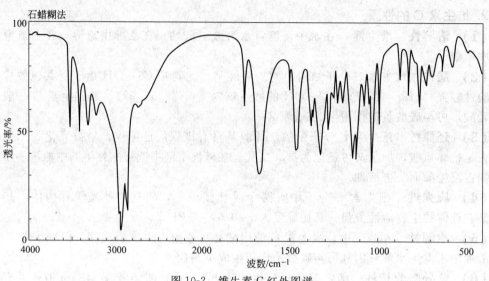

图 10-2　维生素 C 红外图谱

二、杂质检查

维生素 C 中杂质检查项目包括：溶液的澄清度与颜色、草酸、炽灼残渣、铁、铜、重金属、细菌内毒素等。

1. 溶液的澄清度与颜色

维生素 C 及其制剂在贮存期间容易变色，且颜色随贮存时间的延长而逐渐加深。因此，为保证产品质量，须控制有色杂质的量。溶液的澄清度与颜色的检查方法为：

（1）原料药　取本品 3.0g，加水 15mL，振摇使溶解，溶液应澄清无色；如显色，将溶液经 4 号垂熔玻璃漏斗滤过，取滤液，照紫外-可见分光光度法（附录 IV A），在 420nm 的波长处测定吸光度，不得过 0.03。

（2）片剂　取本品的细粉适量（相当于维生素 C 1.0g）加水 20mL，振摇使维生素 C 溶解，滤过，滤液照分光光度法（附录 IV A）在 440nm 的波长处测定吸收度，不得过 0.07。

（3）注射液　取本品，加水稀释成每 1mL 中含维生素 C 50mg 的溶液，照紫外-可见分光光度法（附录 IV A），在 420nm 的波长处测定，吸光度不得过 0.06。

2. 草酸

取本品 0.25g，加水 4.5mL，振摇使维生素 C 溶解，加氢氧化钠试液 0.5mL，加稀醋酸 1mL，加氯化钙试液 0.5mL，摇匀，放置 1h，作为供试品溶液；另精密称取草酸 75mg，置 500mL 量瓶中，加水稀释至刻度，摇匀，精密量取 5mL，加稀醋酸 1mL，加氯化钙试液 0.5mL，摇匀，放置 1h，作为对照品溶液。供试品溶液产生的浑浊不得浓于对照品溶液（0.3%）。

3. 炽灼残渣

不得过 0.1%（附录 VIII N）。

4. 铁

取本品 5.0g 两份，分别置 25mL 量瓶中，一份中加 0.1mol/L 硝酸溶液溶解并稀释至刻度，摇匀，作为供试品溶液（B）；另一份中加标准铁溶液（精密称取硫酸铁铵 863mg，置 1000mL 量瓶中，加 1mol/L 硫酸溶液 25mL，加水稀释至刻度，摇匀，精密量取 10mL，置 100mL 量瓶中，加水稀释至刻度，摇匀）1.0mL，加 0.1mol/L 硝酸溶液溶解并稀释至刻度，摇匀，作为对照溶液（A）。照原子吸收分光光度法（附录Ⅳ D），在 248.3nm 的波长处分别测定，应符合规定。

5. 铜

取本品 2.0g 两份，分别置 25mL 量瓶中，一份中加 0.1mol/L 硝酸溶液溶解并稀释至刻度，摇匀，作为供试品溶液（B）；另一份中加标准铜溶液（精密称取硫酸铜 393mg，置 1000mL 量瓶中，加水稀释至刻度，摇匀，精密量取 10mL，置 100mL 量瓶中，加水稀释至刻度，摇匀）1.0mL，加 0.1mol/L 硝酸溶液溶解并稀释至刻度，摇匀，作为对照溶液（A）。照原子吸收分光光度法（附录Ⅳ D），在 324.8nm 的波长处分别测定，应符合规定。

6. 重金属

取本品 1.0g，加水溶解成 25mL，依法检查（附录Ⅷ H 第一法），含重金属不得过百万分之十。

7. 细菌内毒素

取本品，加碳酸钠（170℃加热 4h 以上）适量，使混合，依法检查（附录ⅩⅠ E），每 1mg 维生素 C 中含内毒素的量应小于 0.02EU（供注射用）。

三、含量测定

维生素 C 的含量测定大多是基于其具有较强的还原性，可被不同氧化剂定量氧化。因容量分析法（滴定分析法）简便、快速，结果准确，被各国药典所采用，如碘量法、2,6-二氯靛酚法等。此外，维生素 C 的含量测定方法还包括荧光分析法、分光光度法、电位滴定法、高效液相色谱法等。

1. 碘量法

（1） 原理 维生素 C 在醋酸酸性条件下，可被碘定量氧化。反应式如下：

当用碘滴定液滴定维生素 C 时，所滴定的碘被维生素 C 还原为碘离子，随着滴定过程中维生素 C 被完全氧化，过量的碘可使含指示剂（淀粉）的溶液产生蓝色，即为滴定终点。根据所消耗碘滴定液的体积，即可计算维生素 C 的含量。

（2） 方法 取本品约 0.2g，精密称定，加新沸过的冷水 100mL 与稀醋酸 10mL 使溶解，加淀粉指示液 1mL，立即用碘滴定液（0.05mol/L）滴定，至溶液显蓝色并在 30s 内不褪。每 1mL 碘滴定液（0.05mol/L）相当于 8.806mg 的 $C_6H_8O_6$。

（3） 注意事项

① 滴定须在醋酸酸性溶液中进行。因在酸性溶液中，可延缓空气中的氧气氧化维生素 C 的速率。但样品溶于稀酸后仍需立即进行滴定。

② 加新沸过的冷水目的是减少水中溶解的氧气对测定的影响。

③ 中国药典中，维生素 C 原料药、片剂、颗粒剂、沸腾片及注射液的含量测定，均采

用本法。为消除制剂中辅料对测定的干扰,滴定前须进行必要的处理。如,片剂溶解后应滤过,取续滤液进行测定;注射液测定时,需加入 2mL 丙酮,以消除抗氧剂 $NaHSO_3$ 的干扰。

2. 2,6-二氯靛酚法

(1) 原理　维生素 C 可在酸性溶液中,用 2,6-二氯靛酚标准液滴定,至溶液显玫瑰红色时即为终点。根据所消耗 2,6-二氯靛酚标准液的体积,即可计算维生素 C 的含量。

(2) 方法(以维生素 C 注射液为例)　精密量取本品适量(约相当于维生素 C 50mg),置 100mL 量瓶中,加偏磷酸-醋酸试液 20mL,用水稀释至刻度,摇匀;精密量取稀释液适量(约相当于维生素 C 2mg)置 50mL 锥形瓶中,加偏磷酸-醋酸试液 5mL,用 2,6-二氯靛酚滴定液滴定至溶液显玫瑰红色,并持续 5s 不褪色;另取偏磷酸-醋酸试液 5.5mL,加水 15mL,用 2,6-二氯靛酚滴定液滴定,做空白试验校正。以 2,6-二氯靛酚滴定液对维生素 C 滴定度计算,即可。

(3) 注意事项

① 快速滴定可减少干扰组分的影响。该方法非维生素 C 的专属反应,其他还原性物质的存在对测定有干扰。但相比较而言,维生素 C 的氧化速率要快于其他组分,故宜快速滴定。

② 2,6-二氯靛酚滴定液不宜长时间保存。由于 2,6-二氯靛酚滴定液不够稳定,贮存时易缓慢分解,故 2,6-二氯靛酚滴定液不宜长时间保存,其浓度最好在用前标定。

③ 本法的专属性优于碘量法,常用于含维生素 C 的制剂及食品的分析。

案例10.3　维生素E的检验

维生素 E,又名生育酚或产妊酚,为微黄色至黄色或黄绿色澄清的黏稠液体;几乎无臭;遇光色渐变深。它在食油、水果、蔬菜及粮食中均存在,是一种有 8 种形式的脂溶性维生素。维生素 E 具有多种生理功能,例如抗氧化抗衰老作用、抗不孕症功能、提高机体免疫力等,此外它也是目前唯一的一种无毒油脂类食品天然抗氧化剂。《中国药典》2010 年版二部"维生素 E"的质量标准指出,其检验内容包括:性状、鉴别、检查〔酸度、正己烷、有关物质(合成型)〕及含量测定等。维生素 E 的含量测定采用气相色谱法。

案例分析

1. 维生素 E 的检验内容包括:性状、鉴别、检查及含量测定等。

2. 维生素 E 的鉴别试验方法有:硝酸反应、红外光谱法及气相色谱法等。

3. 维生素 E 中杂质检查项目包括:酸度、正己烷(残留溶剂)、有关物质(合成型)等。

4. 维生素 E 的含量测定方法为气相色谱法。

为完成维生素 E 的检验任务,我们需掌握如下理论知识和操作技能。

理论基础

维生素 E 的结构与性质

1. 基本结构

维生素 E 是指含苯并二氢吡喃结构,具有生育酚、生育三烯酚及其能够或多或少显示生育酚生物活性衍生物的总称。目前已知有 8 种异构体，分别是 α-、β-、γ-和 δ-生育酚和 α-、β-、γ-和 δ-生育三烯酚，其中以 α-生育酚的活性最强。维生素 E 有天然型和合成型之分。天然型维生素 E 的化学名称为：（＋）2,5,7,8-四甲基-2-(4,8,12-三甲基十三烷基)-6-苯并二氢吡喃醇醋酸酯；合成型维生素 E 的化学名称为：（±）-2,5,7,8-四甲基-2-(4,8,12-三甲基十三烷基)-6-苯并二氢吡喃醇醋酸酯。其结构式分别为：

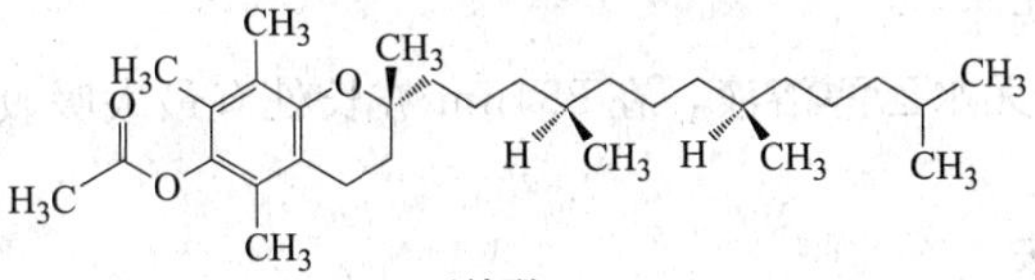

天然型

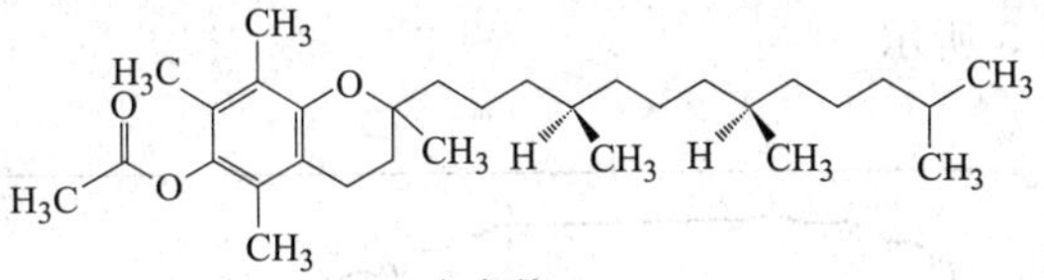

合成型

2. 维生素 E 的性质

（1）溶解性　维生素 E 为微黄色至黄色或黄绿色澄清的黏稠液体，在无水乙醇、丙酮、乙醚或植物油中易溶，在水中不溶。

（2）水解性　维生素 E 苯环上有乙酰化的酚羟基，在酸性或碱性溶液中加热可水解生成游离生育酚，故常作为特殊杂质进行检查。

（3）氧化性　维生素 E 在无氧条件下对热稳定，加热至 200℃ 几乎不分解；但对空气中氧十分敏感，遇光、空气可被氧化，颜色渐渐变深。合成品抗氧化性比天然品弱。

维生素 E 的水解产物游离生育酚，在有氧或其他氧化剂存在时，则进一步氧化生成有色的醌型化合物，尤其在碱性条件下，氧化反应更易发生。

（4）紫外吸收特性　维生素 E 苯环上有乙酰化的酚羟基，故有紫外吸收，其无水乙醇溶液在 284nm 波长处有最大吸收，其吸收系数（$E_{1cm}^{1\%}$）为 41.0～45.0。

技能基础

一、鉴别试验

1. 硝酸反应

维生素 E 在硝酸酸性条件下，水解生成生育酚，生育酚被硝酸氧化为具有邻醌结构的生育红而显橙红色。其反应式如下：

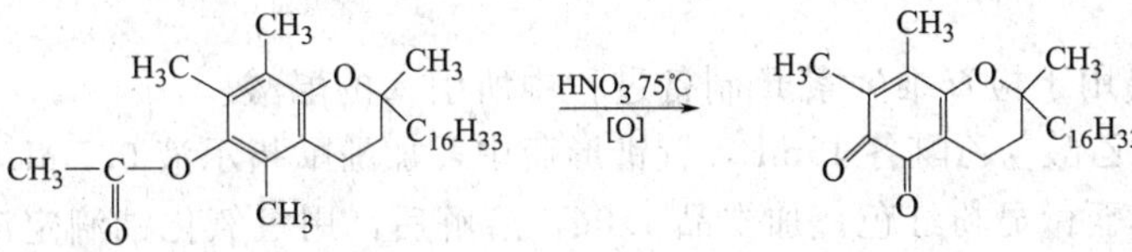

其鉴别试验方法为：取本品约 30mg，加无水乙醇 10mL 溶解后，加硝酸 2mL，摇匀，在 75℃ 加热约 15min，溶液显橙红色。

本方法简便、快速，呈色反应明显，《中国药典》即采用该法鉴别。

2. 氯化铁反应

维生素 E 在碱性条件下，水解生成游离的生育酚，生育酚经乙醚提取后，与 $FeCl_3$ 作用，被 Fe^{3+} 氧化生成对生育醌；同时，Fe^{3+} 被还原为 Fe^{2+}，Fe^{2+} 与联吡啶生成红色配离子。

其鉴别试验方法为：取本品约 10mg，加乙醇制氢氧化钾试液 2mL，煮沸 5min，放冷，加水 4mL 与乙醚 10mL，振摇，静置使分层；取乙醚液 2mL，加 2,2′-联吡啶的乙醇溶液（0.5→100）数滴和氯化铁的乙醇溶液（0.2→100）数滴，应显血红色。

3. 紫外分光光度法

维生素 E 的 0.01% 无水乙醇溶液，在 284nm 波长处有最大吸收；在 254nm 波长处有最小吸收，可供鉴别。

4. 红外分光光度法

红外分光光度法可用于维生素 E 的鉴别。《中国药典》规定本品的红外吸收光谱应与对照的图谱一致，如图 10-3 所示。

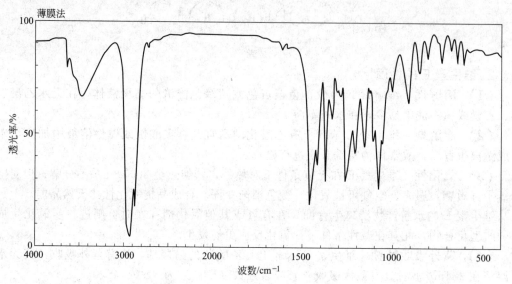

图 10-3　维生素 E 的红外吸收图谱

5. 气相色谱法

气相色谱法可用于维生素 E 的鉴别。《中国药典》规定在含量测定项下记录的色谱图中，供试品溶液主峰的保留时间应与对照品溶液主峰的保留时间一致。

二、杂质检查

维生素 E 中杂质检查项目包括：酸度、正己烷（残留溶剂）、有关物质（合成型）等。

1. 酸度

酸度检查主要用于检查维生素 E 制备过程中所引入的醋酸。

其方法为：取乙酸与乙醚各 15mL，置锥形瓶中，加酚酞指示液 0.5mL，滴加氢氧化钠滴定液（0.1mol/L）至微显粉红色。加本品 1.0g，溶解后，用氢氧化钠滴定液（0.1mol/L）滴定，消耗的氢氧化钠滴定液（0.1mol/L）不得过 0.5mL。

2. 正己烷（残留溶剂）

取本品适量，精密称定，加二甲基甲酰胺溶解并定量稀释制成每 1mL 中约含 50mg 的溶液，作为供试品溶液；另取正己烷适量，加二甲基甲酰胺定量稀释制成每 1mL 中约含 10μg 的溶液，作为对照品溶液。照残留溶剂测定法（附录Ⅷ P 第一法）测定，以 HP-5 毛细管柱（5％聚甲基硅氧烷）为分析柱，用氢火焰离子化检测器，柱温 50℃保持 8min，然后以每分钟 45℃升至 260℃，保持 15min，含正己烷应符合规定（天然型）。

3. 有关物质（合成型）

取本品适量，用正己烷稀释制成每 1mL 中含维生素 E 2.5mg 的溶液，作为供试品溶液；精密量取适量，加正己烷制成每 1mL 中含维生素 E 25μg 的溶液，作为对照溶液。照含量测定项下的色谱条件，分流比为 25:1，取对照溶液 1μL 注入气相色谱仪，调节检测器灵敏度，使主成分色谱峰的峰高约为满量程的 20％～30％；再精密量取供试品溶液与对照溶液各 1μL，分别注入气相色谱仪，记录色谱图至主成分峰保留时间的 2 倍，供试品溶液的色谱图中如有杂质峰（α-生育酚对维生素 E 峰的相对保留时间约为 0.87），α-生育酚不得大于对照溶液主峰面积的 1.0 倍（1.0％），其他单个最大杂质不得大于对照溶液主峰面积的 1.5 倍（1.5％），各杂质峰面积的和不得大于对照溶液主峰面积的 2.5 倍（2.5％）。

三、含量测定——气相色谱法

维生素 E 的含量测定方法很多，包括气相色谱法、高效液相色谱法、荧光分光光度法、铈量法、比色法等。《中国药典》采用气相色谱法测定维生素 E 的含量，该法简便、快速、专属性强，特别适合于维生素 E 制剂的分析。

维生素 E 的沸点为 350℃，虽然很高，但仍可不经衍生化直接用气相色谱法测定其含量。该法具有高选择性，可分离维生素 E 及其异构体，故可选择性测定维生素 E 的含量。测定时采用内标法，使测定更简便，定量结果与进样量无关，操作条件变化时对测定结果影响很小。

1. 色谱条件

载气为氮气；以硅酮（OV-17）为固定相，涂布于经酸洗并硅烷化处理的硅藻土或高分子多孔微球（80～100 目）上，涂布密度为 2％，或以 HP-1 毛细管柱（100％二甲基聚硅氧烷）为分析柱；柱温为 265℃；进样口温度应高于柱温 30～50℃；检测器采用氢火焰离子化检测器。

2. 系统适用性试验

理论塔板数（n）按维生素 E 峰计算应不低于 500（填充柱）或 5000（毛细管柱）；维生素 E 峰与内标物质峰的分离度应符合要求。

3. 校正因子的测定

取正三十二烷适量，加正己烷溶解并稀释成每 1mL 中含 1.0mg 的溶液，摇匀，作为内标溶液。另取维生素 E 对照品约 20mg，精密称定，置棕色具塞锥形瓶中，精密加入内标溶液 10mL，密塞，振摇使溶解，取 1～3μL 注入气相色谱仪，计算校正因子。

4. 样品测定

取本品约 20mg，精密称定，置棕色具塞瓶中．精密加内标溶液 10mL，密塞，振摇使溶解；取 1～3μL 注入气相色谱仪，测定，计算，即得。

本 章 小 结

1. 维生素 B₁ 的结构

维生素 B₁ 常以其盐酸盐的形式出现其化学名称为：氯化 4-甲基-3-[（2-甲基-4-氨基-5-嘧啶基）-甲基]-5-（2-羟基乙基）噻唑鎓离子盐酸盐，是由氨基嘧啶环和噻唑环通过亚甲基结合而成的季铵类化合物，噻唑环上季铵及嘧啶环上氨基，为两个碱性基团，可与酸成盐。

2. 维生素 B_1 的性质

（1）溶解性

（2）稳定性

（3）紫外吸收特性

（4）硫色素反应

（5）与生物碱沉淀试剂反应

3. 维生素 B_1 的鉴别试验

（1）硫色素反应

（2）氯化物反应

（3）硝酸铅反应

（4）沉淀反应

（5）红外分光光度法

4. 维生素 B_1 的杂质检查

维生素 B_1 中杂质检查项目包括：酸度、溶液的澄清度与颜色、硫酸盐、硝酸盐、干燥失重、炽灼残渣、铁盐、重金属、总氯量、有关物质等。

5. 维生素 B_1 的含量测定

（1）非水滴定法（原料药）

（2）紫外分光光度法（片剂及注射液）

6. 维生素 C 的结构

维生素 C 的化学名称为：2,3,4,5,6-五羟基-2-己烯酸-4-内酯，其化学结构和糖类十分相似，含有不对称碳，有四种光学异构体，其中以 L-构型右旋体的生物活性最强，且具有旋光性；维生素 C 分子结构中具有二烯醇结构，并具有共轭双键。

7. 维生素 C 的性质

（1）溶解性

（2）酸性

（3）还原性

（4）旋光性

（5）水解性

（6）紫外吸收特性

（7）糖类的性质

8. 维生素 C 的鉴别试验

（1）与硝酸银反应

（2）与 2,6-二氯靛酚反应

（3）与其他氧化剂反应

（4）红外分光光度法

9. 维生素 C 的杂质检查

维生素 C 中杂质检查项目包括：溶液的澄清度与颜色、草酸、炽灼残渣、铁、铜、重金属、细菌内毒素等。

10. 维生素 C 的含量测定

（1）碘量法

（2）2,6-二氯靛酚法

11. 维生素 E 的结构

维生素 E 是指含苯并二氢吡喃结构，具有生育酚、生育三烯酚及其能够或多或少显示生育酚生物活性衍生物的总称。目前已知有 8 种异构体，分别是 α-、β-、γ- 和 δ-生育酚和 α-、β-、γ- 和 δ-生育三烯酚，其中以 α-生育酚的活性最强。维生素 E 有天然型和合成型之分。天然型维生素 E 的化学名称为：（＋）2,5,7,8-四甲基-2-(4,8,12-三甲基十三烷基)-6-苯并二氢吡喃醇醋酸酯；合成型维生素 E 的化学名称为：（±）-2,5,7,8-四甲基-2-(4,8,12-三甲基十三烷基)-6-苯并二氢吡喃醇醋酸酯。

12. 维生素 E 的性质

(1) 溶解性

(2) 水解性

(3) 氧化性

(4) 紫外吸收特性

13. 维生素 E 的鉴别试验

(1) 硝酸反应

(2) 氯化铁反应

(3) 紫外分光光度法

(4) 红外分光光度法

(5) 气相色谱法

14. 维生素 E 的杂质检查

维生素 E 中杂质检查项目包括：酸度、正己烷（残留溶剂）、有关物质（合成型）等。

15. 维生素 E 的含量测定

维生素 E 的含量测定方法很多，包括气相色谱法、高效液相色谱法、荧光分光光度法、铈量法、比色法等。《中国药典》采用气相色谱法测定维生素 E 的含量，该法简便、快速、专属性强，特别适合于维生素 E 制剂的分析。

复习思考题

1. 维生素 B₁ 应如何保存？为什么？
2. 《中国药典》采用何种方法鉴别维生素 B₁？
3. 如何利用非水滴定法测定维生素 B₁ 的含量？
4. 维生素 C 的溶解性如何？
5. 《中国药典》中，维生素 C 的鉴别方法有哪几种？
6. 维生素 C 的杂质检查项目有哪些？
7. 简述碘量法测定维生素 C 的基本原理。
8. 碘量法测定维生素 C，为何须在醋酸酸性溶液中进行？
9. 维生素 E 具有哪些性质？
10. 如何检查维生素 E 的酸度？
11. 气相色谱法测定维生素 E 的含量，通常采用何种内标物？

自　测　题

一、选择题

1. 以下维生素中，属于水溶性维生素的是（　　）。

A. 维生素 A   B. 维生素 C   C. 维生素 D   D. 维生素 E

2. 维生素 B_1 在碱性溶液中，可被铁氰化钾氧化生成硫色素。硫色素溶于正丁醇（或异丁醇等）中，显（　　）荧光。

A. 蓝色   B. 黄色   C. 绿色   D. 红色

3. 维生素 B_1 的含量测定常采用非水滴定法，所用滴定剂为（　　）。

A. 盐酸   B. 硝酸   C. 碘   D. 高氯酸

4. 维生素 C 易溶于下列何种溶剂？（　　）

A. 乙醇   B. 三氯甲烷   C. 乙醚   D. 水

5. 维生素 C 水溶液显酸性，它一般表现为（　　）元酸。

A. 一   B. 二   C. 三   D. 多

6. 2,6-二氯靛酚为一染料，其氧化型在酸性介质中为玫瑰红色，碱性介质中为蓝色。与维生素 C 作用后生成还原型的酚亚胺，呈（　　）色。

A. 红   B. 黄   C. 紫   D. 无

7. 维生素 E，目前已知的有（　　）种异构体？

A. 5   B. 6   C. 8   D. 10

8. 维生素 E，不溶于下列何种溶剂？（　　）

A. 无水乙醇   B. 水   C. 丙酮   D. 乙醚

9. 中国药典中，维生素 E 的含量测定方法为（　　）。

A. 碘量法   B. 电位滴定法   C. 分光光度法   D. 气相色谱法

10. 下列何种方法不能用于鉴别维生素 E？（　　）

A. 氯化铁反应   B. 气相色谱法

C. 硝酸银反应   D. 紫外分光光度法

二、填空题

1. 维生素又名_____，它是维持人体生命活动必需的一类_____物质，也是保持人体健康的重要_____物质。按其溶解度，维生素可分为_____维生素和_____维生素两大类。

2. 维生素 B_1 常以其_____盐的形式出现，又称_____，是由氨基嘧啶环和噻唑环通过亚甲基结合而成的季铵类化合物。

3. 维生素 B_1 在_____性溶液中很稳定，在_____性溶液中不稳定，易被氧化和受热破坏，故应置于_____、_____处保存。

4. 维生素 B_1 与 NaOH 共热，分解产生_____，可与硝酸铅反应生成_____色沉淀，可供鉴别。

5. 维生素 C，又称_____，为_____色结晶或_____性粉末，无臭，味酸，久置色渐变_____。

6. 维生素 C 的含量测定大多是基于其具有较强的_____性。中国药典中，维生素 C 的含量测定采用_____法。滴定时，须在_____溶液中进行。

7. 维生素 E 是指含苯并二氢吡喃结构，具有生育酚、生育三烯酚及其能够或多或少显示生育酚生物活性衍生物的总称。它有_____型和_____型之分。

8. 维生素 E 在_____条件下，水解生成生育酚。

第十一章
生物碱类药物的检验

🔥 理论学习要点

生物碱类药物的分类及性质；苯烃胺类生物碱药物的结构及性质；托烷类生物碱药物的结构及性质；喹啉类生物碱药物的结构及性质；异喹啉类生物碱药物的结构及性质；吲哚类生物碱药物的结构及性质。

🔥 能力训练要点

苯烃胺类生物碱药物的鉴别、杂质检查及含量测定；托烷类生物碱药物的鉴别、杂质检查及含量测定；喹啉类生物碱药物的鉴别、杂质检查及含量测定；异喹啉类生物碱药物的鉴别、杂质检查及含量测定；吲哚类生物碱药物的鉴别、杂质检查及含量测定。

🔥 应达到的能力目标

1. 能够依据药典，对苯烃胺类生物碱药物进行鉴别和杂质检查。
2. 能够依据药典，对托烷类生物碱药物进行鉴别和杂质检查。
3. 能够依据药典，对喹啉类生物碱药物进行鉴别和杂质检查。
4. 能够依据药典，对异喹啉类生物碱药物进行鉴别和杂质检查。
5. 能够依据药典，对吲哚类生物碱药物进行鉴别和杂质检查。
6. 能够利用非水滴定法测定盐酸麻黄碱的含量。
7. 能够利用非水滴定法测定硫酸阿托品的含量。
8. 能够利用非水滴定法测定硫酸奎宁的含量。
9. 能够利用非水滴定法测定盐酸吗啡的含量。
10. 能够利用高效液相色谱法测定利血平的含量。

➡ 案例11.1　盐酸麻黄碱的检验

盐酸麻黄碱，是麻黄碱的盐酸盐，又名盐酸麻黄素。其化学名称为 (1R,2S)-2-甲氨基-苯丙烷-1-醇盐酸盐，分子式为 $C_{10}H_{15}NO \cdot HCl$，相对分子质量 201.70；为白色针状结晶或结晶性粉末；无臭，味苦；在水中易溶，在乙醇中溶解，在三氯甲烷或乙醚中不溶。本品的熔点为 217～220℃。盐酸麻黄碱为拟肾上腺素药，能兴奋交感神经，可用于治疗支气管哮喘、百日咳、枯草热及其他过敏性疾病，且能对抗脊椎麻醉引起的血压降低、扩大瞳孔，也用于重症肌无力、痛经等疾患；还可作中枢神经系统兴奋剂，属于国际奥委会严格禁止的兴奋剂；同时，盐酸麻黄碱也为制造冰毒的重要佐剂，已被纳入易制毒化学品管理。《中国药典》2010 年版（二部）"盐酸麻黄碱"的质量标准指出，其检验内容包括：性状、鉴别、检查（酸碱度、溶液的澄清度、硫酸盐、有关物质、干燥失重、炽灼残渣、重金属）及含量测定等。盐酸麻黄碱的含量测定采用非水滴定法。《中国药典》2010 年版（二部）收载有本品，同时还收载了盐酸麻黄碱注射液、盐酸麻黄碱滴鼻液。

案例分析

1. 盐酸麻黄碱属苯烃胺类生物碱药物。欲检测其质量，须对其进行鉴别试验、杂质检查及含量测定。

2.《中国药典》2010 年版(二部)中，盐酸麻黄碱的鉴别试验方法主要有：双缩脲反应、红外分光光度法及氯化物的鉴别反应。

3. 盐酸麻黄碱的检查项目包括：酸碱度、溶液的澄清度、硫酸盐、有关物质、干燥失重、炽灼残渣、重金属等。

4. 盐酸麻黄碱的含量测定采用非水滴定法。

为完成盐酸麻黄碱的检验工作，我们需掌握如下理论知识和操作技能。

理论基础

一、生物碱类药物概述

1. 生物碱简介

生物碱是一类存在于生物体内的，具有显著生物活性的含氮的碱性有机化合物，多数存在于植物体内，少数存在于动物体内。生物体内及人工合成的生物碱数量已超过 1 万多种，多数具有复杂的氮杂环结构，其中近百种具有特殊而显著的疗效，已广泛用于临床。由于生物碱大多具有毒性，因此临床应用要慎重以及严格控制其质量，谨慎使用。

2. 生物碱类药物的分类

《中国药典》（2010 年版）收载的生物碱类药物很多，主要有苯烃胺类、托烷类、喹啉类、异喹啉类、吲哚类和黄嘌呤类六类。其中，苯烃胺类的药物有盐酸麻黄碱（左旋体）、盐酸伪麻黄碱（右旋体）、秋水仙碱等；托烷类的药物有硫酸阿托品（消旋体）、氢溴酸山莨菪碱（左旋体）等；喹啉类的药物有硫酸奎宁（左旋体）、硫酸奎尼丁（右旋体）等；异喹啉类的药物有盐酸吗啡（有酚羟基）、磷酸可待因（无酚羟基）、盐酸罂粟碱等；吲哚类的药物有硝酸士的宁、利血平等；黄嘌呤类的药物有咖啡因、茶碱等。典型的生物碱类药物如下：

| 盐酸麻黄碱 | 硫酸阿托品 | 硫酸奎宁 |

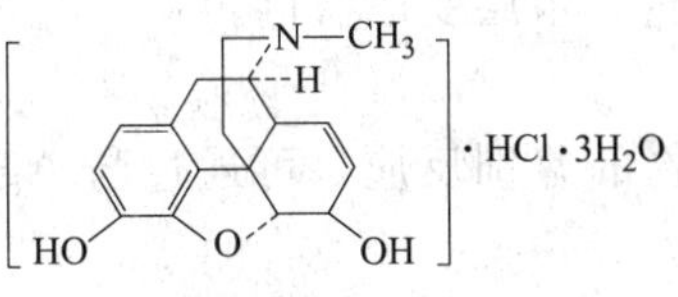

盐酸吗啡 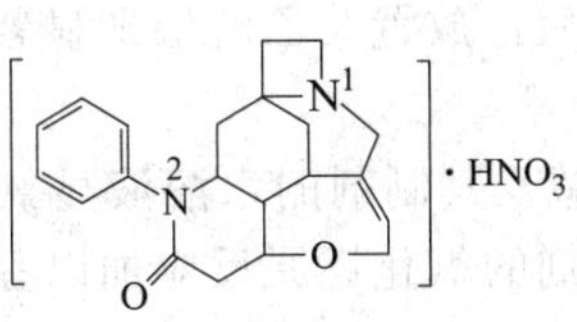　　　　　　　硝酸士的宁 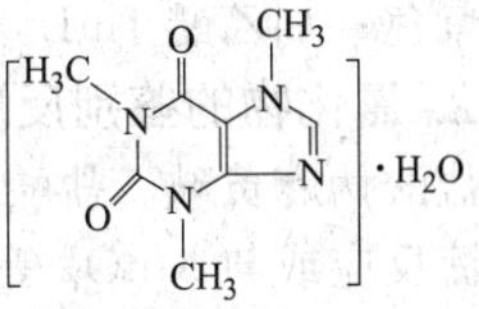　　　　　　　　咖啡因

3. 生物碱类药物的性质

多数生物碱呈结晶型固体或非晶型粉末，无色或白色状，不溶或难溶于水而溶于甲醇、乙醇、丙酮、三氯甲烷等有机溶剂。固体生物碱多具有确定的熔点，少数具有升华性。少数生物碱是液体，液体生物碱以及某些固体生物碱，常压下可随水蒸气蒸馏而溢出。生物碱多具苦味，有些味极苦。

生物碱都具有碱性，绝大多数生物碱可与酸成盐，形成盐的酸有草酸、柠檬酸、盐酸、硫酸、硝酸等。生物碱的盐类多易溶于水不溶于有机溶剂。利用游离碱和生物碱的盐之间的不同性质可进行相应分析。有些生物碱含有手性碳原子，因此具有旋光性，其旋光性易受pH、溶剂等因素的影响。生物碱的生理活性与旋光性密切相关。

二、苯烃胺类生物碱药物的结构及性质

1. 基本结构

苯烃胺类生物碱药物包括盐酸麻黄碱（左旋体）、盐酸伪麻黄碱（右旋体）、秋水仙碱等，该类生物碱分子中具有苯烃胺结构，氮原子位于侧链，属脂肪胺类。该类药物中的代表性药物为盐酸麻黄碱和盐酸伪麻黄碱。其结构式如下：

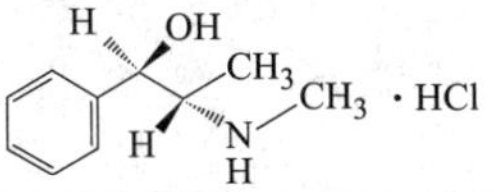

盐酸麻黄碱 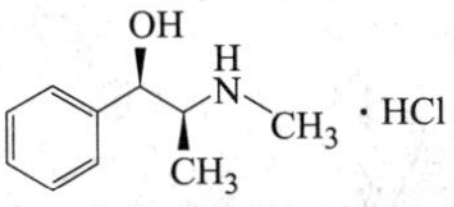　　　　　　　　　盐酸伪麻黄碱

2. 理化性质

（1）溶解性　盐酸麻黄碱在水中易溶，在乙醇中溶解，在三氯甲烷或乙醚中不溶；盐酸伪麻黄碱在水中极易溶解，在乙醇中易溶，在三氯甲烷中微溶。

（2）碱性　本类药物属脂肪胺类，碱性较强，易与酸成盐。但秋水仙碱由于酰胺键的 p-π 共轭，碱性较弱，近于中性。

（3）旋光性　本类药物分子结构中，侧链上多具有手性碳原子，而具有旋光性。盐酸麻黄碱为左旋体，比旋度为 $-33°\sim-35.5°$；盐酸伪麻黄碱为右旋体，比旋度为 $+61.0°\sim+62.5°$。

（4）光谱吸收特性　本类药物分子结构中具有芳环、脂氨基等基团，对紫外线、红外线均有吸收，可用于鉴别。

技能基础

一、苯烃胺类生物碱药物的鉴别

1. 双缩脲反应

该反应为芳环侧链具有氨基醇结构的特征反应。

[例 11-1]　盐酸麻黄碱的鉴别

取本品约 10mg，加水 1mL 溶解后，加硫酸铜试液 2 滴与 20％氢氧化钠溶液 1mL，即

显蓝紫色；加乙醚 1mL，振摇后，放置，乙醚层即显紫红色，水层变成蓝色。

2. 氯化物的鉴别反应

盐酸伪麻黄碱、盐酸麻黄碱及其制剂的水溶液显氯化物的鉴别反应，可通过与 $AgNO_3$ 的沉淀反应或与 MnO_2 等氧化剂的氧化还原反应加以鉴别。

3. 红外分光光度法

本类药物中的盐酸麻黄碱、盐酸伪麻黄碱、秋水仙碱等，均可采用红外分光光度法加以鉴别。

［例 11-2］ 秋水仙碱的鉴别

本品的红外光吸收图谱应与对照的图谱（光谱集 277 图）一致。秋水仙碱的红外吸收图谱如图 11-1 所示。

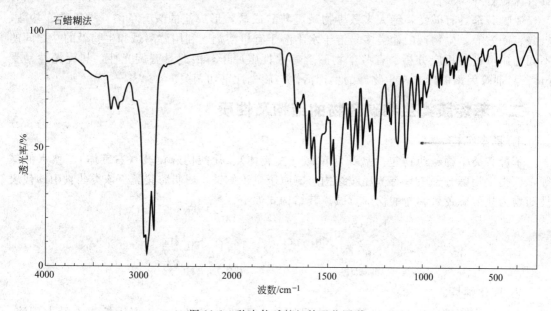

图 11-1 秋水仙碱的红外吸收图谱

4. 紫外-可见分光光度法

［例 11-3］ 盐酸伪麻黄碱的鉴别

取本品，加水制成每 1mL 中含 0.5mg 的溶液，照紫外-可见分光光度法（附录Ⅳ A）测定，在 251nm、257nm 与 263nm 的波长处有最大吸收。

二、苯烃胺类生物碱药物的杂质检查

1. 盐酸麻黄碱的杂质检查

（1）溶液的澄清度 取本品 1.0g，加水 20mL 溶解后，溶液应澄清。

（2）酸碱度 取本品 1.0g，加水 20mL 溶解后，加甲基红指示液 1 滴。如显黄色，加硫酸滴定液（0.01mol/L）0.10mL，应变为红色；如显淡红色，加氢氧化钠滴定液（0.02mol/L）0.10mL，应变为黄色。

（3）硫酸盐 取本品 1.0g，依法检查（附录Ⅷ B），与标准硫酸钾溶液 1.0mL 制成的对照液比较，不得更浓（0.010%）。

（4）有关物质 取本品约 50mg，置 50mL 量瓶中，加流动相溶解并稀释至刻度，摇匀，作为供试品溶液；精密量取 1mL，置 100mL 量瓶中，用流动相溶解并稀释至刻度，摇匀，作为对照溶液。照高效液相色谱法（附录 Ⅴ D）试验，用十八烷基硅烷键合硅胶为填充剂；以磷酸盐缓冲液（取磷酸二氢钾 6.8g，三乙胺 5mL，磷酸 4mL，加水至 1000mL，用稀磷酸或三乙胺调节 pH 至 3.0±0.1）-乙腈（90：10）为流动相；检测波长为 210nm。理论板数按盐酸麻黄碱峰计算不低于 3000。取对照溶液 10μL，注入液相色谱仪，调整检测灵敏度，使主成分色谱峰的峰高约为满量程的 20%；再精密量取供试品溶液与对照溶液各 10μL，分别注入液相色谱仪，记录色谱图至主成分峰保留时间的 2 倍。供试品溶液的色谱图中如有杂质峰，各杂质峰面积的和不得大于对照溶液主峰面积的 0.5 倍（0.5%）。

（5）干燥失重 取本品，在 105℃干燥至恒重，减失重量不得过 0.5%（附录Ⅷ L）。

（6）炽灼残渣 不得过 0.1%（附录Ⅷ N）。

（7）重金属 取本品 1.0g，加水 23mL 溶解后，加醋酸盐缓冲液（pH3.5）2mL，依法检查（附录Ⅷ H 第一法），含重金属不得过百万分之二十。

2. **盐酸伪麻黄碱的杂质检查**

《中国药典》2010 年版二部"盐酸伪麻黄碱"的质量标准指出，其杂质检查项目包括：酸碱度、溶液的澄清度与颜色、有关物质、干燥失重、炽灼残渣、重金属等。

（1）酸碱度 取本品 0.2g，加水 10mL 溶解后，加甲基红指示液 1 滴。如显淡红色，加氢氧化钠滴定液（0.02mol/L）0.10mL，应变为黄色；如显黄色，加盐酸滴定液（0.02mol/L）0.10mL，应变为红色。

（2）溶液的澄清度与颜色 取本品 1g，加水 20mL 溶解后，溶液应澄清，几乎无乳光，无色；如显浑浊，与 1 号浊度标准液（附录Ⅸ B）比较，不得更浓。

（3）有关物质 取本品，加流动相溶解并制成每 1mL 中含 2mg 的溶液，作为供试品溶液；精密量取适量，加流动相稀释制成每 1mL 中含 0.01mg 的溶液作为对照溶液（1）；取盐酸麻黄碱对照品 10mg，置 100mL 量瓶中，加供试品溶液 5mL，用流动相溶解并稀释至刻度，摇匀，作为对照溶液（2）。照高效液相色谱法（附录 Ⅴ D）测定。用苯基硅烷键合硅胶为填充剂，以 1.16% 醋酸铵溶液-甲醇（94：6，用醋酸调节 pH 至 4.0）为流动相，检测波长为 257nm。理论板数按伪麻黄碱峰计算不低于 2000，且两峰的分离度为 2.0 以上。取对照溶液（2）20μL，注入液相色谱仪，调整检测灵敏度，使两主成分色谱峰的峰高为满量程的 50% 以上，精密量取供试品溶液与对照溶液（1）各 20μL，分别注入液相色谱仪，记录色谱图至伪麻黄碱峰保留时间的 2 倍。供试品溶液的色谱图中如有杂质峰，单个杂质峰面积不得大于对照溶液（1）主峰面积，各杂质峰面积的和不得大于对照溶液（1）主峰面积的 2 倍 [小于对照溶液（1）主峰面积 1/10 的峰可忽略不计]。

（4）干燥失重 取本品，在 105℃干燥至恒重，减失重量不得过 0.5%（附录Ⅷ L）。

（5）炽灼残渣 不得过 0.1%（附录Ⅷ N）。

（6）重金属 取本品 1.0g，加水 23mL 溶解后，加醋酸盐缓冲液（pH3.5）2mL，依法检查（附录Ⅷ H 第一法），含重金属不得过百万分之二十。

三、苯烃胺类生物碱药物的含量测定

由于大部分生物碱类药物碱性较弱，在水溶液中用酸直接滴定没有明显的滴定突跃，终点难以观测，不能获得满意的测定结果。在非水酸性介质中，药物的碱性显著增强，用强酸滴定能形成明显的滴定突跃。《中国药典》2010 年版（二部）中，盐酸麻黄碱含量、盐酸伪麻黄碱、秋水仙碱的含量测定采用非水滴定法；盐酸麻黄碱注射液、盐酸麻黄碱滴鼻液的含量测定采用高效液相色谱法。

1. 非水滴定法

［例 11-4］ 盐酸麻黄碱的含量测定

取本品约 0.15g，精密称定，加冰醋酸 10mL，加热溶解后，加醋酸汞试液 4mL 与结晶紫指示液 1 滴，用高氯酸滴定液（0.1mol/L）滴定至溶液显翠绿色，并将滴定的结果用空白试验校正。每 1mL 高氯酸滴定液（0.1mol/L）相当于 20.17mg 的 $C_{10}H_{15}NO \cdot HCl$。

［例 11-5］ 盐酸伪麻黄碱的含量测定

取本品约 0.3g，精密称定。加冰醋酸 10mL，微温溶解后，加醋酸汞试液 6mL 与结晶紫指示剂 1 滴，用高氯酸滴定液（0.1mol/L）滴定至溶液显蓝绿色，并将滴定的结果用空白试验校正。每 1mL 高氯酸滴定液（0.1mol/L）相当于 20.17mg 的 $C_{10}H_{15}NO \cdot HCl$。

2. 高效液相色谱法

［例 11-6］ 盐酸麻黄碱注射液的含量测定

（1）色谱条件与系统适用性试验 用十八烷基硅烷键合硅胶为填充剂；以磷酸盐缓冲液（取磷酸二氢钾 6.8g，三乙胺 5mL，磷酸 4mL，加水至 1000mL，用稀磷酸或氢氧化钠试液调节 pH 至 3.0±0.1）-乙腈（90∶10）为流动相；检测波长为 210nm。理论板数按盐酸麻黄碱峰计算不低于 3000，盐酸麻黄碱峰与相邻杂质峰的分离度应符合要求。

（2）测定法 精密量取本品适量，用流动相稀释制成每 1mL 中约含 30μg 的溶液，精密量取 10μL 注入液相色谱仪，记录色谱图；另取盐酸麻黄碱对照品，同法测定。按外标法以峰面积计算，即得。

案例11.2　硫酸阿托品的检验

硫酸阿托品，是阿托品的硫酸盐，又名阿托品硫酸；其化学名称为 α-(羟甲基) 苯乙酸-8-甲基-8-氮杂双环 ［3.2.1］-3-辛酯硫酸盐一水合物，分子式 $(C_{17}H_{23}NO_3)_2 \cdot H_2SO_4 \cdot H_2O$，相对分子质量 694.86；为无色结晶或白色结晶性粉末；无臭，有风化性，遇光易变质；味极苦，剧毒；在水中极易溶解，在乙醇中易溶；本品的熔点为 189～192℃，熔融时同时分解。硫酸阿托品为抗胆碱药，能解除平滑肌痉挛，抑制腺体分泌；用于胃与十二指肠溃疡，胃肠道、肾、胆绞痛，散瞳检查及验光，角膜炎、虹膜睫头体炎和麻醉前给药等；亦用于治疗有机磷杀虫剂的中毒、感染性休克及锑制剂所引起的急性心源性脑缺血综合征等。《中国药典》2010 年版（二部）"硫酸阿托品"的质量标准指出，其检验内容包括：性状、鉴别、检查（酸度、莨菪碱、有关物质、干燥失重、炽灼残渣）及含量测定等。硫酸阿托品的含量测定采用非水滴定法。《中国药典》2010 年版（二部）收载有本品，同时还收载了硫酸阿托品注射液、硫酸阿托品片。

案例分析

1. 硫酸阿托品属托烷类生物碱药物。欲检测其质量，须对其进行鉴别试验、杂质检查及含量测定。

2. 《中国药典》2010 年版(二部)中，硫酸阿托品的鉴别试验方法主要有：红外分光光度法、托烷生物碱类的鉴别反应(维他立反应)及硫酸盐的鉴别反应。

3. 硫酸阿托品的检查项目包括：酸度、莨菪碱、有关物质、干燥失重及炽灼残渣等。

4. 硫酸阿托品的含量测定采用非水滴定法。

为完成硫酸阿托品的检验工作，我们需掌握如下理论知识和操作技能。

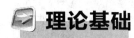 **理论基础**

托烷类生物碱药物的结构及性质

1. 基本结构

托烷类生物碱药物有颠茄生物碱类和古柯生物碱类，是莨菪烷衍生物的氨基醇和不同有机酸缩合成的脂类生物碱，分子结构中有五元酯环氮原子。该类药物中，代表性药物为硫酸阿托品和氢溴酸山莨菪碱，其结构如下：

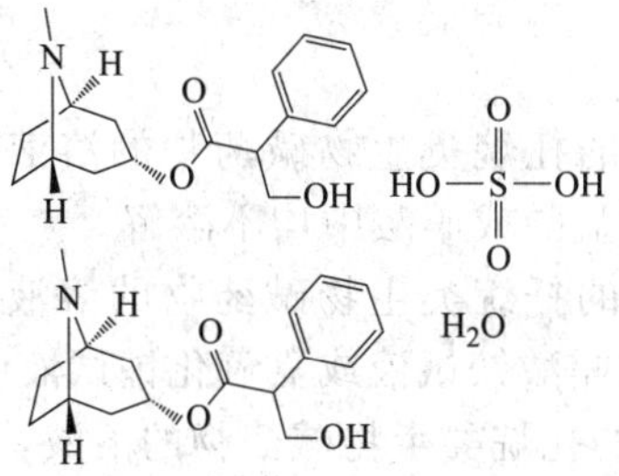

硫酸阿托品 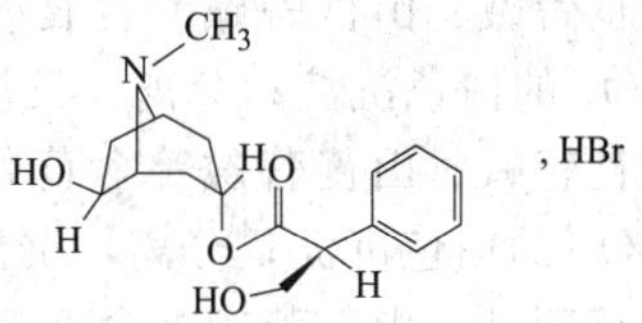　　　　　　　　　氢溴酸山莨菪碱

2. 理化性质

（1）　溶解性　硫酸阿托品在水中极易溶解，在乙醇中易溶；氢溴酸山莨菪碱在水中易溶，在乙醇中略溶，在三氯甲烷中极微溶，在乙醚中不溶。

（2）　碱性　本类药物氮原子位于五元酯环上，碱性较强，易与酸成盐。如阿托品的 pK_a 为 9.75。

（3）　旋光性　本类药物多具手性碳原子，有旋光性。如氢溴酸山莨菪碱为左旋体，$50mg/mL$ 溶液比旋度为 $-24°\sim-27°$。但阿托品结构中虽有手性碳原子，因外消旋化为消旋体，而无旋光性，据此可区分之。

（4）　紫外吸收特性　硫酸阿托品和氢溴酸山莨菪碱具有芳环结构，在紫外区有最大吸收，可用于鉴别。

（5）　水解性　本类药物因结构中含有酯键，因而易水解。如阿托品水解后，可生成莨菪醇和莨菪酸。

（6）　沉淀反应　本类药物具有碱性，可与生物碱沉淀剂生成沉淀。

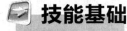 **技能基础**

一、托烷类生物碱药物的鉴别

1. 维他立（Vitaili）反应

该反应为阿托品、东莨菪碱、山莨菪碱等含莨菪酸的托烷类生物碱药物的特征反应。托烷类生物碱药物的酯键易水解生成莨菪酸。莨菪酸与发烟硝酸共热，生成黄色莨菪酸三硝基（或二硝基）衍生物，冷却至室温后，加醇制氢氧化钾溶液或固体氢氧化钾即生成深紫色的醌型化合物。

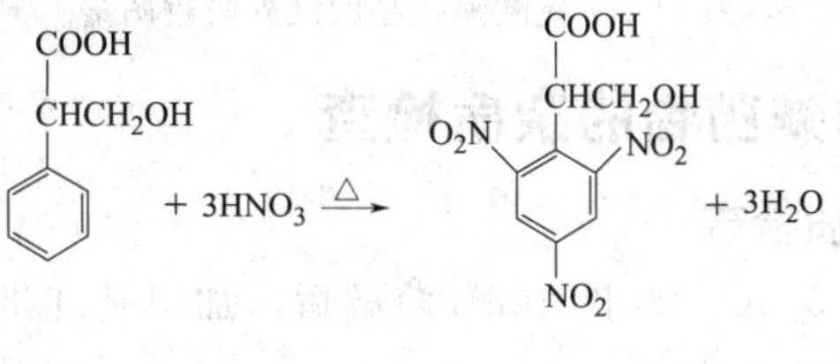

$$+ 3HNO_3 \xrightarrow{\triangle} \qquad + 3H_2O$$

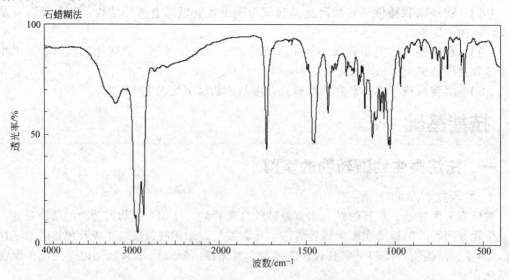

[例 11-7] 氢溴酸山莨菪碱的鉴别

取本品约 10mg，加发烟硝酸 5 滴，置水浴上蒸干，得黄色残渣，放冷，加乙醇 2～3 滴湿润，加固体氢氧化钾一小粒，即显深紫色。

2. 硫酸盐反应

阿托品、东莨菪碱、山莨菪碱等含莨菪酸的托烷类生物碱药物的溶液，滴加氯化钡试液，即生成 $BaSO_4$ 的白色沉淀；分离，沉淀在盐酸或硝酸中均不溶解。

阿托品、东莨菪碱、山莨菪碱等含莨菪酸的托烷类生物碱药物的溶液，滴加醋酸铅试液，即生成 $PbSO_4$ 的白色沉淀；分离，沉淀在醋酸铵试液或氢氧化钠试液中溶解。

阿托品、东莨菪碱、山莨菪碱等含莨菪酸的托烷类生物碱药物的溶液，加盐酸，不生成白色沉淀（与硫代硫酸盐区别）。

3. 氧化反应

本类药物水解后生成的莨菪酸，可与硫酸和重铬酸钾在加热的条件下，发生氧化反应，生成苯甲醛，而逸出类似苦杏仁的臭味。

4. 红外分光光度法

硫酸阿托品等分子中含有苯环、羟基、脂氨基等，它们在红外光谱中可产生特征吸收峰。

[例 11-8] 硫酸阿托品的鉴别

本品的红外光吸收图谱应与对照的图谱（光谱集 487 图）一致。硫酸阿托品的红外吸收图谱如图 11-2 所示。

图 11-2 硫酸阿托品的红外吸收图谱

二、托烷类生物碱药物的杂质检查

1. 硫酸阿托品的杂质检查

（1）酸度 取本品 0.5g，加水 10mL 溶解后，加甲基红指示液 1 滴，如显红色，加氢氧化钠滴定液（0.02mol/L）0.15mL，应变为黄色。

（2）**莨菪碱**　取本品，按干燥品计算，加水制成每1mL中含50mg的溶液，依法测定（附录Ⅵ E），旋光度不得过−0.40°。

（3）**有关物质**　取本品，加水制成每1mL中含硫酸阿托品0.5mg的溶液，作为供试品溶液；精密量取供试品溶液1.0mL，置100mL量瓶中，用水稀释至刻度，摇匀，作为对照溶液。照高效液相色谱法（附录Ⅴ D）试验。用十八烷基硅烷键合硅胶为填充剂，以0.05mol/L磷酸二氢钾溶液（含0.0025mol/L庚烷磺酸钠）-乙腈（84∶16）（用磷酸或氢氧化钠试液调节pH至5.0）为流动相，检测波长为225nm，阿托品峰与相邻杂质峰间的分离度应符合要求。取对照溶液20μL注入液相色谱仪，调节检测灵敏度，使主成分色谱峰的峰高约为满量程的20%；再精密量取供试品溶液与对照溶液各20μL，分别注入液相色谱仪，记录色谱图至主成分峰保留时间的2倍。供试品溶液色谱图中如有杂质峰，除相对主峰保留时间0.17前的溶剂峰外，各杂质峰面积的和不得大于对照溶液主峰面积（1.0%）。

（4）**干燥失重**　取本品，在120℃干燥3h，减失重量不得过5.0%（附录Ⅷ L）。

（5）**炽灼残渣**　不得过0.1%（附录Ⅷ N）。

2. 氢溴酸山莨菪碱的杂质检查

（1）**酸度**　取本品0.50g，加水15mL溶解后，加甲基红指示液1滴，如显红色，加氢氧化钠滴定液（0.02mol/L）0.30mL，应变为黄色。

（2）**其他生物碱**　取本品与氢溴酸山莨菪碱对照品，分别加甲醇制成每1mL中含10mg的溶液。照薄层色谱法（附录Ⅴ B）试验，吸取上述两种溶液各10μL，分别点于同一氧化铝（中性，活度Ⅱ～Ⅲ级）薄层板上，用三氯甲烷-无水乙醇（95∶5）为展开剂，展开，晾干，喷以稀碘化铋钾试液-碘化钾碘试液（1∶1）。供试品溶液除显一个与对照品溶液主斑点位置相同的灰黑色斑点外，不得显其他斑点。

（3）**干燥失重**　取本品，在120℃干燥至恒重，减失重量不得过1.0%（附录Ⅷ L）。

三、托烷类生物碱药物的含量测定

《中国药典》2010年版（二部）采用非水滴定法测定硫酸阿托品和氢溴酸山莨菪碱的含量；采用紫外-可见分光光度法测定硫酸阿托品片、硫酸阿托品注射液、氢溴酸山莨菪碱片及氢溴酸山莨菪碱注射液的含量。

1. 非水滴定法

［例11-9］　硫酸阿托品的含量测定

取本品约0.5g，精密称定，加冰醋酸与醋酐各10mL溶解后，加结晶紫指示液1～2滴，用高氯酸滴定液（0.1mol/L）滴定至溶液显纯蓝色，并将滴定结果用空白试验校正。每1mL高氯酸滴定液（0.1mol/L）相当于67.68mg的（$C_{17}H_{23}NO_3$）$_2$·H_2SO_4。

［例11-10］　氢溴酸山莨菪碱的含量测定

取本品约0.2g，精密称定，加冰醋酸20mL溶解后（必要时微热使溶解），加醋酸汞试液5mL与结晶紫指示液1滴，用高氯酸滴定液（0.1mol/L）滴定至溶液显纯蓝色，并将滴定的结果用空白试验校正。每1mL高氯酸滴定液（0.1mol/L）相当于38.63mg的$C_{17}H_{23}NO_4$·HBr。

2. 紫外-可见分光光度法

［例11-11］　硫酸阿托品片的含量测定

取本品20片，精密称定，研细，精密称取适量（约相当于硫酸阿托品2.5mg），置50mL量瓶中，加水振摇使硫酸阿托品溶解并稀释至刻度，滤过，取续滤液，作为供试品溶液。另取硫酸阿托品对照约25mg，精密称定，置25mL量瓶中，加水溶解并稀释至刻度，摇匀，精密量取 5mL，置 100mL 量瓶中，加水稀释至刻度，摇匀，作为对照品溶液。

精密量取供试品溶液与对照品溶液各 2mL，分别置预先精密加入三氯甲烷 10mL 的分液漏斗中，各加溴甲酚绿溶液（取溴甲酚绿 50mg 与邻苯二甲酸氢钾 1.021g，加 0.2mol/L 氢氧化钠溶液 6.0mL 使溶解，再加水稀释至 100mL，摇匀，必要时滤过）2.0mL，振摇提取 2min 后，静置使分层，分取澄清的三氯甲烷液，照紫外-可见分光光度法（附录 Ⅳ A），在 420nm 的波长处分别测定吸光度，计算，并将结果与 1.027 相乘，即得。

[例 11-12]　氢溴酸山莨菪碱注射液的含量测定

精密量取本品适量，加水定量稀释制成每 1mL 中约含氢溴酸山莨菪碱 70μg 的溶液，作为供试品溶液；另取氢溴酸山莨菪碱对照品适量，精密称定，加水溶解并定量稀释制成每 1mL 约含 70μg 的溶液，作为对照品溶液。精密量取供试品溶液与对照品溶液各 3mL，分别置预先精密加入三氯甲烷 15mL 的分液漏斗中，各加溴甲酚绿溶液（取溴甲酚绿 50mg 与邻苯二甲酸氢钾 1.021g，加 0.2mol/L 盐酸溶液 1.6mL 使溶解后，加水稀释成 100mL，摇匀，必要时滤过）6.0mL，摇匀，振摇提取 3min 后，静置使分层，分取澄清的三氯甲烷液，照紫外-可见分光光度法（附录 Ⅳ A），在 420nm 的波长处分别测定吸光度，计算，即得。

案例11.3　硫酸奎宁的检验

硫酸奎宁，化学名称为 (8S,9R)-6′-甲氧基-金鸡纳-9-醇基硫酸盐二水合物，分子式为 $(C_{20}H_{24}N_2O_2)_2 \cdot H_2SO_4 \cdot 2H_2O$，相对分子质量 782.96；为白色细微的针状结晶，轻柔，易压缩；无臭，味极苦；在三氯甲烷-无水乙醇（2:1）中易溶，在水、乙醇、三氯甲烷或乙醚中微溶；遇光渐变色；水溶液显中性反应。硫酸奎宁，是喹啉类衍生物，它能与疟原虫的 DNA 结合，形成复合物抑制 DNA 的复制和 RNA 的转录，从而抑制疟原虫的蛋白质合成，作用较氯喹为弱；适用于氯喹和耐多种药物虫株所致的恶性疟，也可用于治疗间日疟。《中国药典》2010 年版二部"硫酸奎宁"的质量标准指出，其检验内容包括：性状、鉴别、检查（酸度、三氯甲烷-乙醇中不溶物、其他金鸡纳碱、干燥失重、炽灼残渣）及含量测定等。硫酸奎宁的含量测定采用非水滴定法。

案例分析

1. 硫酸奎宁属喹啉类生物碱药物。欲检测其质量，须对其进行鉴别试验、杂质检查及含量测定。

2.《中国药典》2010 年版(二部)中，硫酸奎宁的鉴别试验方法主要有：荧光法、绿奎宁反应、硫酸盐的鉴别反应及红外分光光度法。

3. 硫酸奎宁的检查项目包括：酸度、三氯甲烷-乙醇中不溶物、其他金鸡纳碱、干燥失重、炽灼残渣等。

4. 硫酸奎宁的含量测定采用非水滴定法。

为完成硫酸奎宁的检验工作，我们需掌握如下理论知识和操作技能。

理论基础

喹啉类生物碱药物的结构及性质

1. **基本结构**

喹啉类生物碱分子结构中含有吡啶和苯稠合而成的喹啉杂环，包括喹啉环和喹核碱两部分，各含有一个氮原子，其中喹核碱中的氮为酯环氮，喹啉环上的氮为芳环氮。喹啉类生物碱药物主要有硫酸奎宁（左旋体）、硫酸奎尼丁（右旋体）、喜树碱等。其中代表性药物为硫酸奎宁和硫酸奎尼丁。其结构式为：

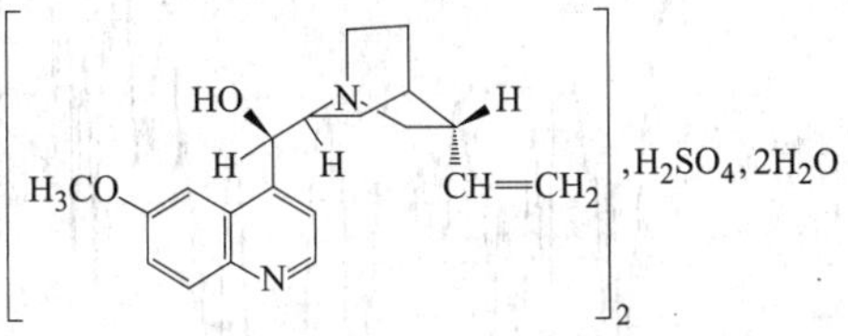

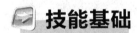

硫酸奎宁 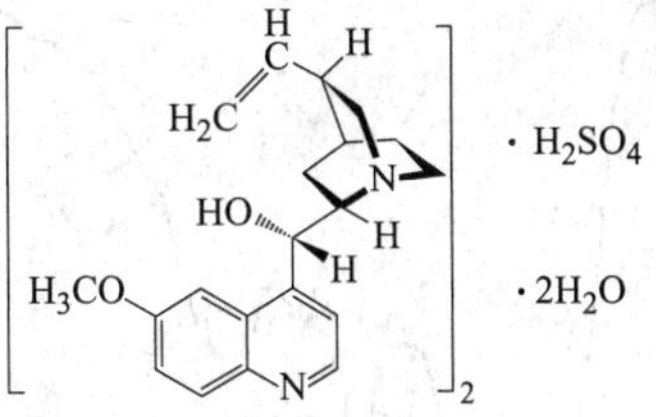　　　　　　　　　　　　硫酸奎尼丁

2. 理化性质

（1）溶解性　硫酸奎宁在三氯甲烷-无水乙醇（2∶1）中易溶，在水、乙醇、三氯甲烷或乙醚中微溶；硫酸奎尼丁在沸水中易溶，在三氯甲烷或乙醇中溶解，在水中微溶，在乙醚中几乎不溶。

（2）碱性　该类药物分子结构中包括喹啉环和喹核碱两部分，各含一个氮原子，其中喹核碱含脂环氮，碱性强，可以与硫酸成盐；而喹啉环中的氮系芳环氮，碱性较弱，不能与硫酸成盐。

（3）旋光性　硫酸奎宁为左旋体，硫酸奎尼丁为右旋体，盐酸环丙沙星无旋光性。

（4）荧光特性　硫酸奎宁和硫酸奎尼丁在稀硫酸溶液中均显蓝色荧光，喹诺酮药物则无荧光。

（5）紫外吸收特性　硫酸奎宁和硫酸奎尼丁具有芳环结构，在紫外光区有最大吸收，可用于鉴别。

📋 技能基础

一、喹啉类生物碱药物的鉴别

1. 绿奎宁反应

硫酸奎宁和硫酸奎尼丁互为异构体，均为 6-位含氧喹啉衍生物，在弱酸性溶液中可被微过量的溴水或氯水氧化，再加入过量的氨水，即显翠绿色，显绿奎宁反应。该反应为含氧喹啉衍生物的特征反应。

［例 11-13］　硫酸奎尼丁的鉴别

取本品约 20mg，加水 20mL 溶解后，分取溶液 10mL，加溴试液 1～2 滴后，加氨试液 1mL，即显翠绿色。

2. 硫酸盐的鉴别反应

硫酸奎宁和硫酸奎尼丁等含氧喹啉的喹啉类生物碱溶液，均显硫酸盐的鉴别反应。

［例 11-14］　硫酸奎宁的鉴别试验

取本品约 20mg，加水 20mL 溶解后，分取溶液 5mL，加盐酸使成酸性后，加氯化钡试液 1mL，即发生白色沉淀。

3. 红外分光光度法

［例 11-15］　硫酸奎宁的鉴别

本品的红外光吸收图谱应与对照的图谱（光谱集 488 图）一致。硫酸奎宁的红外吸收图谱如图 11-3 所示。

KBr压片法

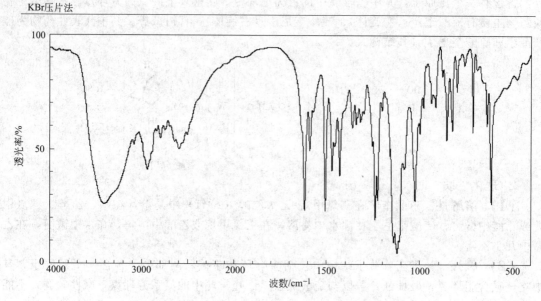

图 11-3　硫酸奎宁的红外吸收图谱

4. 荧光法

硫酸奎宁与硫酸奎尼丁在稀硫酸溶液中均显蓝色荧光。

[例 11-16]　硫酸奎尼丁的鉴别

取本品约 20mg，加水 20mL 溶解后，分取溶液 10mL，加稀硫酸使成酸性，即显蓝色荧光。

二、喹啉类生物碱药物的杂质检查

1. 硫酸奎宁的杂质检查

（1）酸度　取本品 0.20g，加水 20mL 溶解后，依法测定（附录Ⅵ H），pH 应为 5.7～6.6。

（2）三氯甲烷-乙醇中不溶物　取本品 2.0g，加三氯甲烷-无水乙醇（2：1）的混合液 15mL，在 50℃加热 10min 后，用称定重量的垂熔坩埚滤过，滤渣用上述混合液分 5 次洗涤，每次 10mL，在 105℃干燥至恒重，遗留残渣不得过 2mg。

（3）其他金鸡纳碱　取本品，加稀乙醇制成每 1mL 约含 10mg 的溶液，作为供试品溶液；精密量取适量，加稀乙醇稀释制成每 1mL 中约含 50μg 的溶液，作为对照溶液。照薄层色谱法（附录Ⅴ B）试验，吸取上述两种溶液各 5μL，分别点于同一硅胶 G 薄层板上，以三氯甲烷-丙酮-二乙胺（5：4：1.25）为展开剂，展开，微热使展开剂挥散，喷以碘铂酸钾试液使显色。供试品溶液如显杂质斑点，与对照溶液的主斑点比较，不得更深。

（4）干燥失重　取本品，在 105℃干燥至恒重，减失重量不得过 5.0%（附录Ⅷ L）。

（5）炽灼残渣　不得过 0.1%（附录Ⅷ N）。

2. 硫酸奎尼丁的杂质检查

（1）酸度　取本品，加水制成每 1mL 中约含 10mg 的溶液，依法测定（附录Ⅵ H），pH 应为 6.0～7.0。

（2）三氯甲烷-乙醇中不溶物　取本品 2.0g，置三氯甲烷-无水乙醇（2：1）15mL 中，于 50℃加热 10min，冷却后，用恒重的垂熔玻璃滤器缓缓抽气滤过，滤器用三氯甲烷-

无水乙醇（2：1）洗涤 5 次，每次 10mL，于 105℃干燥 1h，称重，残渣重量不得过 0.1%。

（3）有关物质　取本品适量，加稀乙醇制成每 1mL 中约含 6mg 的溶液，作为供试品溶液；精密量取适量，加稀乙醇稀释成每 1mL 中含 0.06mg 的溶液，作为对照溶液。照薄层色谱法（附录Ⅴ B）试验，吸取上述两种溶液各 10μL，分别点于同一硅胶 H 薄层板上，以三氯甲烷-丙酮-二乙胺（5：4：1）为展开剂，展开约 15cm，晾干。喷冰醋酸，于紫外光灯（365nm）下检视；再喷碘铂酸钾试液。供试品溶液除产生奎尼丁和二氢奎尼丁主斑点外，其他杂质斑点的荧光强度或颜色与对照溶液的主斑点比较，不得更强或更深。

（4）干燥失重　取本品，在 120℃干燥至恒重，减失重量不得过 5.0%（附录Ⅷ L）。

（5）炽灼残渣　不得过 0.1%（附录Ⅷ N）。

三、喹啉类生物碱药物的含量测定

《中国药典》2010 年版（二部）中，硫酸奎宁、硫酸奎尼丁、硫酸奎宁片和硫酸奎尼丁片的含量测定，均采用非水滴定法。

[例 11-17]　硫酸奎宁的含量测定

取本品约 0.2g，精密称定，加冰醋酸 10mL 溶解后，加醋酐 5mL 与结晶紫指示液 1～2 滴，用高氯酸滴定液（0.1mol/L）滴定至溶液显蓝绿色，并将滴定的结果用空白试验校正。每 1mL 高氯酸滴定液（0.1mol/L）相当于 24.90mg 的 $(C_{20}H_{24}N_2O_2)_2 \cdot H_2SO_4$。

[例 11-18]　硫酸奎尼丁片的含量测定

取本品 10 片，除去包衣，精密称定，研细，精密称取适量（约相当于硫酸奎尼丁 0.2g），加醋酐 20mL，加热使硫酸奎尼丁溶解后，加结晶紫指示液 1 滴，用高氯酸滴定液（0.1mol/L）滴定至溶液显绿色，并将滴定的结果用空白试验校正。每 1mL 高氯酸滴定液（0.1mol/L）相当于 26.10mg 的 $(C_{20}H_{24}N_2O_2)_2 \cdot H_2SO_4 \cdot 2H_2O$。

案例11.4　盐酸吗啡的检验

盐酸吗啡，是吗啡的盐酸盐，又名美施康定；其化学名称为 17-甲基-4,5a-环氧-7,8-二脱氢吗啡喃-3,6a-二醇盐酸盐三水合物，分子式为 $C_{17}H_{19}NO_3 \cdot HCl \cdot 3H_2O$，相对分子质量 375.85；为白色、有丝光的针状结晶或结晶性粉末；无臭；遇光易变质；在水中溶解，在乙醇中略溶，在三氯甲烷或乙醚中几乎不溶。盐酸吗啡，为强效中枢性镇痛药，主要用于晚期癌症患者第三阶梯止痛及缓解剧痛。该药对呼吸有抑制作用，可引起恶心、呕吐、便秘及排尿困难，长期应用可产生耐受性、身体依赖性和成瘾性。《中国药典》2010 年版（二部）"盐酸吗啡"的质量标准指出，其检验内容包括：性状、鉴别、检查（酸度、溶液的澄清度与颜色、铵盐、阿扑吗啡、罂粟酸、有关物质、干燥失重、炽灼残渣）及含量测定等。盐酸吗啡的含量测定采用非水滴定法。

案例分析

1. 盐酸吗啡，属异喹啉类生物碱药物。欲检测其质量，须对其进行鉴别试验、杂质检查及含量测定。

2.《中国药典》2010 年版(二部)中，盐酸吗啡的鉴别试验方法主要有：甲醛－硫酸反应、还原反应、显色反应、红外分光光度法及氯化物的鉴别反应。

3. 盐酸吗啡的检查项目包括：酸度、溶液的澄清度与颜色、铵盐、阿扑吗啡、罂粟酸、有关物质、干燥失重、炽灼残渣等。

4. 盐酸吗啡的含量测定采用非水滴定法。

为完成盐酸吗啡的检验工作，我们需掌握如下理论知识和操作技能。

理论基础

异喹啉类生物碱药物的结构及性质

1. 基本结构

本类生物碱药物中含有异喹啉环，多为异喹啉的苄基衍生物，也包括部分饱和菲结构单元的异喹啉衍生物。异喹啉胺基大都为脂肪叔胺结构，碱性较弱；包含部分饱和菲结构单元的异喹啉分子结构中还常含有酚羟基，有两性特征。异喹啉类生物碱类药物主要有盐酸吗啡（有酚羟基）、磷酸可待因（无酚羟基）、盐酸罂粟碱等。其中代表性药物为盐酸吗啡和磷酸可待因，其结构式为：

（结构式：盐酸吗啡 ,HCl, 3H₂O；磷酸可待因 ,H₃PO₄, 1½H₂O）

盐酸吗啡　　　　　　　　磷酸可待因

2. 理化性质

（1）溶解性　盐酸吗啡在水中溶解，在乙醇中略溶，在三氯甲烷或乙醚中几乎不溶；磷酸可待因在水中易溶，在乙醇中微溶，在三氯甲烷或乙醚中极微溶解；盐酸罂粟碱在三氯甲烷中溶解，在水中略溶，在乙醇中微溶，在乙醚中几乎不溶。

（2）碱性　盐酸吗啡分子中存在酚羟基和叔胺基团，属于两性化合物，但碱性较强；磷酸可待因分子中无酚羟基，仅含有叔胺基团，碱性较吗啡弱。

（3）还原反应　吗啡分子中含有酚羟基，具弱还原性。向吗啡水溶液中加入稀铁氰化钾试液，吗啡将与铁氰化钾发生氧化还原反应，铁氰化钾被还原为亚铁氰化钾，与试液中的氯化铁反应生成普鲁士蓝。

（4）紫外吸收特性　盐酸吗啡和磷酸可待因具有芳环结构，在紫外区有最大吸收，可用于鉴别。

（5）沉淀反应　本类药物具有碱性，可与生物碱沉淀剂生成沉淀。

技能基础

一、异喹啉类生物碱药物的鉴别

1. 甲醛-硫酸反应

该反应为含酚羟基异喹啉类生物碱药物的特征反应，此类生物碱遇甲醛-硫酸能形成含醌式结构的有色化合物，如盐酸吗啡、乙基吗啡、可待因等。

[例11-19]　盐酸吗啡的鉴别

取本品约 1mg，加甲醛硫酸试液 1 滴，即显紫堇色。

2. 显色反应

大多数生物碱可与生物碱显色试剂反应产生不同的颜色，可作鉴别。常用的显色试剂有浓硫酸、浓硝酸、硫酸钼、硫酸硒、甲醛硫酸和溴水等。

　　[**例 11-20**]　盐酸吗啡的鉴别

　　取本品约 1mg，加钼硫酸试液 0.5mL，即显紫色，继变为蓝色，最后变为棕绿色。

　　[**例 11-21**]　磷酸可待因的鉴别

　　取本品约 1mg，置白瓷板上，加含亚硒酸 2.5mg 的硫酸 0.5mL，立即显绿色，渐变蓝色。

3. 还原反应

　　吗啡分子中含有酚羟基，具弱还原性。向吗啡水溶液中加入稀铁氰化钾试液，吗啡将与铁氰化钾发生氧化还原反应，铁氰化钾被还原为亚铁氰化钾，与试液中的氯化铁反应生成普鲁士蓝。

$$4C_{17}H_{19}NO_3 + 4K_3Fe(CN)_6 \longrightarrow H_4Fe(CN)_6 + 2C_{34}H_{36}N_2O_6 + 3K_4Fe(CN)_6$$

$$3K_4Fe(CN)_6 + 4FeCl_3 \longrightarrow Fe_4[Fe(CN)_6]_3 + 12KCl$$

　　[**例 11-22**]　盐酸吗啡的鉴别

　　取本品约 1mg，加水 1mL 溶解后，加稀铁氰化钾试液 1 滴，即显蓝绿色。

4. 红外分光光度法

　　[**例 11-23**]　盐酸罂粟碱的鉴别

　　本品的红外光吸收图谱应与对照的图谱（光谱集 405 图）一致。盐酸罂粟碱的红外吸收图谱如图 11-4 所示。

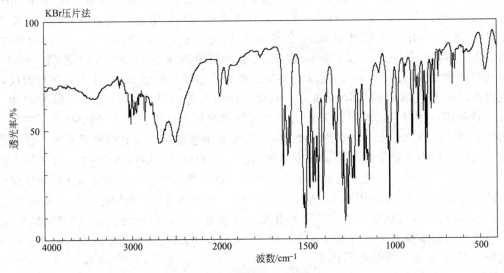

图 11-4　盐酸罂粟碱的红外吸收图谱

5. 熔点测定法

　　磷酸可待因等生物碱的水溶液，滴加氢氧化钠溶液至碱性，可析出游离可待因的白色沉淀。洗涤、干燥后，可用熔点测定方法鉴别。

　　[**例 11-24**]　磷酸可待因的鉴别

　　取本品约 0.2g，加水 4mL 溶解后，在不断搅拌下滴加 20%氢氧化钠溶液至出现白色沉淀，用玻璃棒摩擦器壁使沉淀完全，滤过；沉淀用水洗净，在 105℃ 干燥 1h，依法测定（附录Ⅵ C），熔点为 154～158℃。

二、异喹啉类生物碱药物的杂质检查

1. 盐酸吗啡的杂质检查

（1）酸度　取本品 0.20g，加水 10mL 溶解后，加甲基红指示液 1 滴，如显红色，加氢氧化钠滴定液（0.02mol/L）0.20mL，应变为黄色。

（2） 溶液的澄清度与颜色 取本品0.5g，加水溶解并稀释至25mL，溶液应澄清无色；如显浑浊，与1号浊度标准液（附录Ⅸ B）比较，不得更浓，如显色，与黄色或黄绿色2号标准比色液（附录Ⅸ A 第一法）比较，不得更深。

（3） 铵盐 取本品0.20g，加氢氧化钠试液5mL，加热1min，发生的蒸气不得使湿润的红色石蕊试纸即时变蓝色。

（4） 阿扑吗啡 取本品50mg，加水4mL溶解后，加碳酸氢钠0.10g与0.1mol/L碘溶液1滴，加乙醚5mL，振摇提取，静置分层后，乙醚层不得显红色，水层不得显绿色。

（5） 罂粟酸 取本品0.15g，加水5mL溶解后，加稀盐酸5mL与三氯化铁试液2滴，不得显红色。

（6） 有关物质 取本品适量，用流动相溶解并定量稀释制成每1mL中约含盐酸吗啡0.5mg的溶液，作为供试品溶液；精密量取适量，用流动相稀释制成每1mL中含5μg的溶液作为对照溶液。另取盐酸吗啡对照品适量，加水溶解，制成每1mL中含0.2mg的溶液，量取5mL，加0.4%的氯化铁溶液1mL，置沸水浴中加热10min，放冷；量取该溶液1mL，加入磷酸可待因对照溶液（取磷酸可待因对照品适量，加流动相溶解并稀释制成每1mL中约含磷酸可待因25μg的溶液）1mL，摇匀，作为系统适用性溶液。照高效液相色谱法（附录Ⅴ D）测定。用十八烷基硅烷键合硅胶为填充剂；以0.0025mol/L庚烷磺酸钠的0.01mol/L磷酸二氢钾水溶液（含0.1%三乙胺，用磷酸调pH2.5±0.1）-乙腈（85∶15）为流动相；检测波长为210nm；柱温为30℃。取系统适用性溶液20μL注入液相色谱仪，记录色谱图，主要色谱峰的出峰顺序为：吗啡、伪吗啡和可待因。吗啡的保留时间为7～8min，伪吗啡的相对保留时间为1.2～1.5，可待因的相对保留时间为2.0～2.3；各色谱峰之间的分离度应符合要求。取对照溶液20μL注入液相色谱仪，调节检测灵敏度，使主成分色谱峰的峰高约为满量程的20%。精密量取对照溶液和供试品溶液各20μL，分别注入液相色谱仪，记录色谱图至主成分色谱峰保留时间的4倍。供试品溶液中如有与伪吗啡峰保留时间一致的色谱峰，其峰面积乘以校正因子2后，不得大于对照溶液主峰面积的0.4倍（0.4%），可待因和其他单个杂质峰均不得大于对照溶液主峰面积的0.25倍（0.25%），各杂质峰面积的和不得大于对照溶液主峰面积（1.0%）。供试品溶液色谱图中任何小于对照溶液主峰面积0.05倍的峰忽略不计。

（7） 干燥失重 取本品，在105℃干燥至恒重，减失重量不得过15.0%（附录Ⅷ L）。

（8） 炽灼残渣 不得过0.1%（附录Ⅷ N）。

2. 磷酸可待因的杂质检查

（1） 酸度 取本品0.4g，加水10mL溶解后，依法测定（附录Ⅵ H），pH应为4.0～5.0。

（2） 溶液的澄清度与颜色 取本品0.4g，加新沸过的冷水10mL溶解后，溶液应澄清无色；如显浑浊，依法检查（附录Ⅸ B），与1号浊度标准液比较，不得更浓；如显色，依法检查（附录Ⅸ A 第一法），与黄色2号标准比色液比较，不得更深。

（3） 氯化物 取本品0.10g，依法检查（附录Ⅷ A），与标准氯化钠溶液5.0mL制成的对照液比较，不得更浓（0.05%）。

（4） 硫酸盐 取本品0.20g，依法检查（附录Ⅷ B），如发生浑浊，与标准硫酸钾溶液2.0mL制成的对照液比较，不得更浓（0.1%）。

（5）有关物质 取本品，精密称定，用流动相溶解并稀释制成每 1mL 中含 10mg 的溶液作为供试品溶液；另取吗啡对照品，精密称定，用流动相溶解并稀释制成每 1mL 中含 1mg 的溶液作为对照品溶液；精密量取供试品溶液 0.2mL 与对照品溶液 1mL 置同一 100mL 量瓶中，用流动相稀释至刻度，摇匀，作为对照溶液。照高效液相色谱法（附录 V D）试验，用十八烷基硅烷键合硅胶为填充剂；以 0.03mol/L 醋酸钠（用冰醋酸调解 pH 至 3.5)-甲醇（60∶10）为流动相；检测波长为 230nm；理论板数按磷酸可待因峰计算不低于 2000，吗啡峰与磷酸可待因峰的分离度应符合规定。取对照溶液 10μL 注入液相色谱仪，调节检测灵敏度，使主成分色谱峰的峰高约为满量程的 20%。再精密量取供试品溶液和对照溶液各 10μL，分别注入液相色谱仪，记录色谱图至主成分峰保留时间的 3 倍，供试品溶液的色谱图中如有与吗啡保留时间一致的色谱峰，其峰面积不得大于对照溶液中吗啡峰面积（0.1%）；其他单个杂质的峰面积不得大于对照溶液中磷酸可待因峰面积的 2.5 倍（0.5%）；各杂质峰面积的和不得大于对照溶液中磷酸可待因峰面积的 5 倍（1.0%）。

（6）干燥失重 取本品，在 105℃ 干燥至恒重，减失重量应为 5.0%～7.5%（附录 Ⅷ L）。

三、异喹啉类生物碱药物的含量测定

《中国药典》2010 年版（二部）采用非水滴定法测定盐酸吗啡、磷酸可待因、磷酸可待因注射液的含量；采用高效液相色谱法测定磷酸可待因片及盐酸吗啡缓释片的含量；采用紫外-可见分光光度法测定盐酸吗啡片及盐酸吗啡注射液的含量。

1. 非水滴定法

[例 11-25] 盐酸吗啡的含量测定

取本品约 0.2g，精密称定，加冰醋酸 10mL 与醋酸汞试液 4mL 溶解后，加结晶紫指示液 1 滴，用高氯酸滴定液（0.1mol/L）滴定，至溶液显绿色，并将滴定的结果用空白试验校正。每 1mL 高氯酸滴定液（0.1mol/L）相当于 32.18mg 的 $C_{17}H_{19}NO_3 \cdot HCl$。

2. 高效液相色谱法

[例 11-26] 盐酸吗啡缓释片的含量测定

（1）色谱条件与系统适用性试验 用十八烷基硅烷键合硅胶为填充剂；以甲醇-0.05mol/L 磷酸二氢钾溶液（1∶4）为流动相；检测波长为 280nm。理论板数按吗啡峰计算应不低于 1000。

（2）测定法 取本品 10 片，精密称定，研细，精密称取适量（约相当于盐酸吗啡 35mg），置 250mL 量瓶中，加水适量，充分振摇使盐酸吗啡溶解，加水至刻度，摇匀，用 0.45μm 滤膜滤过，精密量取续滤液 20μL 注入液相色谱仪，记录色谱图；另取吗啡对照品适量，精密称定，加流动相定量稀释制成每 1mL 中约含 0.1mg 的溶液，同法测定。按外标法以峰面积计算，结果乘以 1.317，即得供试品中 $C_{17}H_{19}NO_3 \cdot HCl \cdot 3H_2O$ 的量。

3. 紫外-可见分光光度法

[例 11-27] 盐酸吗啡注射液的含量测定

精密量取本品适量，用 0.1mol/L 氢氧化钠溶液稀释制成每 1mL 中约含吗啡 20μg 的溶液，照紫外-可见分光光度法（附录 Ⅳ A），在 250nm 的波长处测定吸光度；另取吗啡对照品适量，精密称定，用 0.1mol/L 氢氧化钠溶液溶解并定量稀释制成每 1mL 中约含 20μg 的溶液，同法测定。计算，结果乘以 1.317，即得盐酸吗啡（$C_{17}H_{19}NO_3 \cdot HCl \cdot 3H_2O$）的含量。

案例11.5   利血平的检验

利血平,又名利舍平、寿比安,其化学名称为 18β-(3,4,5-三甲氧基苯甲酰氧基)-11,17α-二甲氧基-3β,20α-育亨烷-16β-甲酸甲酯,分子式为 $C_{33}H_{40}N_2O_9$,相对分子质量608.69;为白色至淡黄褐色的结晶或结晶性粉末;无臭,几乎无味,遇光色渐变深;在三氯甲烷中易溶,在丙酮或苯中微溶,在水、甲醇、乙醇或乙醚中几乎不溶。利血平能降低血压和减慢心率,作用缓慢、温和而持久,对中枢神经系统有持久的安定作用,是一种很好的镇静药。《中国药典》2010 年版(二部)"利血平"的质量标准指出,其检验内容包括:性状、鉴别、检查(氧化产物、有关物质、干燥失重、炽灼残渣)及含量测定等。利血平的含量测定采用高效液相色谱法。

案例分析

1. 利血平属吲哚类生物碱药物。 欲检测其质量,须对其进行鉴别试验、杂质检查及含量测定。

2.《中国药典》2010 年版(二部)中,利血平的鉴别试验方法主要有:显色反应、官能团反应及红外分光光度法。

3. 利血平的检查项目包括:氧化产物、有关物质、干燥失重、炽灼残渣等。

4. 利血平的含量测定采用高效液相色谱法。

为完成利血平的检验工作,我们需掌握如下理论知识和操作技能。

理论基础

吲哚类生物碱药物的结构及性质

1. 基本结构

含有吲哚结构的吲哚类生物碱分子结构中大都含有两个以上碱性基团,其中吲哚氮因与苯环共轭,其碱性较弱;脂环氮的碱性较强。吲哚类生物碱药物主要有硝酸士的宁、利血平、长春新碱、麦角新碱等。其中代表性药物为利血平和硝酸士的宁,其结构式为:

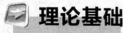

利血平   硝酸士的宁

2. 理化性质

(1) 溶解性   利血平在三氯甲烷中易溶,在丙酮或苯中微溶,在水、甲醇、乙醇或乙醚中几乎不溶;硝酸士的宁在沸水中易溶,在水中略溶,在乙醇或三氯甲烷中微溶,在乙醚中几乎不溶。

(2) 碱性   硝酸士的宁分子中含两个氮原子,处于脂肪族碳链上的氮碱性较弱,因此士的宁可与一分子硝酸成盐;利血平含脂环叔胺氮,但由于空间位阻作用,不能与酸结合成稳定的盐。

（3）旋光性 利血平具有旋光性，浓度为10mg/mL的溶液的比旋度为－115°～－131°。

（4）紫外吸收特性 利血平和硝酸士的宁分子结构中具有芳环结构，在紫外区有最大吸收，可用于鉴别。

（5）沉淀反应 本类药物具有碱性，可与生物碱沉淀剂生成沉淀。

（6）显色反应 大多数生物碱可与生物碱显色试剂反应产生不同的颜色，可作鉴别。

 # 技能基础

一、吲哚类生物碱药物的鉴别

1. 官能团反应

该反应为吲哚类生物碱的特征反应。利血平结构中吲哚环 β 位氢原子较活泼，能与芳醛缩合显色。

[例11-28] 利血平的鉴别

方法1：取本品约1mg，加新制的香草醛试液0.2mL，约2min后显玫瑰红色。

方法2：取本品约0.5mg，加对二甲氨基苯甲醛5mg、冰醋酸0.2mL与硫酸0.2mL，混匀，即显绿色；再加冰醋酸1mL，转变为红色。

2. 显色反应

[例11-29] 利血平的鉴别

取本品约1mg，加0.1％钼酸钠的硫酸溶液0.3mL，即显黄色，约5min后转变为蓝色。

[例11-30] 硝酸士的宁的鉴别

取本品约0.5mg，置蒸发皿中，加硫酸1滴溶解后，加重铬酸钾的结晶一小粒，周围即显紫色。

3. 红外吸收光谱法

红外吸收光谱能反映分子结构的细微特征，准确度高，专属性强。《中国药典》（2010年版）规定利血平的红外吸收图谱应与对照的图谱（光谱集195图）一致。利血平的红外吸收图谱如图11-5所示。

二、吲哚类生物碱药物的杂质检查

1. 利血平的杂质检查

（1）氧化产物 取本品20mg，置100mL量瓶中，加冰醋酸溶解并稀释至刻度，摇匀，照紫外-可见分光光度法（附录Ⅳ A），在388nm的波长处测定吸光度，不得过0.10。

（2）有关物质 避光操作。取本品约10mg，置10mL量瓶中，加冰醋酸1mL使溶解，加甲醇稀释至刻度，摇匀，作为供试品溶液；精密量取1mL，置100mL量瓶中，用流动相稀释至刻度，摇匀，作为对照溶液。照含量测定项下的色谱条件，取对照溶液10μL，注入液相色谱仪，调节检测灵敏度，使主成分色谱峰的峰高约为满量程的20％。再精密量取供试品溶液与对照溶液各10μL，分别注入液相色谱仪，记录色谱图至主成分峰保留时间的2倍。供试品溶液色谱图中如有杂质峰，各杂质峰面积之和不得大于对照溶液主峰面积的1.5倍（1.5％）。

（3）干燥失重 取本品，在60℃减压干燥至恒重，减失重量不得过0.5％（附录Ⅷ L）。

（4）炽灼残渣 不得过0.15％（附录Ⅷ N）。

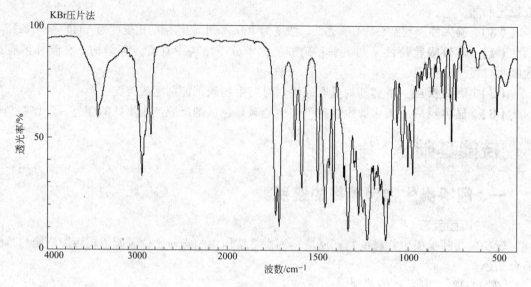

图 11-5 利血平的红外吸收图谱

2. 硝酸士的宁的杂质检查

（1） 酸度 取本品 0.5g，加水 25mL 溶解后，加甲基红指示液 1 滴与氢氧化钠滴定液（0.02mol/L）0.5mL，应显黄色。

（2） 马钱子碱 取本品 0.1g，加硝酸与水的等容混合液 1mL，除黄色外，不得显红色或淡红棕色。

（3） 炽灼残渣 不得过 0.1%（附录Ⅷ N）。

三、吲哚类生物碱药物的含量测定

《中国药典》2010 年版二部中，利血平、利血平注射液的含量测定采用高效液相色谱法；利血平片的含量测定采用荧光分析法。《中国药典》2005 年版二部，采用非水滴定法测定硝酸士的宁的含量；采用紫外-可见分光光度法测定硝酸士的宁注射液的含量。

1. 高效液相色谱法

[例 11-31] 利血平的含量测定

（1） 色谱条件与系统适用性试验 用十八烷基硅烷键合硅胶为填充剂；以乙腈-1%乙酸铵溶液（46∶54）为流动相；检测波长为 268nm。理论板数按利血平峰计算不低于4000；利血平峰与相邻杂质峰的分离度应符合要求。

（2） 测定法 避光操作。取本品约 50mg，置 100mL 量瓶中，加冰醋酸 3mL 使溶解，用甲醇稀释至刻度，摇匀，精密量取适量，用甲醇定量稀释制成每 1mL 约含利血平 40μg 的溶液。精密量取 20μL，注入液相色谱仪，记录色谱图；另取利血平对照品，同法测定。按外标法以峰面积计算，即得。

2. 荧光分析法

[例 11-32] 利血平片的含量测定

避光操作。取本品 20 片，如为糖衣片应除去包衣，精密称定，研细，精密称取适量（约相当于利血平 0.5mg），置 100mL 棕色量瓶中，加热水 10mL，摇匀后，加三氯甲烷10mL，振摇，用乙醇定量稀释至刻度，摇匀，滤过，精密量取续滤液，用乙醇定量稀释成每 1mL 约含利血平 2μg 的溶液，作为供试品溶液；另精密称取利血平对照品 10mg，置

100mL 棕色量瓶中，加三氯甲烷 10mL 溶解后，再用乙醇稀释至刻度，摇匀；精密量取 2mL，置 100mL 棕色量瓶中，用乙醇稀释至刻度，摇匀，作为对照品溶液。精密量取对照品溶液与供试品溶液各 5mL，分别置具塞试管中，加五氧化二钒试液 2.0mL，激烈振摇后，在 30℃ 放置 1h，照荧光分析法（附录Ⅳ E），在激发光波长 400nm、发射光波长 500nm 处测定荧光强度，计算，即得。

3. 非水滴定法

[例 11-33] 硝酸士的宁的含量测定

取本品约 0.3g，精密称定，加冰醋酸 20mL，振摇使溶解，照电位滴定法（附录Ⅶ A），用高氯酸滴定液（0.1mol/L）滴定，并将滴定的结果用空白试验校正，即得。每 1mL 高氯酸滴定液（0.1mol/L）相当于 39.74mg 的 $C_{21}H_{22}N_2O_2 \cdot HNO_3$。

4. 紫外-可见分光光度法

[例 11-34] 硝酸士的宁注射液的含量测定

精密量取本品适量，加水制成每 1mL 中约含 16μg 的溶液，照紫外-可见分光光度法（附录Ⅳ A），在 254nm 的波长处测定吸光度，按 $C_{21}H_{22}N_2O_2 \cdot HNO_3$ 的吸收系数为 316 计算，即得。

本 章 小 结

1. 生物碱类药物

生物碱是一类存在于生物体内的，具有显著生物活性的含氮的碱性有机化合物，多数存在于植物体内，少数存在于动物体内。

生物碱类化学药物主要有苯烃胺类、托烷类、喹啉类、异喹啉类、吲哚类和黄嘌呤类六类。

2. 苯烃胺类生物碱药物的基本结构

苯烃胺类生物碱药物分子中具有苯烃胺结构，氮原子位于侧链，属脂肪胺类。该类药物中的代表性药物为盐酸麻黄碱和盐酸伪麻黄碱。

3. 苯烃胺类生物碱药物的理化性质

(1) 溶解性

(2) 碱性

(3) 旋光性

(4) 光谱吸收特性

4. 苯烃胺类生物碱药物的鉴别

(1) 双缩脲反应

(2) 氯化物的鉴别反应

(3) 红外分光光度法

(4) 紫外-可见分光光度法

5. 盐酸麻黄碱的杂质检查

检查项目包括：溶液的澄清度、酸碱度、硫酸盐、有关物质、干燥失重、炽灼残渣、重金属等。

6. 盐酸伪麻黄碱的杂质检查

检查项目包括：酸碱度、溶液的澄清度与颜色、有关物质、干燥失重、炽灼残渣、重金属等。

7. 苯烃胺类生物碱药物的含量测定

(1) 非水滴定法

(2) 高效液相色谱法

8. 托烷类生物碱药物的基本结构

托烷类生物碱药物有颠茄生物碱类和古柯生物碱类，是莨菪烷衍生物的氨基醇和不同有机酸缩合成的脂类生物碱，分子结构中有五元酯环氮原子。该类药物中，代表性药物为硫酸阿托品和氢溴酸山莨菪碱。

9. 托烷类生物碱药物的理化性质

(1) 溶解性

(2) 碱性

(3) 旋光性

(4) 紫外吸收特性

(5) 水解性

(6) 沉淀反应

10. 托烷类生物碱药物的鉴别

(1) 维他立（Vitaili）反应

(2) 硫酸盐反应

(3) 氧化反应

(4) 红外分光光度法

11. 硫酸阿托品的杂质检查

检查项目包括：酸度、莨菪碱、有关物质、干燥失重、炽灼残渣等。

12. 氢溴酸山莨菪碱的杂质检查

检查项目包括：酸度、其他生物碱及干燥失重。

13. 托烷类生物碱药物的含量测定

(1) 非水滴定法

(2) 紫外-可见分光光度法

14. 喹啉类生物碱药物的基本结构

喹啉类生物碱分子结构中含有吡啶和苯稠合而成的喹啉杂环，包括喹啉环和喹核碱两部分，各含有一个氮原子，其中喹核碱中的氮为酯环氮，喹啉环上的氮为芳环氮。其代表性药物为硫酸奎宁和硫酸奎尼丁。

15. 喹啉类生物碱药物的理化性质

(1) 溶解性

(2) 碱性

(3) 旋光性

(4) 荧光特性

(5) 紫外吸收特性

16. 喹啉类生物碱药物的鉴别

(1) 绿奎宁反应

(2) 硫酸盐的鉴别反应

(3) 红外吸收光谱法

(4) 荧光法

17. 硫酸奎宁的杂质检查

检查项目包括：酸度、三氯甲烷-乙醇中不溶物、其他金鸡纳碱、干燥失重及炽灼残渣。

18. 硫酸奎尼丁的杂质检查

检查项目包括：酸度、三氯甲烷-乙醇中不溶物、有关物质、干燥失重及炽灼残渣。

19. 喹啉类生物碱药物的含量测定

均采用非水滴定法。

20. 异喹啉类生物碱药物的基本结构

本类生物碱药物中含有异喹啉环，多为异喹啉的苄基衍生物，也包括部分饱和菲结构单元的异喹啉衍生物。异喹啉胺基大都为脂肪叔胺结构，碱性较弱；包含部分饱和菲结构单元的异喹啉分子结构中还常含有酚羟基，有两性特征。其代表性药物为盐酸吗啡和磷酸可待因。

21. 异喹啉类生物碱药物的理化性质

（1）溶解性

（2）碱性

（3）还原反应

（4）紫外吸收特性

（5）沉淀反应

22. 异喹啉类生物碱药物的鉴别

（1）甲醛-硫酸反应

（2）显色反应

（3）还原反应

（4）红外分光光度法

（5）熔点测定法

23. 盐酸吗啡的杂质检查

检查项目包括：酸度、溶液的澄清度与颜色、铵盐、阿扑吗啡、罂粟酸、有关物质、干燥失重及炽灼残渣。

24. 磷酸可待因的杂质检查

检查项目包括：酸度、溶液的澄清度与颜色、氯化物、硫酸盐、有关物质及干燥失重。

25. 异喹啉类生物碱药物的含量测定

（1）非水滴定法

（2）高效液相色谱法

（3）紫外-可见分光光度法

26. 吲哚类生物碱药物的基本结构

含有吲哚结构的吲哚类生物碱分子结构中大都含有两个以上碱性基团，其中吲哚氮因与苯环共轭，其碱性较弱；脂环氮的碱性较强。吲哚类生物碱药物中代表性药物为利血平和硝酸士的宁。

27. 吲哚类生物碱药物的理化性质

（1）溶解性

（2）碱性

（3）旋光性

（4）紫外吸收特性

（5）沉淀反应

（6）显色反应

28. 吲哚类生物碱药物的鉴别

（1）官能团反应

（2）显色反应

（3）红外吸收光谱法

29. 利血平的杂质检查

检查项目包括：氧化产物、有关物质、干燥失重及炽灼残渣。

30. 硝酸士的宁的杂质检查

检查项目包括：酸度、马钱子碱及炽灼残渣。

31. 吲哚类生物碱药物的含量测定

（1）高效液相色谱法

（2）荧光分析法

（3）非水滴定法

（4）紫外-可见分光光度法

复习思考题

1. 什么是生物碱？生物碱类药物分为哪六种类型？

2. 苯烃胺类生物碱药物，有哪几种典型药物？

3. 鉴别苯烃胺类生物碱药物的常用方法有哪几种？

4. 如何测定盐酸麻黄碱的含量？

5. 硫酸阿托品的鉴别试验方法主要有哪几种？

6. 如何用非水滴定法测定硫酸阿托品的含量？

7. 硫酸奎宁属于哪一类生物碱药物？其杂质检查项目有哪些？

8. 异喹啉类生物碱类药物，在结构上有何特征？其代表性药物有哪些？

9. 如何用高效液相色谱法测定盐酸吗啡缓释片的含量？

10. 如何鉴别吲哚类生物碱药物？

自 测 题

一、选择题

1. 具有苯烃胺结构的药物是（　　　）。

A. 麻黄碱　　　　　　B. 奎宁　　　　　　C. 阿托品　　　　D. 吗啡

2. 没有旋光性的药物是（　　　）。

A. 麻黄碱　　　　　　B. 阿托品　　　　　C. 奎宁　　　　　D. 葡萄糖

3. 吗啡中检查的特殊杂质包括（　　　）。

A. 阿扑吗啡和罂粟酸　　　　　　　B. 阿扑吗啡、罂粟酸和马钱子碱

C. 阿扑吗啡、莨菪碱和有关物质　　D. 阿扑吗啡、罂粟酸和有关物质

4. 取某生物碱药物约 1mg，加甲醛硫酸试液 1 滴，即显紫色。该药物应为（　　　）。

A. 盐酸异丙嗪　　　B. 盐酸吗啡　　　　C. 盐酸肾上腺素　　D. 阿司匹林

5. 绿奎宁反应主要用于（   ）。

A. 磷酸可待因的鉴别　　　　　　　　B. 盐酸吗啡的鉴别

C. 硫酸奎宁的鉴别　　　　　　　　　D. 盐酸麻黄碱的鉴别

6. 取某生物碱药物约 0.5mg，置蒸发皿中，加硫酸 1 滴溶解后，加重铬酸钾的结晶一小粒，周围即显紫色。该药物应为（   ）。

A. 利血平　　　　　B. 盐酸吗啡　　　　C. 硫酸奎宁　　　　D. 硝酸士的宁

7. 能够发生 Vitaili 反应的药物是（   ）。

A. 硫酸阿托品　　　B. 硫酸奎宁　　　　C. 磷酸可待因　　　D. 盐酸麻黄碱

8. 取某生物碱药物 1mg，加新制香草醛试液 0.2mL，约 2min 后即显玫瑰红色。该药物应为（   ）。

A. 利血平　　　　　B. 盐酸吗啡　　　　C. 硫酸奎宁　　　　D. 茶碱

9. 取盐酸麻黄碱 10mg，加水 1mL 溶解后加硫酸铜试液 2 滴与 20% 的氢氧化钠液 1mL，即显蓝紫色；加乙醚 1mL，振摇后，放置，乙醚层即显紫红色，水层变成蓝色。此盐酸麻黄碱的鉴别反应，其利用的反应是（   ）。

A. 双缩脲反应　　　B. Vitali 反应　　　C. 绿奎宁反应　　　D. 氧化反应

10.《中国药典》（2010 年版）规定鉴别盐酸麻黄碱的方法如下：取本品约 10mg，加水 1mL 溶解后，加硫酸铜试液 2 滴与 20% 氢氧化钠试液 1mL，即显色；加乙醚 1mL，振摇后，乙醚层显紫红色，水层的颜色变为（   ）。

A. 蓝紫色　　　　　B. 蓝色　　　　　　C. 紫色　　　　　　D. 红色

11. 检查硫酸阿托品中莨菪碱的方法是（   ）。

A. 旋光度测定法　　B. 薄层色谱法　　　C. 比色法　　　　　D. 比浊法

12.《中国药典》（2010 年版）中，以非水滴定法测定硝酸士的宁含量时，终点指示方法是（   ）。

A. 结晶紫指示液　　　　　　　　　　B. 二甲基黄指示液

C. 永停终点法　　　　　　　　　　　D. 电位滴定法

13. 硫酸奎宁中的特殊杂质有（   ）。

A. 莨菪碱　　　　　B. 其他金鸡纳碱　　C. 游离肼　　　　　D. 颠茄碱

14. 托烷类生物碱类药物的特征反应为（   ）。

A. 氧化反应　　　　　　　　　　　　B. 绿奎宁反应

C. 与钼硫酸试液的反应　　　　　　　D. Vitali 反应

二、计算题

1. 称取硫酸奎宁 0.1512g，加冰醋酸 7mL 溶解后，加醋酐 3mL 与结晶紫指示液 1~2 滴，用高氯酸滴定液（0.1002mol/L）滴定至溶液显蓝绿色，消耗高氯酸滴定液 6.22mL，空白试验消耗高氯酸滴定液 0.12mL。每 1mL 高氯酸滴定液（0.1mol/L）相当于 24.90mg 的 $(C_{20}H_{24}N_2O_2)_2 \cdot H_2SO_4$。计算硫酸奎宁的百分含量。

2. 磷酸可待因中检查吗啡：取本品 0.1g，加盐酸溶液（9→10000）使溶解成 5mL，加 $NaNO_2$ 试液 2mL，放置 15min，加氨试液 3mL，所显颜色与吗啡溶液［吗啡 2.0mg 加 HCl 溶液（9→10000）使溶解成 100mL］5mL，用同一方法制成的对照溶液比较，不得更深。问其限量为多少？

第十二章
甾体激素类药物的检验

🖊 理论学习要点

甾体激素类药物的概念；甾体激素类药物的分类；各类甾体激素类药物的结构特征。

🖊 能力训练要点

甾体激素类药物的鉴别（化学鉴别法、制备衍生物测定熔点法、紫外-可见分光光度法、红外分光光度法、薄层色谱法、高效液相色谱法）；其他甾体的检查；硒的检查；游离磷酸盐的检查；残留溶剂的检查；甾体激素类药物的含量测定。

🖊 应达到的能力目标

1. 能够综合利用各种方法对甾体激素类药物进行鉴别。
2. 能够依据药典，对甾体激素类药物中的有关杂质进行检查。
3. 能够依据药典，对相关甾体激素类药物的含量进行测定。
4. 能够通过检验，准确评价醋酸泼尼松龙等甾体激素类典型药物的质量。

🔖 案例　醋酸泼尼松龙的检验

醋酸泼尼松龙，又名强的松、去氢可的松，其化学名称为 $11\beta,17\alpha,21$-三羟基孕甾-1,4-二烯-3,20-二酮-21-醋酸酯，分子式为 $C_{23}H_{30}O_6$，相对分子质量 402.49；为白色或几乎白色的结晶性粉末；无臭，味苦；在甲醇、乙醇或三氯甲烷中微溶，在水中几乎不溶。醋酸泼尼松龙属于肾上腺皮质激素类药物，主要用于肾上腺皮质功能减退症的替代治疗。《中国药典》2010 年版二部"醋酸泼尼松龙"的质量标准指出，其检验内容包括：性状、鉴别、检查（有关物质、干燥失重）及含量测定等。醋酸泼尼松龙的含量测定采用高效液相色谱法。

🖐 案例分析

1. 醋酸泼尼松龙，属甾体激素类药物。欲检测其质量，须对其进行鉴别试验、杂质检查及含量测定。

2.《中国药典》2010 年版二部中，醋酸泼尼松龙的鉴别试验方法主要有：与强酸的呈色反应、官能团的呈色反应、高效液相色谱法以及红外分光光度法。

3. 醋酸泼尼松龙的检查项目包括：有关物质、干燥失重。

4. 醋酸泼尼松龙的含量测定采用高效液相色谱法。

为完成醋酸泼尼松龙的检验工作，我们需掌握如下理论知识和操作技能。

理论基础

一、甾体激素类药物及其结构

甾体激素类药物是指分子结构中含有甾体结构的激素类药物，是一类四环脂肪烃化合物，是在研究哺乳动物内分泌系统时发现的内源性物质，具有极重要的医药价值，是临床上一类较为重要的药物，它在维持生命、调节机体物质代谢、机体发育、免疫调节、皮肤疾病治疗生育控制方面有明确的作用。

甾体激素类药物种类较多，有些为天然药物，有些为人工合成品。但无论是天然的还是人工合成的甾体激素类药物，均具有环戊烷并多氢菲母核。结构上的差异主要在于甾核上取代基的种类、数目和位置，双键的数目和位置，以及 C10 上有无角甲基，C17 上有无侧链基等。其基本骨架如下：

$$
\begin{array}{c}
-\overset{21}{C}- \\
\overset{20}{C}-
\end{array}
$$

二、甾体激素类药物的分类

1. 按药理活性分类

甾体激素类药物按药理活性可分为肾上腺皮质激素和性激素两大类。肾上腺皮质激素分为糖皮质激素和盐皮质激素；而性激素又分为雄性激素及蛋白同化激素、雌性激素及孕激素等。

（1）肾上腺皮质激素（简称皮质激素） 天然和合成的肾上腺皮质激素均可视为皮质酮的衍生物。这类激素能维持糖代谢，使蛋白质分解为肝糖，贮存在肝中，同时具有抗炎、抗内毒素、抗免疫、抗休克作用。

① 基本结构。其基本结构如下：

$$
\begin{array}{c}
CH_2OH \\
C=O \\
HO \quad \quad OH
\end{array}
$$

A 环上 C4/C5 间有双键，并与 C3 酮共轭，称为 α,β-不饱和酮，标记为 Δ^4-3-酮；C10 位和 C13 位上皆有甲基；C11 环位上有羰基或羟基；C17 位上有羟基和醇酮基等。

② 主要药物。代表性的药物有醋酸泼尼松龙、醋酸地塞米松、氢化可的松、倍他米松、

醋酸氟轻松、地塞米松磷酸钠等。

（2）**雄性激素及蛋白同化激素**　这类激素具有雄性化作用、蛋白同化作用和抗雌激素作用。

① 基本结构。其基本结构如下：

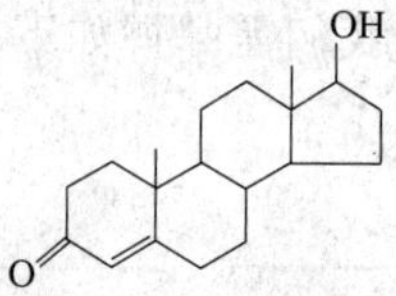

A 环上有共轭体系 Δ^4-3-酮基；C10 位和 C13 位上皆有甲基；D 环 C17 位上无侧链，多为羟基（如甲睾酮），有些是由羟基形成的酯（如丙酸睾酮）；有的蛋白同化激素 C10 位上无甲基（如苯丙酸诺龙）。

② 主要药物。代表性的药物有甲睾酮、丙酸睾酮、苯丙酸诺龙等。

（3）**雌激素**　这类激素具有促进女性器官发育的作用；能促使皮下脂肪富集，使体态丰满；促使体内钠和水的潴留、骨中钙的沉积等作用。

① 基本结构。其基本结构如下：

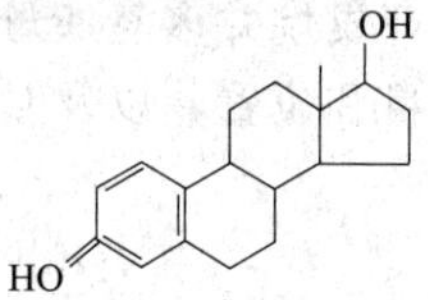

A 环为苯环；C3 位有酚羟基（有些形成了酯）；C10 位无甲基；C13 位上有甲基；D 环 C17 位上有羟基或羰基（有些形成了酯），有些有乙炔基（如炔雌醇）。

② 主要药物。代表性的药物有炔雌醇、炔雌醚、雌二醇、戊二酸雌二醇等。

（4）**孕激素**　这类激素具有促进女性附性器官成熟及第二性征出现，并维持正常生殖功能等作用。

① 基本结构。其基本结构如下：

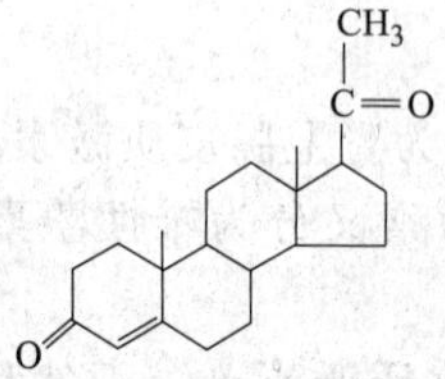

A 环上有 Δ^4-3-酮基；C10 位和 C13 位上皆有甲基；D 环 C17 位上有甲酮基，有些具有羟基，有些是由羟基形成的酯，还有些具有乙炔基。

② 主要药物。代表性的药物有黄体酮、异炔诺酮、甲炔诺酮、己酸孕酮等。

2. 按化学结构分类

甾体激素类药物按其化学结构特点可分为雌甾烷类、雄甾烷类和孕甾烷类。其基本结构如下：

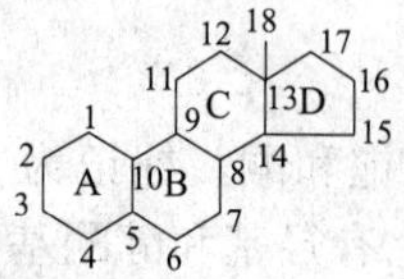

雌甾烷类(18个C原子) 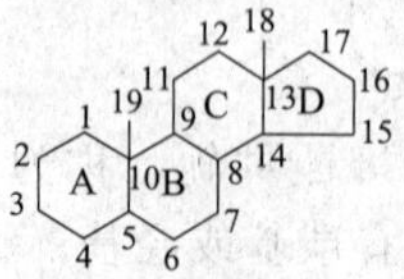　　雄甾烷类(19个C原子) 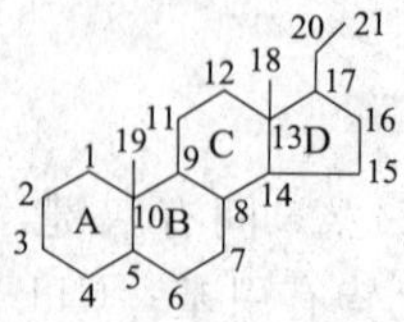　　孕甾烷类(21个C原子)

（1） 雌甾烷类甾体激素类药物　一般具有雌甾烷的基本母核，具有 18 个碳原子。A 环为苯环，C3 位上有酚羟基，C17 位上有羟基或酮基，有些羟基与酸形成酯，还有些在 C17 位上有甲基或乙炔基。

（2） 雄甾烷类甾体激素类药物　一般具有雄甾烷的基本母核，具有 19 个碳原子（蛋白同化激素母核例外，它具有 18 个碳原子，C10 上无角甲基）。A 环上有 4-烯-3-酮结构，C17 位上有羟基或酮基，有些羟基与酸形成酯，还有些在 C17 位上有甲基或乙炔基。

（3） 孕甾烷类甾体激素类药物　一般具有 21 个碳原子。A 环上有 4-烯-3-酮结构，C17 位上有甲基酮结构，有些在 C17 位上还有乙炔基、羟基或羟基与醋酸或己酸形成酯（如：醋酸甲地孕酮、醋酸氯地孕酮、己酸羟孕酮等），有些在 C6 位上有双键、甲基、卤素原子等。

技能基础

一、甾体激素类药物的鉴别

甾体激素类药物的甾体母核和各种官能团具有一些典型的化学反应，常被用于本类药物的鉴别，如呈色反应、沉淀反应、制备衍生物测定熔点等；本类药物的结构相似，而红外分光光度法特征性强，故本类药物的原料药几乎都采用了红外分光光度法进行鉴别；此外，用来鉴别本类药物的方法还有高效液相色谱法及薄层色谱法等。

1. 化学鉴别法

（1） 呈色反应

① 与强酸的呈色反应。甾体激素类药物可与硫酸、磷酸、高氯酸、盐酸等强酸反应呈色。甾体激素类药物与硫酸的呈色反应操作简便，反应灵敏，通过形成的颜色或荧光的不同而互相区别，为各国药典所采用。部分甾体激素类药物与硫酸的呈色反应见表 12-1。

表 12-1　部分甾体激素类药物与硫酸的呈色反应

药品名称	颜　色	加水稀释后
地塞米松	淡红棕色	颜色消失
醋酸可的松	黄或微带橙色	颜色消失，溶液澄清
氢化可的松	棕黄至红色并显绿色荧光	黄至橙黄，微带绿色荧光
波尼松	橙色	黄至蓝绿
醋酸波尼松	深红色	红色消失，有灰色絮状沉淀
波尼松龙	橙色	黄渐变蓝绿色
醋酸波尼松龙	玫瑰红色	红色消失，有灰色絮状沉淀
地塞米松磷钠	黄或红棕色	黄色絮状沉淀
苯甲酸雌二醇	黄绿色并显蓝色荧光	浅橙色
炔雌醇	橙红色并显绿色荧光	玫瑰红色絮状沉淀
炔雌醚	橙红色并显黄绿色荧光	红色沉淀

[例 12-1]　醋酸泼尼松龙的鉴别

取本品约 2mg，加硫酸 2mL 使溶解，放置 5min，即显玫瑰红色；再加水 10mL，颜色消失并有灰色絮状沉淀。

〔例 12-2〕 氢化可的松的鉴别

取本品约 2mg，加硫酸 2mL 使溶解，放置 5min，显棕黄色至红色，并显绿色荧光；再将此溶液倾入 10mL 水中，即变成黄色至橙黄色，并微带绿色荧光，同时生成少量絮状沉淀。

② 官能团的呈色反应

a. 酮基的呈色反应。C3-羰基、C20-羰基能与 2,4-二硝基苯肼、异烟肼、硫酸苯肼等羰基试剂发生缩合反应，生成黄色的腙类物质，从而用于黄体酮、氢化可的松、醋酸可的松等含有酮基的药物的鉴别。

〔例 12-3〕 黄体酮的鉴别

取本品约 0.5mg，置于小试管中，加异烟肼约 1mg 与甲醇 1mL 使溶解，再加稀盐酸 1滴，即显黄色。

〔例 12-4〕 氢化可的松的鉴别试验

取本品约 0.1mg，加乙醇 1mL 溶解后，加临用新制的硫酸苯肼试液 8mL，在 70℃加热15min，即显黄色。

b. C17-α-醇酮基的呈色反应。在某些甾体激素分子如肾上腺皮质激素类药物 C17 位上 α-醇酮（—CO—CH$_2$OH）具有还原性，能与碱性酒石酸铜（斐林试剂）、氨制硝酸银及四氮唑试液发生氧化还原反应，α-醇羟基可以被氧化为醛，或醇酮基发生断裂。皮质激素的 C17 位上 α-醇酮与斐林试剂反应生成橙红色氧化铜沉淀，与氨制硝酸银反应生成黑色金属银沉淀。

〔例 12-5〕 醋酸泼尼松龙的鉴别

取本品约 20mg，加甲醇 1mL，微温溶解后，加热的碱性酒石酸铜试液 1mL，即生成橙红色沉淀。

〔例 12-6〕 醋酸去氧皮质酮的鉴别

取本品约 5mg，加乙醇 0.5mL 溶解后，加氨制硝酸银试液 0.5mL，即生成黑色沉淀。

c. 甲酮基或活泼亚甲基的呈色反应。甾体激素类药物分子结构中含有甲酮基（—CO—CH$_3$）或活泼亚甲基时，能与亚硝基铁氰化钠、间二硝基酚、芳香醛类反应而呈色。其中含有甲酮的黄体酮可与亚硝基铁氰化钠反应，生成蓝紫色配合物，其他甾体呈淡橙色或不呈色。此反应是黄体酮灵敏而专属的鉴别反应。

〔例 12-7〕 黄体酮的鉴别

取本品约 5mg，置于小试管中，加甲醇 0.2mL 溶解后，加亚硝基铁氰化钠的细粉约 3mg、碳酸钠与醋酸铵约 50mg，摇匀，放置 10～30min，应显示蓝紫色。

d. 酚羟基的呈色反应。A 环为苯环的雌激素 C3 位上有酚羟基，C4 位上的氢较为活泼，可以与重氮苯磺酸发生偶合反应，生成红色的偶氮化合物而显色。可用于带酚羟基的雌激素药物的鉴别。如 JP（13）收载的苯甲酸雌二醇就是利用该显色反应进行鉴别。

e. 炔基的沉淀反应。含炔基的甾体激素类药物，如炔雌醇、炔诺酮、美雌醇、炔雌醚等，遇硝酸银试液，即生成白色的炔雌醇银盐沉淀及白色炔诺酮银沉淀。

$$R—C\equiv CH+AgNO_3 \longrightarrow R—C\equiv CAg\downarrow +HNO_3$$

〔例 12-8〕 炔雌醇的鉴别

取本品约 10mg，加乙醇 1mL 溶解后，加硝酸银试液 5～6 滴，即生成白色沉淀。

f. 卤素的反应（有机氟或有机氯的呈色反应）。由于卤素原子与药物是以共价键结合的，因此需要先采用氧瓶燃烧法或回流水解法将有机结合的卤素原子转化为无机离子后再进行鉴别。如一些含有氟的甾体激素药物（如醋酸氟轻松、醋酸地塞米松等），以氧瓶燃烧后生成无机氟化物，在 12% 醋酸钠的稀醋酸中与茜素氟蓝及硝基亚铈起反应，即显蓝紫色；而一些含有氯的甾体激素药物（如丙酸氯倍他索、丙酸贝氯米松）中有机结合的氯，经加热或进行有机破坏生成无机氯化物，再在硝酸酸性条件下与硝酸银作用，生成氯化银白色沉淀。

[例 12-9]　醋酸氟轻松的鉴别

取本品约 10mg，照氧瓶燃烧法（附录 ⅦC）进行有机破坏，以水 20mL 和 0.01mol/L 氢氧化钠溶液 6.5mL 为吸收液，待燃烧完全后，充分振摇，取吸收液 2mL，加茜素氟蓝试液 0.5mL，再加 12% 醋酸钠的稀醋酸溶液 0.2mL，用水稀释至 4mL，加硝基亚铈试液 0.5mL，即显蓝紫色。

[例 12-10]　丙酸贝氯米松的鉴别

取本品约 25mg，照氧瓶燃烧法（附录 ⅦC），进行有机破坏，以水 20mL 和 0.4% 氢氧化钠溶液 1mL 为吸收液，待燃烧完全后，溶液呈氯化物的鉴别反应（附录 Ⅲ）（取供试品溶液，加稀硝酸使成酸性后，滴加硝酸银试液，即生成白色凝乳状沉淀）。

（2）酯的反应（水解产物的反应）　一些甾体激素类药物具有醋酸酯、戊酸酯及己酸酯的结构，可先行水解，根据水解产物来鉴别。

① 利用低级脂肪酸乙酯的香气进行鉴别。本类药物 C17 或 C21 位上羟基的酯，可发生水解反应，生成相应的酸与醇，如为醋酸酯，水解后生成的醋酸可与乙醇反应，生成有香气醋酸乙酯。

[例 12-11]　醋酸地塞米松的鉴别

取本品约 20mg，加乙醇制氢氧化钾试液 2mL，置于水浴上加热 5min，放冷，加硫酸溶液（1→2）2mL，缓缓煮沸 1min，即产生乙酸乙酯的香气。

② 利用低级脂肪酸的特定气味进行鉴别。戊酸或己酸酯类药物，如戊酸雌二醇，水解后可生成有特臭的戊酸或己酸，可用于鉴别。

2. 制备衍生物测定熔点

部分甾体激素类药物，可通过测定反应后所生成衍生物的熔点进行鉴别。制备衍生物的类型有以下几种。

（1）缩氨基脲的生成　甾体激素类药物中的羰基可与氨基脲发生加成-消除反应，生成缩氨基脲沉淀。大多数的缩氨基脲为固体，易于结晶，并有一定的熔点。通过熔点的测定，即可鉴定相应的药物。

（2）酯的生成　含有醇羟基的药物可发生酯化反应，生成易于结晶的酯，测定其熔点，从而用于鉴别相应的药物。如炔雌醇与苯甲酰氯反应，生成苯甲酸酯，生成物苯甲酸酯的熔点约为 201℃。

（3）肟的生成　含有酮基的甾体激素，与羟胺（NH_2-OH）发生加成-消除反应，生成易于结晶和分离的固体，并且该晶体有较敏锐的熔点。通过熔点的测定，即可鉴定相应的药物。如黄体酮与盐酸羟胺醋酸钠反应，生成黄体酮双酮肟，生成物黄体酮双酮肟的熔点为 235～240℃，一般在 238℃ 左右。

（4）酯的水解　部分甾体激素类药物是有机酸的酯，可以水解后测定其熔点。如丙酸睾丸素在醇制氢氧化钾的碱性条件下水解，生成睾酮，经结晶、洗涤、干燥后测定熔点，其熔点应为 150～156℃，多数情况下为 152～156℃。

3. 紫外-可见分光光度法

甾体激素类药物结构中有 Δ^4-3-酮基、苯环或其他共轭结构，在紫外区有特征吸收，可通过测定最大吸收波长、最大吸收波长处的吸光度、$E_{1cm}^{1\%}$ 或某两个波长处吸光度的比值进行鉴别。

[例 12-12] 丙酸倍氯米松的鉴别

取本品，精密称定，加乙醇溶解并定量稀释制成每 1mL 约含 20μg 的溶液，照紫外-可见分光光度法（附录 ⅣA）测定，在 239nm 波长处有最大吸收，吸光度为 0.57～0.60，在 239nm 与 263nm 波长处的吸收度比值为 2.25～2.45。

4. 红外分光光度法

许多重要的甾体激素药物紫外光谱非常相似，紫外光谱鉴别缺乏专属性；同时甾体激素类药物结构复杂，有的药物之间结构间仅有较小的差异，仅靠化学法鉴别则难以区别。而红外光谱鉴别法特征性强，是鉴别该类药物有效而可靠的方法。目前，各国药典收载的甾体激素类药物的原料药，几乎都采用红外分光光度法进行鉴别。

[例 12-13] 醋酸泼尼松龙的鉴别

本品的红外光吸收图谱应与对照的图谱（光谱集 553 图）一致。醋酸泼尼松龙的红外吸收图谱见图 12-1。

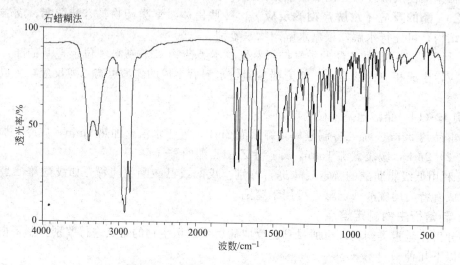

图 12-1 醋酸泼尼松龙的红外吸收图谱

5. 薄层色谱法

薄层色谱法具有简便、快速、灵敏、分离度高等优点。部分甾体激素类药物，特别是甾体激素类药物的制剂常采用薄层色谱法鉴别。

[例 12-14] 丙酸睾酮注射液的鉴别

取本品适量（约相当于丙酸睾酮 10mg），加无水乙醇 10mL，强力振摇，置冰浴中放置使分层，取上层乙醇溶液置离心管中离心，取上清液作为供试品溶液；另取丙酸睾酮对照品，加无水乙醇制成每 1mL 中约含 1mg 的溶液，作为对照品溶液。照薄层色谱法（附录 ⅤB）试验，吸取上述两种溶液各 10μL 分别点于同一硅胶 GF$_{254}$ 薄层板上，以二氯甲烷-甲醇（19：0.5）为展开剂，展开，晾干，置紫外光灯（254nm）下检视。供试品溶液所显主斑点的颜色和位置应与对照品溶液的主斑点相同。

6. 高效液相色谱法

许多甾体激素类药物用高效液相色谱法测定含量，可同时进行此类药物的鉴别。具体方法是在相同的色谱条件下，比较甾体激素样品与其对照品峰的保留时间进行鉴别。一般都规定在含量测定项下的高效液相色谱图中，供试品溶液主峰的保留时间应与对照品溶液主峰的保留时间一致。

二、甾体激素类药物中特殊杂质的检查

甾体激素类药物多由其他甾体化合物或结构类似的其他甾体激素经结构改造而来，所以可能带来原料、中间体、异构体、降解产物以及试剂和溶剂等杂质。药物中存在的具有甾体结构且与标示药物结构不同的其他化合物都称为"其他甾体"。《中国药典》在甾体激素类药物的检查项下，除一般杂质的检查外，通常还要做"其他甾体"的检查，有些药物还需做硒、游离磷酸盐及有机残留溶剂等的检查。

1. 其他甾体的检查

《中国药典》中，一般采用薄层色谱法或高效液相色谱法检查甾体激素类药物中的"其他甾体"。

（1）薄层色谱法 薄层色谱法是使用最为普遍的甾体特殊杂质检查法。各国药典中多采用高低浓度对比法进行检查，即采用供试品的稀释溶液做对照，以对照溶液斑点颜色为参比来控制杂质限量。在使用薄层色谱法检查时对供试品规定了杂质斑点不得超过的数目和每个杂质斑点不得超过的限量以及杂质斑点的颜色。

[例 12-15] 醋酸去氧皮质酮中有关物质的检查

取本品，加三氯甲烷-甲醇（9∶1）溶解并稀释制成每 1mL 中约含 10mg 的溶液，作为供试品溶液；精密量取适量，分别加上述溶剂稀释制成每 1mL 中约含 0.1g 的对照溶液（1）与每 1mL 中约含 0.2mg 的对照溶液（2）。照薄层色谱法（附录ⅤB）试验，吸取上述三种溶液各 $5\mu L$，分别点于同一硅胶 GF_{254} 薄层板上，以二氯甲烷-乙醚-甲醇-水（77∶15∶8∶1.2）为展开剂，展开，晾干，在紫外光灯（254nm）下检视。供试品溶液如显杂质斑点，与对照溶液（1）所显的主斑点比较，不得更深，如有 1 个斑点深于对照溶液（1）的主斑点，与对照溶液（2）所显的主斑点比较，不得更深。

（2）高效液相色谱法 许多甾体激素类药物采用高效液相色谱法测定含量，一般可在相同的条件下检查其他甾体。检查的方法多采用不加校正因子的主成分自身对照法，即采用供试品溶液的稀释液作为对照，以对照溶液主峰面积为参比来控制杂质限量。在使用高效液相色谱法检查时药典规定了杂质峰的个数、各个杂质峰及其峰面积总和的限量。

[例 12-16] 黄体酮中有关物质的检查

取本品，加甲醇溶解并稀释制成每 1mL 约含 1mg 的溶液，作为供试品溶液；精密量取 1mL，置 100mL 量瓶中，用甲醇稀释至刻度，摇匀，作为对照溶液。照含量测定项下的色谱条件，取对照溶液 $10\mu L$ 注入液相色谱仪，调整仪器灵敏度，使主成分色谱峰的峰高约为满量程的 30%。再精密量取供试品溶液与对照品溶液各 $10\mu L$，分别注入液相色谱仪，记录色谱图至主成分峰保留时间的 2 倍，供试品溶液色谱图中如有杂质峰，单个杂质峰面积不得大于对照溶液主峰面积的 0.5 倍（0.5%），各杂质峰面积的和不得大于对照溶液主峰面积（1.0%）。供试品溶液色谱图中任何小于对照溶液主峰面积 0.05 倍的色谱峰可忽略不计。

2. 硒的检查

有些甾体激素类药物，在生产的后工序中使用二氧化硒脱氢，在药物中可能引入杂质硒。硒对人体有毒害，故须对这些甾体激素类药物中的硒进行检查。

其检查原理为：利用氧瓶燃烧法进行有机破坏，使硒转化为高价氧化物（SeO_3），以硝酸溶液吸收；再用盐酸羟胺将 Se^{6+} 还原为 Se^{4+}；在 pH＝2.0 的条件下与二氨基萘试液作用，生成 4,5-苯并硒二唑，经环己烷提取后，在 378nm 波长处有最大吸收。通过测定供试品溶液和对照品溶液的吸光度进行比较，规定供试品溶液的吸光度不得大于硒对照液的吸光度。

[**例 12-17**] 醋酸氟轻松中硒的检查

取本品 50mg，依法检查（附录Ⅷ D），应符合规定（0.01%）。

3. 游离磷酸盐的检查

甾体激素类药物中的游离磷酸盐是在药物制备过程中，由磷酸酯化时残存的过量磷酸盐产生的；另外，药物在贮存过程中也可能引入磷酸盐。甾体激素类药物中的游离磷酸盐，通常采用钼蓝对照品比色法进行检查。

其检查原理为：利用在酸性溶液中磷酸盐与钼酸铵作用生成磷钼酸铵，再经过还原形成磷钼酸蓝（钼蓝）在 740nm 处有最大吸收，从而进行检查。

[**例 12-18**] 地塞米松磷酸钠中游离磷酸盐的检查

精密称取本品 20mg，置 25mL 量瓶中，加水 15mL 使溶解；另取标准磷酸盐溶液 [精密称取经 105℃ 干燥 2h 的磷酸二氢钾 0.35g，置 1000mL 量瓶中，加硫酸溶液（3→10）10mL 与水适量使溶解，用硫酸稀释至刻度，摇匀；临用时再稀释 10 倍] 4.0mL，置另一 25mL 量瓶中，加水 11mL；各精密加钼酸铵硫酸试液 2.5mL 与 1-氨基-2-萘酚-4-磺酸溶液（取无水亚硫酸钠 5g、亚硫酸氢钠 94.3g 与 1-氨基-2-萘酚-4-磺酸 0.7g 充分混合，临用时取此混合物 1.5g 加水 10mL 使溶解，必要时过滤）1mL，加水至刻度，摇匀，在 20℃ 放置 30~50min。照紫外-可见分光光度法（附录Ⅳ A），在 740nm 的波长处测定吸光度。供试品溶液的吸光度不得大于对照溶液的吸光度。

4. 有机残留溶剂的检查

部分甾体激素类药物，如地塞米松磷酸钠在生产过程中使用大量的甲醇和丙酮，甲醇对人体有害，它为二类限制使用的溶剂，不得超过 0.3%（g/g），丙酮为三类限制使用的溶剂，不得超过 0.5%（g/g）。因此，须对药物中的残留溶剂进行检查。

[**例 12-19**] 地塞米松磷酸钠中残留溶剂的检查

取本品约 1.0g，精密称定，置 10mL 量瓶中，加内标溶液 [取正丙醇，用水稀释制成 0.02%（mL/mL）的溶液] 溶解并稀释至刻度，摇匀，精密量取 5mL，置顶空瓶中，密封，作为供试品溶液；另取甲醇约 0.3g、乙醇约 0.5g 与丙酮约 0.5g，精密称定，置 100mL 量瓶中，用上述内标溶液稀释至刻度，摇匀，精密量取 1mL，置 10mL 量瓶中，用上述内标溶液稀释至刻度，摇匀，精密量取 5mL，置顶空瓶中，密封，作为对照品溶液。照残留溶剂测定法（附录Ⅷ P 第一法）试验，用 6%氰丙基苯基-94%二甲基聚硅氧烷毛细管色谱柱，起始温度为 40℃，以每分钟 5℃ 的速率升温至 120℃，维持 1min，顶空瓶平衡温度为 90℃，平衡时间为 60min，理论板数按正丙醇峰计算不低于 10000，各成分峰间的分离度应符合要求。分别量取供试品溶液与对照品溶液顶空瓶上层气体 1mL，注入气相色谱仪，记录色谱图。按内标法以峰面积计算，应符合规定。

三、甾体激素类药物的含量测定

甾体激素类药物含量测定的方法很多，根据甾体激素类药物具有的官能团和整个分子结构特征，可采用容量法、比色法、紫外-可见分光光度法、荧光法、气相色谱法、高效液相色谱等进行含量测定。药典中常用的方法有高效液相色谱法、紫外-可见分光光度法和比色法等。

1. 高效液相色谱法

高效液相色谱法具有样品用量少、准确、灵敏、分离效能好、专属性强等优点，目前已广泛用于甾体激素类药物原料和制剂的含量测定。各国药典多采用反相高效液相法测定，方法一般为内标法。

［例 12-20］ 醋酸泼尼松龙的含量测定

（1） 色谱条件与系统适用性试验 用十八烷基硅烷键合硅胶为填充剂；以乙腈-水（35：65）为流动相；检测波长为 246nm。取泼尼松龙、醋酸氢化可的松对照品适量，加甲醇溶液溶解并稀释制成 1mL 中各含 0.1mg 的溶液，精密量取 1mL，置 10mL 量瓶中，用醋酸泼尼松龙对照品浓溶液稀释至刻度，摇匀，作为系统适用性试验溶液。取 10μL 注入液相色谱仪，理论板数按醋酸泼尼松龙峰计算不低于 3000，醋酸泼尼松龙峰与醋酸氢化可的松峰的分离度应大于 2.0。

（2） 测定法 取本品，精密称定，用甲醇溶解并定量稀释制成每 1mL 中约含 1mg 的溶液；精密量取 5mL，置 100mL 量瓶中，用甲醇稀释至刻度，摇匀，精密量取 10μL 注入液相色谱仪，记录色谱图；另取醋酸泼尼松龙峰对照品 25mg，精密称定，置 25mL 量瓶中，用甲醇溶解并稀释至刻度，摇匀，作为对照品浓溶液，精密量取 5mL，置 100mL 量瓶中，用甲醇稀释至刻度，摇匀，同法测定。按外标法以峰面积计算，即得。

2. 紫外-可见分光光度法

甾体激素类药物分子结构中有共轭体系 Δ^4-3-酮、苯环、酚羟基等结构。具有 Δ^4-3-酮基结构的雄性激素、皮质激素等药物在紫外光区 240nm 附近有最大吸收；具有苯环的雌性激素在 280nm 附近有最大吸收。这些特征吸收均可用于含量测定。

［例 12-21］ 醋酸可的松片的含量测定

取本品 20 片，精密称定，研细，精密称取适量（约相当于醋酸可的松 20mg），置 100mL 量瓶中，加无水乙醇 75mL，时时振摇约 1h，使醋酸可的松溶解，加无水乙醇稀释至刻度，摇匀，滤过，精密量取续滤液 5mL，置另一 100mL 量瓶中，用无水乙醇稀释至刻度，摇匀，照紫外-可见分光光度法（附录 ⅣA），在 238 nm 的波长处测定吸光度，按 $C_{23}H_{30}O_6$ 的吸收系数（$E_{1cm}^{1\%}$）为 390 计算，即得。

3. 比色法

（1） 四氮唑比色法 四氮唑比色法是测量皮质激素的重要方法。肾上腺皮质激素类 C17-α-醇酮基（—CO—CH$_2$OH）具有还原性，在强碱性溶液中能将四氮唑盐定量地还原为有色甲臜。生成的颜色随所用试剂和条件的不同而定，多为蓝色或红色。有色甲臜可在一定波长处比色测定。常见的四氮唑盐包括 2,3,5-三苯基氯化四氮唑和蓝四氮唑。

［例 12-22］ 醋酸泼尼松龙乳膏的含量测定

精密称取本品 4g（约相当于醋酸泼尼松龙 20mg），置烧杯中，加无水乙醇约 30mL，置水浴上加热，充分搅拌，使醋酸泼尼松龙溶解，再置冰浴中放冷后，滤过，滤液置 100 mL 量瓶中，同法提取 3 次，滤液并入量瓶中，用无水乙醇稀释至刻度，摇匀，作为供试品溶液；另取醋酸泼尼松龙对照品 20mg，精密称定，置 100mL 量瓶中，加无水乙醇适量，振摇使溶解并稀释至刻度，摇匀，作为对照品溶液。精密量取对照品溶液及供试品溶液各 1mL，分别置干燥具塞试管中，各精密加无水乙醇 9mL 与氯化三苯四氮唑试液 2mL，摇匀，再精密加氢氧化四甲基铵试液 1mL，摇匀，在 25℃的暗处放置 40～45min，照紫外-可见分光光度法（附录 ⅣA），在 485nm 的波长处分别测定吸光度，计算，即得。

（2） 异烟肼比色法 异烟肼（INH）试剂可与一些甾酮在酸性条件下形成黄色异烟腙；某些具有两个酮基的甾体激素，如黄体酮、可的松和氢化可的松等可形成双腙。它们在一定波长处具有最大吸收，可作为含量测定的依据。

（3） Kober（柯柏） 反应比色法 雌激素的含量测定，曾经广泛应用 Kober 反应。该法是利用雌激素在硫酸的作用下，通过质子化、分子重排、脱氢等作用形成共轭多烯而显色。供试品与硫酸-乙醇共热被氧化为黄色产物，用水或稀硫酸稀释后，重新加热显桃红色，在 515nm 处有最大吸收，可用于定量测定。

本 章 小 结

1. 甾体激素类药物及其结构

甾体激素类药物是指分子结构中含有甾体结构的激素类药物，是一类四环脂肪烃化合物，它在维持生命、调节机体物质代谢、机体发育、免疫调节、皮肤疾病治疗生育控制方面有明确的作用。

甾体激素类药物种类较多，均具有环戊烷并多氢菲母核。其基本骨架如下：

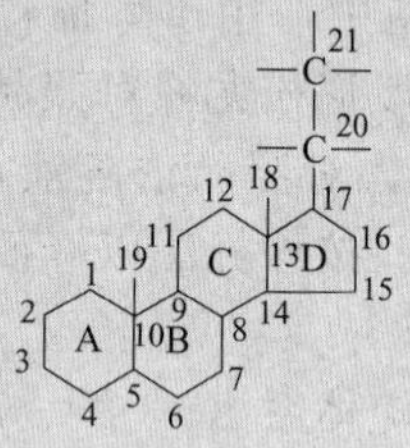

2. 甾体激素类药物的分类

（1）按药理活性分类　甾体激素类药物按药理活性可分为肾上腺皮质激素和性激素两大类。肾上腺皮质激素分为糖皮质激素和盐皮质激素；而性激素又分为雄性激素及蛋白同化激素、雌性激素及孕激素等。

（2）按化学结构分类　甾体激素类药物按其化学结构特点可分为雄甾烷类、雌甾烷类和孕甾烷类。

3. 甾体激素类药物的鉴别

（1）化学鉴别法

① 呈色反应（与强酸的呈色反应、官能团的呈色反应）　官能团的呈色反应包括：酮基的呈色反应、C17-α-醇酮基的呈色反应、甲酮基或活泼亚甲基的呈色反应、酚羟基的呈色反应、炔基的沉淀反应、卤素的反应（有机氟或有机氯的呈色反应）等。

② 酯的反应（水解产物的反应）　包括：利用低级脂肪酸乙酯的香气进行鉴别和利用低级脂肪酸的特定气味进行鉴别。

（2）制备衍生物测定熔点　部分甾体激素类药物，可通过测定反应后所生成衍生物的熔点进行鉴别。制备衍生物的类型有以下几种。

①缩氨基脲的生成；②酯的生成；③肟的生成；④酯的水解。

（3）紫外-可见分光光度法

（4）红外分光光度法

（5）薄层色谱法

（6）高效液相色谱法

4. 甾体激素类药物中特殊杂质的检查

（1）其他甾体的检查

①薄层色谱法；②高效液相色谱法。

（2）硒的检查（依据附录Ⅷ D 硒检查法）

（3）游离磷酸盐的检查（通常采用钼蓝对照品比色法）

（4）有机残留溶剂的检查（附录Ⅷ P 残留溶剂测定法）

5. 甾体激素类药物的含量测定

（1）高效液相色谱法

（2）紫外-可见分光光度法

（3）比色法

① 四氮唑比色法；② 异烟肼比色法；③ Kober（柯柏）反应比色法。

复习思考题

1. 甾体激素类药物的母核是什么？

2. 甾体激素类药物可分为哪些类型？各具有什么结构特征？

3. 黄体酮的特征鉴别反应是什么？

4. 四氮唑比色法测定皮质激素类药物的原理是怎样的？

5. 地塞米松、氢化可的松、醋酸波尼松、苯甲酸雌二醇与强酸反应后，各呈现何种颜色？

6. 何谓"其他甾体"？如何检查甾体激素类药物中的其他甾体？

7. 为何要对甾体激素类药物中的硒进行检查？如何检查？

8. 常用的甾体激素类药物的含量测定方法有哪几种？

自 测 题

一、选择题

1. 甾体激素类药物的结构中能和四氮唑盐发生显色反应的基团是（　　）。

A. 酚羟基　　　　　B. 活泼次甲基　　　　C. 甲酮基　　　　D. C17 -α-醇酮基

2. 用异烟肼比色法测定甾体激素药物含量时，其溶液的环境是（　　）。

A. 强碱性　　　　　B. 弱碱性　　　　　　C. 中性　　　　　D. 强酸性

3. 甾体激素类药物的基本骨架由几个环组成（　　）。

A. 1　　　　　　　B. 2　　　　　　　C. 3　　　　　　D. 4

4. 能与亚硝基铁氰化钠反应生成蓝紫色的药物是（　　）。

A. 苯丙酸诺龙　　　B. 黄体酮　　　　　C. 醋酸可的松　　D. 雌二醇

5. 各国药典对甾体激素类药物常用 HPLC 或 GC 法测定其含量，主要原因是（　　）。

A. 它们没有特征紫外吸收，不能用紫外分光光度法

B. 色谱法比较简单，精密度好

C. 色谱法准确度优于滴定分析法

D. 由于"其他甾体"的存在，色谱法可消除它们的干扰

6. 异烟肼比色法测定甾体激素类药物时，药物的呈色基团是（　　）。

A. 甾体母核　　　　B. 酚羟基　　　　　C. 酮基　　　　　D. 炔基

7. 下列药物的含量测定可用四氮唑比色法的是（　　）。

A. 黄体酮　　　　　B. 氢化可的松　　　C. 雌二醇　　　　D. 炔雌醇

8. Kober 反应是（　　）。

A. 雌性激素与硫酸乙醇共热呈色

B. 皮质激素与硫酸-乙醇共热呈色

C. 异丙嗪于酸性条件下与钯离子呈色

D. 雌性激素与硫酸-乙醇共热呈色，用水或稀硫酸稀释后加热颜色改变

9.《中国药典》2010 年版中，进行甾体激素类药物的含量测定，在下列方法中居于首

位的是（　　　）。

A. 紫外分光光度法　　　　　　　　B. 高效液相色谱法

C. 四氮唑比色法　　　　　　　　　D. 异烟肼比色法

10. 黄体酮属于属于（　　　）类甾体激素。

A. 雌激素　　　　B. 雄激素　　　　C. 孕激素　　　　D. 盐皮质激素

二、填空题

1. 甾体激素类药物是指分子结构中含有_____结构的激素类药物，是一类_____化合物，它在维持生命、调节机体物质代谢、机体发育、免疫调节、皮肤疾病治疗生育控制方面有明确的作用。甾体激素类药物均具有_____母核。

2. 甾体激素类药物按药理活性可分为_____和_____两大类。按其化学结构特点可分为_____类、_____类和_____类。

3. 皮质激素的 C17 位上 α-醇酮与斐林试剂反应生成橙红色_____沉淀、与氨制硝酸银反应，生成_____色金属银沉淀。

4. 黄体酮可与亚硝基铁氰化钠反应，生成____色配合物，其他甾体呈____色或不呈色。此反应是黄体酮灵敏而专属的鉴别反应。

5.《中国药典》中，一般采用_____法或_____法检查甾体激素类药物中的"其他甾体"。

6. 甾体激素类药物中的游离磷酸盐，通常采用_____进行检查。

7. 四氮唑比色法是测量_____的重要方法。

8. Kober（柯柏）反应比色法，主要用于_____的含量测定。

第十三章
抗生素类药物的检验

🔖 **理论学习要点**

抗生素及其分类；抗生素类药物来源及特点；β-内酰胺类抗生素的基本结构；β-内酰胺类抗生素的理化性质；氨基糖苷类抗生素及其特点；氨基糖苷类抗生素的结构；氨基糖苷类抗生素的理化性质。

🔖 **能力训练要点**

β-内酰胺类抗生素的鉴别；阿莫西林中杂质检查；β-内酰胺类抗生素的含量测定；氨基糖苷类抗生素的鉴别；硫酸庆大霉素的杂质检查；氨基糖苷类抗生素的含量测定。

🔖 **应达到的能力目标**

1. 能够依据药典，对β-内酰胺类抗生素进行鉴别。
2. 能够依据药典，对氨基糖苷类抗生素进行鉴别。
3. 能够依据药典，对阿莫西林中杂质进行检查。
4. 能够依据药典，硫酸庆大霉素中杂质进行检查。
5. 能够利用高效液相色谱法测定阿莫西林的含量。
6. 能够准确评价阿莫西林、硫酸庆大霉素等抗生素类药物的质量。

案例13.1　阿莫西林的检验

阿莫西林，又名安莫西林或安默西林，其化学名称为（2S,5R,6R)-3,3-二甲基-6-[(R)-(—)-2-氨基-2-(4-羟基苯基)乙酰氨基]-7-氧代-4-硫杂-1-氮杂双环[3.2.0]庚烷-2-甲酸三水合物，分子式为$C_{16}H_{19}N_3O_5S \cdot 3H_2O$，相对分子质量419.46；为白色或类白色结晶性粉末；味微苦；在水中微溶，在乙醇中几乎不溶。阿莫西林是一种最常用的青霉素类广谱β-内酰胺类抗生素，是目前应用较为广泛的口服青霉素之一，用以治疗伤寒、其他沙门氏菌感染和伤寒带菌者可获得满意疗效，治疗敏感细菌不产β-内酰胺酶的菌株所致的尿路感染也获得良好疗效。《中国药典》2010年版二部"阿莫西林"的质量标准指出，其检验内容包括：性状、鉴别、检查（酸度、溶液的澄清度、有关物质、阿莫西林聚合物、残留溶剂、水分、炽灼残渣）及含量测定等。阿莫西林的含量测定采用高效液相色谱法。

 案例分析

1. 阿莫西林，属β-内酰胺类抗生素药物。欲检测其质量，须对其进行鉴别试验、杂质检查及含量测定。

2.《中国药典》2010年版二部中，阿莫西林的鉴别试验方法主要有：薄层色谱法、高效液相色谱法及红外分光光度法。

3. 阿莫西林的检查项目包括：酸度、溶液的澄清度、有关物质、阿莫西林聚合物、残留溶剂、水分及炽灼残渣。

4. 阿莫西林的含量测定采用高效液相色谱法。

为完成阿莫西林的检验工作，我们需掌握如下理论知识和操作技能。

理论基础

一、抗生素类药物概述

1. 抗生素及其分类

抗生素，是指在低微浓度下即可对某些生命活动有特异抑制作用的化学物质。抗生素主要是细菌、放线菌和真菌等微生物的代谢产物，对各种病原微生物有强大的抑制或杀灭作用。

抗生素种类很多，大致可分为以下类型：β-内酰胺类、氨基糖苷类、四环素类、大环内酯类、氯霉素类、多肽类、抗肿瘤类、林可霉素类及其他抗生素类等。本书主要介绍β-内酰胺类、氨基糖苷类等抗生素类药物的结构、理化性质、鉴别反应、杂质检查及含量测定等内容。代表性药物有青霉素钠（钾）、阿莫西林、头孢羟氨苄、硫酸庆大霉素、盐酸四环素和罗红霉素等。

2. 抗生素类药物来源及特点

抗生素是临床上常用的一类重要药物。抗生素类药物多数通过微生物发酵（生物合成）而来，部分由化学合成或半合成方法制备。由于生物合成过程复杂、不易控制，容易引入一些特殊的杂质；抗生素类药物的结构较复杂，有的不够稳定，药物中可能存在降解产物或聚合物，不仅降低疗效，还可能引起过敏等毒性反应，因此抗生素类药物的质量控制尤为重要。

与其他化学合成药物相比，抗生素类药物的特点如下。

（1）化学纯度较低　抗生素类药物有三多，即同系物多，如庆大霉素含有四个主要成分；异构体多，如半合成β-内酰胺抗生素均存在光学异构体；降解产物多，如四环素类存在脱水、差向异构体等。

（2）活性组分易发生变异　微生物菌株的变化、发酵条件改变等均可导致产品质量发生变化，如组分组成或比例的改变。

（3）稳定性　抗生素分子结构中通常含有活泼基团，而这些基团通常是抗生素的活泼中心，如青霉素、头孢菌素类结构中的β-内酰胺环，链霉素结构中的醛基等均具有稳定性差的特点。

二、β-内酰胺类抗生素的结构和性质

1.基本结构

β-内酰胺类抗生素是由于其分子结构中均含有β-内酰胺环，故统称为β-内酰胺类抗生素。它是现有的抗生素中使用最广泛的一类，具有杀菌活性强、毒性低、适应证广及临床疗效好的优点。

根据β-内酰胺环是否连接其他杂环以及所连接杂环的化学结构，β-内酰胺类抗生素又可分为最常用的青霉素类与头孢菌素类以及新发展的头霉素类、硫霉素类、单环β-内酰胺类等其他非典型β-内酰胺类抗生素。本节主要学习临床最常用的青霉素类和头孢菌素类β-内酰胺类抗生素，其结构如下：

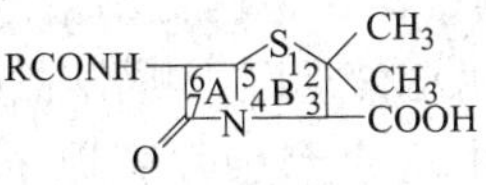

青霉素
A—β-内酰胺环;
B—氢化噻唑环

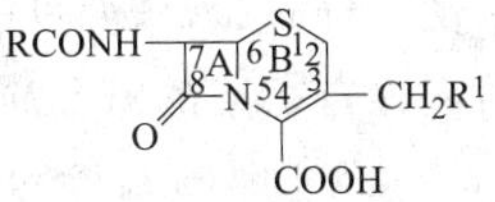

头孢菌素
A—β-内酰胺环;
B—氢化噻嗪环

青霉素和头孢菌素分子中均具有一个游离羧基和酰胺侧链。氢化噻唑环、氢化噻嗪环与β-内酰胺环并和的杂环，分别构成二者的母核。青霉素分子的母核称为 6-氨基青霉烷酸（简称 6-APA）；头孢菌素分子的母核成为 7-氨基头孢烷酸（简称 7-ACA）。青霉素分子中含有三个手性碳原子（C3、C5、C6），头孢菌素分子中含有两个手性碳原子（C6、C7）。R 和 R^1 的不同，构成了不同的青霉素和头孢菌素。代表药物有：青霉素钠、氨苄西林、阿莫西林、头孢噻吩钠、头孢氨苄等。《中国药典》2010 年版收载的青霉素族及头孢菌素族药物分别见表 13-1 和表 13-2。

表 13-1　《中国药典》2010 年版收载的青霉素类药物及其结构

药物名称	R 基	药物名称	R 基
阿莫西林	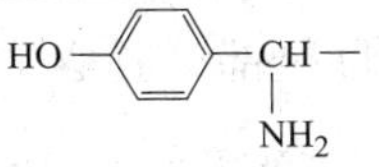	磺苄西林钠	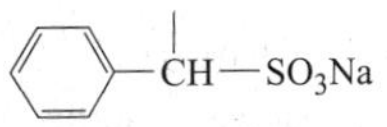
青霉素钠	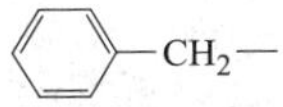	苯唑西林钠	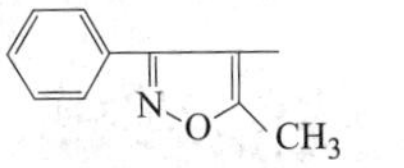
氨苄西林	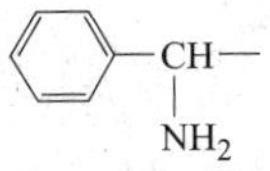		

表 13-2　《中国药典》2010 年版收载的头孢菌素类药物及其结构

药物名称	R 基	R^1 基
头孢氨苄	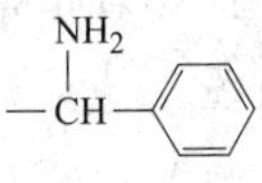	H
头孢羟氨苄	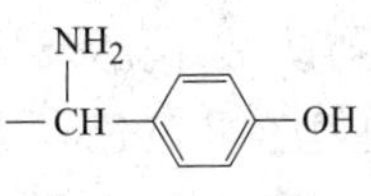	H
头孢拉定	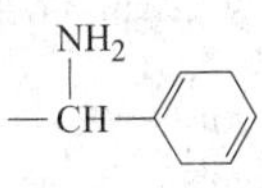	H

续表

药物名称	R 基	R¹ 基
头孢噻吩钠	—CH₂—〔噻吩环〕	—OCOCH₃
头孢噻肟钠	CH₃O—N=C〔噻唑环〕—NH₂	—OCOCH₃

2. 理化性质

（1）性状　青霉素和头孢菌素类药物均为白色、类白色或微黄色结晶性粉末；其分子中的游离羧基具有较强的酸性（大多数青霉素的 pK_a 在 2.5～2.8 之间），能与无机碱或某些有机碱作用成盐，如青霉素钠（钾）、氨苄西林钠等；其碱金属盐易溶于水，其有机碱盐难溶于水，易溶于甲醇等有机溶剂；青霉素的碱金属盐水溶液遇酸则析出游离酸的白色沉淀。

（2）旋光性　青霉素和头孢菌素的母核中均含有手性碳原子，都具有旋光性。利用这一特点，可对这两类药物进行定性和定量分析。

（3）β-内酰胺环的不稳定性　干燥纯净的青霉素盐很稳定，在室温可保存 3 年以上。但青霉素的水溶液很不稳定，β-内酰胺环是青霉素结构中最不稳定的部分，如与酸、碱、青霉素酶、羟胺及某些金属离子（铜、铅、汞、银）等作用时，易发生水解和分子重排，导致 β-内酰胺环破坏而失去抗菌活性。青霉素的 β-内酰胺环破坏和发生分子重排后，产生一系列的降解产物，如青霉噻唑酸、青霉酸、青霉醛、青霉胺、α-青霉噻唑酰基羟胺酸和青霉烯酸等。

头孢菌素类药物较稳定，室温条件下密封保存，可贮存 3 年以上。但其水溶液于 25℃放置 24h 约损失活性 8%，酸、碱、β-内酰胺酶、胺类（包括胺、氨基酸、羟胺等）均能促使其降解。与青霉素相比，头孢菌素较不易发生开环反应，对青霉素酶和稀酸比较稳定。

（4）紫外吸收光谱特征　青霉素分子中的母核部分无紫外吸收，但其侧链酰胺基团上 R 基如具有苯环或共轭系统，则有紫外吸收特征。如青霉素钾（钠）的 R 为苄基，其水溶液在 264nm 波长处具有较强吸收。头孢菌素由于母核部分具有 O＝C—N—C＝C 结构，故有紫外吸收。如头孢呋辛水溶液在 274nm 处有最大吸收。

技能基础

一、β-内酰胺类抗生素的鉴别

1. 青霉素类、头孢菌素类药物钾、钠盐的焰色反应

青霉素类、头孢菌素类药物多是制成钾盐或钠盐供临床使用，因而可利用其焰色反应进行鉴别。钾盐在无色火焰中燃烧，火焰即显紫色，若有少量钠盐混存时，须隔蓝色钴玻璃透视辨认。钠盐在无色火焰中燃烧，火焰即显鲜黄色。

2. 呈色反应

（1）硫酸-硝酸呈色反应　头孢菌素能与硫酸-硝酸反应后呈色，可用于区别某些头孢菌素族抗生素。如头孢噻吩钠呈红棕色，头孢氨苄呈黄色，头孢噻肟钠呈亮黄色。

（2）变色酸-硫酸呈色反应　阿莫西林加变色酸-硫酸试剂混合后，于 150℃ 加热 2～3min，因分解出甲醛与变色酸缩合而呈深褐色。

（3）与斐林试剂反应　本类药物具有类似肽键（—CONH—）结构。可产生双缩脲反应，

开环分解，使碱性酒石酸铜盐还原显紫色。阿莫西林、氨苄西林钠等可采用本法鉴别。

（4）羟肟酸铁反应　青霉素及头孢菌素在碱性溶液中与羟胺作用，β-内酰胺环破裂生成羟肟酸，在稀酸中与高铁离子呈色。如氨苄西林呈紫红色，头孢氨苄呈红褐至褐色，头孢噻吩钠呈红褐色，头孢唑啉钠和头孢哌酮呈红棕色，普鲁卡因青霉素呈紫红色。

（5）茚三酮反应　某些具有α-氨基的本类药物，如氨苄西林与茚三酮显蓝紫色。

（6）与重氮苯磺酸呈色反应　头孢菌素族药物 7-位侧链含有—C_6H_4—OH 基团时，能与重氮苯磺酸试液产生偶合反应，显橙黄色。

（7）与铜盐呈色　头孢氨苄加醋酸、硫酸铜、氢氧化钠试液后，生成铜配位盐，显橄榄绿色。此反应可区别于其他头孢菌素类抗生素。

3. 沉淀反应

（1）有机胺盐的特殊反应

① 重氮化-偶合反应。普鲁卡因青霉素水溶液酸化后，生成具有芳香伯胺的普鲁卡因，可发生重氮化-偶合反应，生成红色的偶氮化合物沉淀。

② 三硝基苯酚反应。苄星青霉素经氢氧化钠碱化后，用乙醚提取，蒸去乙醚后残渣含有二苄基乙二胺，加稀乙醇使残渣溶解，加三硝基苯酚饱和溶液，加热后放冷，即析出二苄基乙二胺苦味酸盐结晶。

（2）青霉素盐的沉淀反应　青霉素钾和青霉素钠加水溶解后，加稀盐酸 2 滴，即析出难溶于水的游离体白色沉淀。此沉淀能在乙醇、醋酸戊酯、氯仿、乙醚或过量的盐酸中溶解。

4. 光谱法

（1）红外分光光度法　几乎所有的分子结构已知的纯品抗生素原料药都有特征的红外光谱，且有标准谱图库。红外光谱在该类药物鉴别中普遍采用，各国药典几乎对所有收载的β-内酰胺类抗生素均进行了红外光谱鉴别。

[例 13-1]　头孢氨苄的鉴别

本品的红外光吸收图谱应与对照的图谱（光谱集 1090 图）一致。头孢氨苄的红外光吸收图谱见图 13-1。

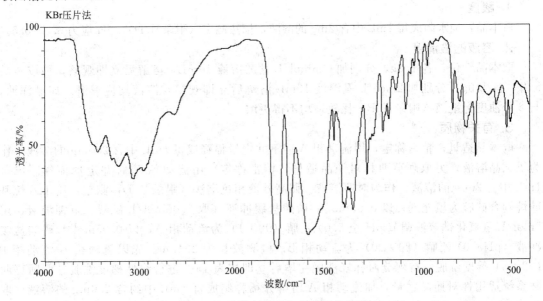

图 13-1　头孢氨苄的红外光吸收图谱

（2） 紫外-可见分光光度法　由于大多数的青霉素族和头孢菌素药物均含有苯环、共轭双键等紫外光谱活性基团，它们大多数均有紫外吸收光谱。

① 最大吸收波长鉴别法。将供试品配成适当浓度的水溶液，直接进行紫外分光光度法检测，根据其吸收光谱的最大吸收波长进行鉴别。《中国药典》2010 年版收载的头孢唑啉钠、头孢氨苄和头孢噻肟钠均用此法鉴别。

[例 13-2]　头孢唑啉钠的鉴别试验

取本品适量，加水溶解并稀释制成每 1mL 中约含 16μg 的溶液，照紫外-可见分光光度法（附录Ⅳ A）测定，在 272nm 的波长处有最大吸收。

② 水解产物的最大吸收波长鉴别法。先将供试品在一定条件下水解，测定水解产物的最大吸收波长。

[例 13-3]　苯唑西林钠的鉴别试验

取供试品，加醋酸-醋酸钠缓冲液（pH＝3.8）制成每 1mL 中含 50μg 的溶液，量取 10mL，在水浴中加热 30min，立即冷却，以未加热的供试品缓冲液作空白，照分光光度法测定，在 339nm 波长处有最大吸收，吸收度约为 0.6。

5. 色谱法

薄层色谱法和高效液相色谱法被各国药典广泛用于本类药物的鉴别试验。

[例 13-4]　阿莫西林的鉴别

取本品与阿莫西林对照品各约 0.125g，分别用 4.6％碳酸氢钠溶液溶解并稀释制成每 1mL 中约含阿莫西林 10mg 的溶液，作为供试品溶液与对照品溶液；另取阿莫西林对照品和头孢唑啉对照品各适量，用 4.6％碳酸氢钠溶液溶解并稀释制成每 1mL 中约含阿莫西林 10mg 和头孢唑啉 5mg 的溶液作为系统溶液。照薄层色谱法（附录 Ⅴ B）试验，吸取上述 3 种溶液各 2μL，分别点于同一硅胶 GF$_{254}$薄层板上，以乙酸乙酯-丙酮-冰醋酸-水（5：2：2：1)为展开剂，展开，晾干，置于紫外灯 254nm 下检视。系统溶液应显示两个清晰分离的斑点，供试品溶液所显主斑点的颜色和位置应与对照品溶液主斑点的颜色和位置相同。

二、阿莫西林中的杂质检查

1. 酸度

取本品，加水制成每 1mL 中含 2mg 的溶液，依法测定（附录Ⅵ H），pH 应为 3.5～5.5。

2. 溶液的澄清度

取本品 5 份，各 1.0g，分别加 0.5mol/L 盐酸溶液 10mL，溶解后立即观察，另取本品 5 份，各 1.0g，分别加 2mol/L 氨溶液 10mL 溶解后立即观察，溶液均应澄清。如显浑浊，与 2 号浊度标准液（附录Ⅸ B）比较，均不得更浓。

3. 有关物质

取本品适量，精密称定，用流动相A 溶解并定量稀释成每 1mL 中含 2.0mg 的溶液，作为供试品溶液；另取阿莫西林对照品适量，精密称定，用流动 A 溶解并定量稀释制成每 1mL 中含 20μg 的溶液，作为对照溶液。照高效液相色谱法（附录 Ⅴ D）测定，用十八烷基硅烷键合硅胶为填充剂；以 0.05mol/L 磷酸盐缓冲液（取 0.05mol/L 磷酸二氢钾溶液，用 2mol/L 氢氧化钠溶液调节 pH 至 5.0)-乙腈（99：1）为流动相 A；以 0.05mol/L 磷酸盐缓冲液（pH5.0)-乙腈（80：20）为流动相 B；检测波长为 254nm。先以流动相 A-流动相 B（92：8）等度洗脱，待阿莫西林峰洗脱完毕后立即按表 13-3 进行线性梯度洗脱。取阿莫西林系统适用性对照品适量，加流动相 A 溶解并稀释制成每 1mL 中约含 2.0mg 的溶液，取 20μL 注入液相色谱仪，调节检测灵敏度，使主成分色谱峰的峰高为满量程的 25％。再精密量取供试品溶液和对照溶液各 $20\mu L$，分别注入液相色谱仪，记录色谱图，供试品溶液的色谱图中如有杂质峰，单个杂质峰面积不得大于对照溶液主峰面积（1.0%），各杂质峰面积的和不得大于对照溶液主峰面积的 3 倍（3.0%）。供试品溶液色谱图中任何小于对照溶液主峰面积 0.05 倍的峰可忽略不计。

表 13-3　线性梯度洗脱

时间/min	流动相 A/%	流动相 B/%	时间/min	流动相 A/%	流动相 B/%
0	92	8	41	92	8
25	0	100	55	92	8
40	0	100			

4. 阿莫西林聚合物

照分子排阻色谱法（附录Ⅴ H）测定。

(1)　色谱条件与系统适用性试验　用葡聚糖凝胶 G10（40～120μm）为填充剂，玻璃柱内径 1.0～1.4cm，柱长 30～40cm。流动相 A 为 pH8.0 的 0.05mol/L 磷酸盐缓冲液［0.05mol/L 磷酸氢二钠溶液-0.05mol/L 磷酸二氢钠（95：5）溶液］，流动相 B 为水，流速为每分钟 1.5mL，检测波长为 254nm。量取 0.2mg/mL 蓝色葡聚糖 2000 溶液 100～200μL 注入液相色谱仪，分别以流动相 A、B 为流动相进行测定，记录色谱图。按蓝色葡聚糖 2000 峰计算理论板数均不低于 500，拖尾因子均应小于 2.0。在两种流动相系统中蓝色葡聚糖 2000 峰保留时间的比值应在 0.93～1.07 之间。称取阿莫西林约 0.2g 置 10mL 量瓶中，加 2%无水碳酸钠溶液 4mL 使溶解后，用 0.3mg/mL 的色葡聚糖 2000 溶液稀释至刻度，摇匀，量取 100～200μL 注入液相色谱仪，用流动相 A 进行测定，记录色谱图。高聚体的峰高与单体与高聚体的谷高比应大于 2.0。另以流动相 B 为流动相，精密量取对照溶液 100～200μL，连续进样 5 次，峰面积的相对标准偏差应不大于 5.0%。

(2)　对照溶液的制备　取青霉素对照品适量，精密称定，加水溶解并定量稀释制成每 1mL 中约含 0.2mg 的溶液。

(3)　测定法　取本品约 0.2g，精密称定，置 10mL 量瓶中，加 2%碳酸钠溶液 4mL 使溶解，用水稀释至刻度，摇匀，立即精密量取 100～200μL 注入色谱仪，以流动相 A 为流动相进行测定，记录色谱图。另精密量取对照溶液 100～200μL 注入色谱仪，以流动相 B 为流动相，同法测定。按外标法以峰面积计算，结果除以 10，即得。含阿莫西林聚合物以阿莫西计，不得过 0.15%（阿莫西林：青霉素＝1：10）。

5. 残留溶剂（丙酮和二氯甲烷）

精密称取本品 0.25g，置顶空瓶中，精密加二甲基乙酰胺 5mL 溶解，密封，作为供试品溶液；精密称取丙酮和二氯甲烷适量，加二甲基乙酰胺定量稀释制成每 1mL 中约含丙酮 40μg 和二氯甲烷 30μg 的溶液，精密量取 5mL，置顶空瓶中，密封，作为对照品溶液。照残留溶剂测定法（附录Ⅷ P 第二法）测定。以 6%氰丙基苯基-94%二甲基聚硅氧烷（或极性相近）为固定液的毛细管为色谱柱；初始温度为 40℃，维持 4min，再以每分钟 30℃的升温速率升至 200℃，维持 6min；进样口温度 300℃，检测器温度为 250℃；顶空瓶平衡温度为 80℃，平衡时间 30min；取对照品溶液顶空进样，记录色谱图，丙酮和二氯甲烷的分离度应符合要求。取供试品溶液和对照品溶液分别顶空进样，记录色谱图。按外标法以峰面积计算，含二氯甲烷不得过 0.12%，含丙酮应符合规定。

6. 水分

取本品，照水分测定法（附录Ⅷ M 第一法 A）测定，含水分应为 12.0%～15.0%。

三、β-内酰胺类抗生素的含量测定

近年来随着抗生素的进展，化学或物理化学测定法正逐步成为抗生素药物测定的方法主流，尤其是高效液相法在抗生素的测定中的应用越来越广。《中国药典》2010 年版收载的此类药物的含量测定方法有高效液相色谱法、紫外-可见分光光度法、滴定分析法、碘量法等。

1. 高效液相色谱法

HPLC 法是近年来发展最快的方法，它能较好地分离供试品中可能存在的降解产物、未除尽的原料及中间体等杂质而准确定量。适用于本类药物的原料、各种制剂及生物样本的分析测定。

〔例 13-5〕　阿莫西林的含量测定

（1）色谱条件与系统适用性试验　用十八烷基硅烷键合硅胶为填充剂；以 0.05mol/L 磷酸二氢钾溶液（用 2mol/L 氢氧化钾溶液调节 pH 至 5.0)-乙腈（97.5：2.5）为流动相；检测波长为 254nm。取阿莫西林系统适用性对照品约 25mg，置 50mL 量瓶中，用流动相溶解并稀释至刻度，摇匀，取 20μL 注入液相色谱仪，记录的色谱图应与标准图谱一致。

（2）测定法　取本品约 25mg，精密称定，置 50mL 量瓶中，加流动相溶解并定量稀释至刻度，摇匀，精密量取 20μL 注入液相色谱仪，记录色谱图；另取阿莫西林对照品适量，同法测定。按外标法以峰面积计算，即得。

2. 紫外-可见分光光度法

青霉素类药物的降解产物青霉烯酸具有紫外吸收性质，在 320~360nm 处有强烈吸收，但此水解产物不稳定，可加入 Cu^{2+} 或 Hg^{2+} 等与其生成稳定的配位化合物，再进行紫外分光光度法测定。

（1）酸水解法（铜盐法）　青霉素族分子的 β-内酰胺环无紫外吸收，而其在弱酸性下的降解产物青霉烯酸在 320~360nm 处有强烈吸收，但此水解产物不稳定，加入 Cu^{2+}，与青霉稀酸形成较稳定的螯合物，在 320nm 波长处有最大吸收。

〔例 13-6〕　氨苄西林的含量测定

取供试品及氨苄西林标准品约 100mg，精密称定，加水溶解并使成 100mL，作为供试原液和标准原液。再精密量取供试原液和标准原液各 2mL，加硫酸铜-枸橼酸试液使成 100mL，作为供试溶液和标准溶液。准确量取供试溶液和标准溶液各 10mL，置具塞试管中，盖上试管塞，在 75℃的水中加热 30min 后，立刻冷却至室温。分别以不加热的两溶液作为对照液，在 320nm 波长处测定供试溶液和标准溶液的吸收度 A_T 和 A_S。

$$本品含量(\mu g/mg)\frac{A_T}{A_S}\times\frac{氨苄西林标准品取量(mg)}{供试品取量(mg)}\times 1000 \tag{13-1}$$

（2）硫酸汞盐法　青霉素族抗生素在咪唑的催化下与氯化高汞能定量反应生成相应的青霉烯酸硫醇汞盐，该盐在 324~345nm 波长范围内有最大吸收。

〔例 13-7〕　氯唑西林钠胶囊的含量测定

精密称取适量（约相当于氯唑西林 60mg），置 100mL 量瓶中，加水溶解并稀释至刻度，摇匀，滤过，精密量取滤液 5mL，置另 100mL 量瓶中，加水溶解并稀释至刻度，摇匀，再精密量取滤液 5mL，置 25mL 量瓶中，加咪唑溶液（取经苯精制后咪唑 8.25g，加水 60mL 溶解后，加 6mol/L 盐溶液 8.3mL，在搅拌下滴加 0.27%二氯化汞溶液 10mL 调节 pH＝6.8±0.05，用水稀释至 100mL，滤过）至刻度，摇匀，置 60℃水浴中，加热 30min，取出，冷却，照分光光度法，在 346nm 的波长测定吸收度；另取氯唑西林对照品，同法测定，计算含量的百分比。

$$含量 = \frac{A_X C_R \times 1.052 \times D}{A_R W} \times 100\%$$ 　　　　　　(13-2)

式中　　A_X——供试品吸收度；

　　　　A_R——对照品吸收度；

　　1.052——1g 氯唑西林相当于氯唑西林钠的质量，g；

　　　　D——供试品稀释倍数；

　　　　C_R——对照品浓度，mg/mL；

　　　　W——供试品取量，mg。

3. 滴定分析法

青霉素或头孢菌素的 β-内酰胺环可被稀碱定量水解，可用于含量测定。如苯唑西林钠的含量测定可以采用酸碱滴定法，其原理是苯唑西林钠在水溶液中加过量的氢氧化钠滴定液水解，产生的青霉噻唑酸被中和，再以盐酸滴定剩余的氢氧化钠，以氢氧化钠滴定液的消耗量计算苯唑西林钠的含量。

4. 碘量法

青霉素或头孢菌素分子不消耗碘，其降解产物消耗碘。如青霉素经水解生成的青霉噻唑酸可与碘作用，根据消耗的碘量计算青霉素的含量。青霉素的降解产物等杂质亦可消耗碘而影响测定结果，可以用未经水解的样品液做空白试验进行校正。

一般认为碘与青霉噻唑酸的作用以 pH4.5、温度 24～26℃ 为最佳。由于青霉素能吸收较多的碘（1mol 青霉素能消耗 8mol 碘），故本法灵敏度较高。

碘量法是青霉素类的经典测定方法，头孢菌素族也可经碱水解，β-内酰胺开环后与碘发生氧化还原反应，根据消耗的碘量计算含量。

◥ 案例13.2　硫酸庆大霉素的检验

硫酸庆大霉素，又名庆大霉素硫酸盐、硫酸艮他霉素等，为庆大霉素 C_1、C_{1a}、C_2、C_{2a} 等组分为主的混合物的硫酸盐；本品为白色或类白色的粉末；无臭；有引湿性；在水中易溶，在乙醇、丙酮、三氯甲烷或乙醚中不溶。硫酸庆大霉素，是一种氨基糖苷类抗生素，主要用于治疗细菌感染，尤其是革兰氏阴性菌引起的感染。对绿脓杆菌、产气杆菌、肺炎杆菌、沙门氏菌属、大肠杆菌及变形杆菌等革兰氏阴性菌和金葡菌等作用较强。《中国药典》2010 年版二部"硫酸庆大霉素"的质量标准指出，其检验内容包括：性状、鉴别、检查（酸度、溶液的澄清度与颜色、硫酸盐、有关物质、水分、炽灼残渣、庆大霉素 C 组分、细菌内毒素）、含量测定等。硫酸庆大霉素的含量测定采用抗生素微生物检定法。

✺ 案例分析

1. 硫酸庆大霉素，属氨基糖苷类抗生素。欲检测药品"硫酸庆大霉素"的质量，须对其进行鉴别试验、杂质检查及含量测定。

2. 《中国药典》2010 年版二部中，硫酸庆大霉素的鉴别方法包括：薄层色谱法、高效液相色谱法、红外分光光度法及硫酸盐的鉴别反应。

3. 硫酸庆大霉素中杂质检查项目包括：酸度、溶液的澄清度与颜色、硫酸盐、有关物质、水分、炽灼残渣、庆大霉素 C 组分、细菌内毒素。

4. 硫酸庆大霉素的含量测定采用抗生素微生物检定法。

为完成硫酸庆大霉素的检验工作，我们需掌握如下理论知识和操作技能。

理论基础

氨基糖苷类抗生素的结构和性质

1. 氨基糖苷类抗生素及其特点

氨基糖苷类抗生素是由二个或三个氨基糖分子和一个非糖部分（称苷元）的氨基环醇通过醚键连接而成，分为天然和半合成两大类。这类药物的化学结构都是以碱性环己多元醇为苷元，与氨基缩合而成的苷，故称为氨基糖苷类抗生素。

该类抗生素主要有链霉素、庆大霉素、新霉素及巴龙霉素、硫酸奈替米星、硫酸西索米星、硫酸依替米星等，它们的抗菌谱和化学性质都有共同之处。氨基糖苷类抗生素的特点如下。

（1）化学性质稳定，均呈碱性，而其盐易溶于水。

（2）抗菌谱广而相同，抗菌作用相互间无显著性差异。

（3）临床起效快，不易产生耐药性等特点。

2. 化学结构

以链霉素、庆大霉素为例，说明此类抗生素的结构特征。

（1）链霉素　链霉素是由链霉胍、链霉糖和 N-甲基-L-葡萄糖胺以糖苷键彼此相连结合而成的碱性苷。链霉胍通过苷键与链霉糖相接，此键结合较弱，链霉糖以另一个苷键与 N-甲基葡萄糖胺连接成链霉双糖胺，此键结合较牢。

链霉素分子中有三个碱性中心（式中有 * 号处），其中两个是链霉胍上的强碱性胍基（$pK_a=11.5$），另一个是葡萄糖胺上的甲氨基（$pK_a=7.7$）。因此，链霉素为碱性化合物，可与无机酸或有机酸形成可溶于水的盐，临床多用其硫酸盐。

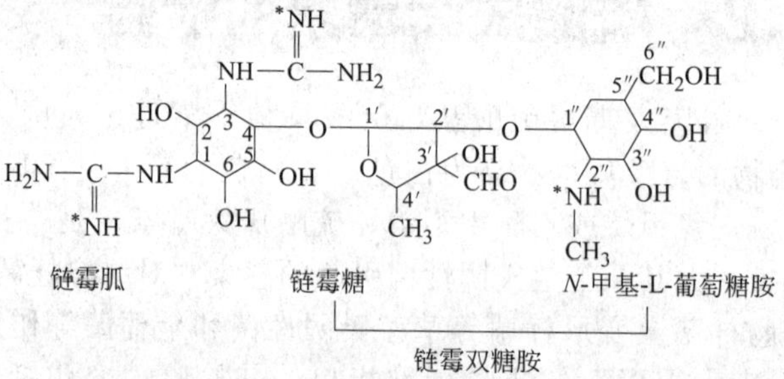

（2）庆大霉素　庆大霉素是由绛红糖胺、脱氧链霉和加洛糖胺缩合而成的苷。其结构如下：

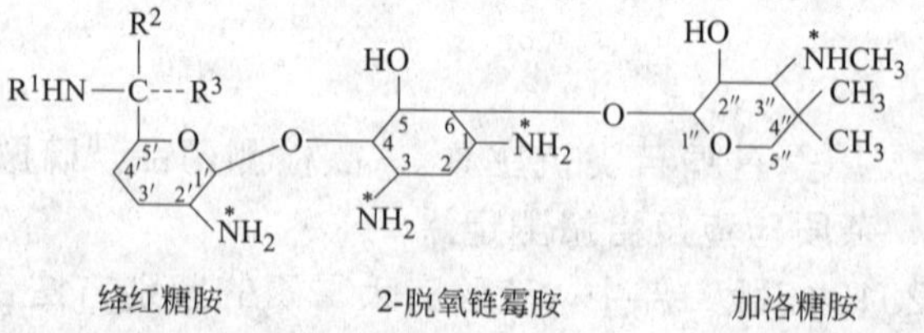

临床应用的庆大霉素是庆大霉素 C 的复合物的硫酸盐，其主要成分为 C_1、C_2、C_{1a}、C_{2a}，庆大霉素 C_1、C_2、C_{1a} 三者结构相似（见表 13-4），仅在绛红糖胺 C6 位及氨基上甲基化程度不同。C_{2a} 是 C_2 的异构体。

庆大霉素有五个碱性中心（式中有 * 号处），其碱性相似（$pK_a \approx 8$），能与无机酸或有机酸形成可溶于水的盐，临床多用其硫酸盐。

表 13-4　庆大霉素 C_1、C_2、C_{1a}、C_{2a} 的结构

庆大霉素	R^1	R^2	R^3	分子式
C_1	CH_3	CH_3	H	$C_{21}H_{43}N_5O_7$
C_2	CH_3	H	H	$C_{20}H_{41}N_5O_7$
C_{1a}	H	H	H	$C_{19}H_{29}N_5O_7$
C_{2a}	H	H	CH_3	$C_{20}H_{41}N_5O_7$

3. 理化性质

氨基糖苷类抗生素的分子结构具有一些共同或相似处。庆大霉素等分子中氨基环醇（脱氧链霉胺）结构与链霉素中链霉胍相近；D-核糖与链霉糖相似；氨基己醇（D-葡萄糖胺）结构与链霉素中 N-甲基葡萄糖胺相似，因此，它们具有相似的性质。

(1) 性状　硫酸链霉素为白色或类白色粉末；无臭或几乎无臭，味微苦；有引湿性；易溶于水，不溶于乙醇、氯仿。硫酸庆大霉素为白色或类白色粉末；无臭；有引湿性；在水中易溶，在乙醇、丙酮、氯仿或乙醚中不溶。

(2) 水解性　硫酸链霉素水溶液在 pH＝5～7.5 时最为稳定，过酸或过碱条件下易水解失效。由于链霉胍和链霉双糖胺之间的苷键要比链霉糖和氨基葡萄糖之间的苷键弱得多，因此在酸性条件下，链霉素水解为链霉胍和链霉双糖胺，进一步水解则得 N-甲基-L-葡萄糖胺。弱碱性也能使链霉素水解为链霉胍和链霉双糖胺，但随后链霉糖部分分子重排麦芽酚。生成麦芽酚是链霉素特有反应，而庆大霉素对光、热、空气均较稳定，水溶液亦稳定，pH＝2～12 时，100℃加热 30min 活性无明显变化。

(3) 氧化还原性　链霉素分子结构中具有醛基，遇氧化剂如高锰酸钾、氯酸钾、过氧化氢等易被氧化成链霉酸而失效；遇还原剂如维生素 C、葡萄糖、半胱氨酸等被还原为双氢链霉素，毒性增加。

(4) 碱性　该类抗生素的分子中含有多个羟基（也称多羟基抗生素）和碱性基团，同属碱性、水溶性抗生素，能与矿酸或有机酸成盐，临床上应用的主要为硫酸盐。

(5) 旋光性　本类抗生素分子结构中含有多个氨基糖，具有旋光性。如硫酸奈替米星的比旋度为＋88°～＋96°（水）；硫酸庆大霉素的比旋度为＋107°～121°（水）；硫酸巴龙霉素的比旋度为＋50°～＋55°（水）。

(6) 紫外吸收光谱特征　链霉素在 230nm 处有紫外吸收。庆大霉素等无紫外吸收。

技能基础

一、氨基糖苷类抗生素的鉴别

1. 茚三酮反应

硫酸庆大霉素和链霉素均具有氨基糖苷结构，具有羟基胺类和 α-氨基酸的性质，可与茚三酮缩合成蓝紫色缩合物。利用该反应可鉴别硫酸庆大霉素、硫酸链霉素等。

［例 13-8］　硫酸庆大霉素的鉴别

取供试品约 5mg，加水 1mL 溶解后，加 0.1% 茚三酮的水饱和正丁醇溶液 1mL 与吡啶 0.5mL，在水浴中加热 5min，即显蓝紫色。

2. 硫酸盐反应

本类药物多为硫酸盐，硫酸盐能与氯化钡试液生成白色硫酸钡沉淀。各国药典都将硫酸根的鉴定作为鉴别本类抗生素的方法。如对硫酸庆大霉素、硫酸链霉素等氨基糖苷类药物的

鉴别。

3. N-甲基葡萄糖胺反应

硫酸庆大霉素与硫酸链霉素等氨基糖苷类药物经水解，均产生 N-甲基葡萄糖胺，在碱性溶液中与乙酰丙酮缩合成吡咯衍生物（Ⅰ），与对二甲氨基苯甲醛的酸性醇溶液（Ehrlich 试剂）反应，生成樱桃红色缩合物（Ⅱ）。

4. 麦芽酚的反应

此为链霉素的特征反应。麦芽酚为 α-甲基-β-羟基-γ-吡喃酮。链霉素在碱性溶液中，链霉糖经分子重排使环扩大形成六元环，然后消除 N-甲基葡萄糖胺，再消除链霉胍生成麦芽酚（α-甲基-β-羟基-γ-吡喃酮），麦芽酚与高铁离子在微酸性溶液中形成紫红色配位化合物。

[例 13-9]　硫酸链霉素的鉴别

取本品约 20mg，加水 5mL 溶解后，加氢氧化钠 0.3mL，置水浴上加热 5min，加硫酸铁铵溶液（取硫酸铁铵 0.1mg，加 0.5mol/L 硫酸溶液 5mL 使溶解）0.5mL，即显紫红色。

5. 坂口反应

坂口反应为链霉素水解产物链霉胍的特有反应。硫酸链霉素水溶液加氢氧化钠试液水解生成链霉胍，链霉胍和 8-羟基喹啉（α-萘酚）作用，冷却后加次溴酸钠试液，其各自产物再相互作用生成橙红色化合物。

[例 13-10]　硫酸链霉素的鉴别

取供试品约 0.5mg，加水 4mL 溶解后，加氢氧化钠试液 2.5mL 与 0.1%8-羟基喹啉的乙醇溶液 1mL，放冷至约 15℃，加次溴酸钠试液 3 滴，即显橙红色。

6. Molisch 试验

具有五碳糖或六碳糖结构的氨基糖苷类抗生素经酸水解后，在盐酸（或硫酸）作用下脱水生成糠醛（五碳糖）或羟甲基糠醛（六碳糖）。这些产物遇 α-萘酚或蒽酮呈色。

7. 光谱法

（1）红外分光光度法　本类药物还可以采用 IR 法进行鉴别，如硫酸阿米卡星、妥布霉素、硫酸庆大霉素等。

[例 13-11]　硫酸庆大霉素的鉴别

本品的红外光吸收图谱应与对照的图谱（光谱集 485 图）一致。硫酸庆大霉素的红外吸收图谱见图 13-2。

（2）紫外-可见分光光度法　庆大霉素无共轭双键系统，故在紫外光区无吸收，利用该性质可对其进行鉴别。

8. 薄层色谱法

《中国药典》（2010 年版）、USP（25）、BP（2000）采用该法对硫酸庆大霉素、硫酸奈替米星、硫酸巴龙霉素、链霉素等进行鉴别。多以硅胶为薄层板，氯仿-甲醇-浓氨水为展开剂，茚三酮或碘蒸气为显色剂。

[例 13-12]　硫酸庆大霉素的鉴别

取本品与硫酸庆大霉素标准品，分别加水制成每 1mL 中含 2.5mg 的溶液，照薄层色谱法（附录Ⅴ B）试验，吸取上述两种溶液各 2μL，分别点于同一硅胶 G 薄层板（临用前于 105℃活化 2h）上；另取三氯甲烷-甲醇-氨溶液（1:1:1）混合振摇，放置 1h，分取下层混合液为展开剂，展开，取出于 20～25℃晾干，置碘蒸气中显色，供试品溶液所显主斑点数、位置和颜色应与标准品溶液斑点数、位置和颜色一致。

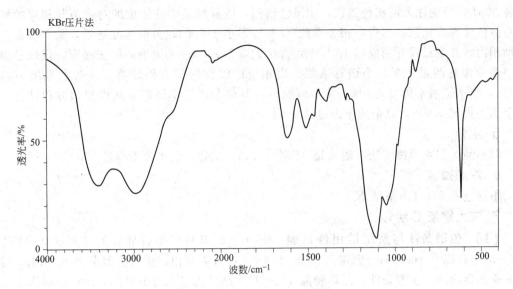

图 13-2 硫酸庆大霉素的红外吸收图谱

9. 高效液相色谱法

[**例 13-13**] 硫酸庆大霉素的鉴别

在庆大霉素 C 组分测定项下记录的色谱图中，供试品溶液各主峰保留时间应与标准品溶液各主峰保留时间一致。

二、硫酸庆大霉素的杂质检查

1. 酸度

取本品，加水制成每 1mL 中含 40mg 的溶液，依法测定（附录 Ⅵ H），pH 应为 4.0~6.0。

2. 溶液的澄清度与颜色

取本品 5 份，各 0.4g，分别加水 5mL 使溶解，溶液应澄清无色；如显浑浊，与 1 号浊度标准液（附录 Ⅸ B）比较，均不得更浓；如显色，与黄色或黄绿色 2 号标准比色液（附录 Ⅸ A 第一法）比较，均不得更深。

3. 硫酸盐

精密量取硫酸滴定液适量，用水定量稀释制成每 1mL 中约含硫酸盐（SO_4^{2-}）0.075mg、0.15mg、0.30mg 的溶液作为对照品溶液（1）、（2）、（3）。照庆大霉素 C 组分项下的色谱条件试验，精密量取对照溶液（1）、（2）、（3）各 20μL，分别注入液相色谱仪，计算对照品溶液浓度的对数值与相应的峰面积的对数值的线性回归方程，相关系数（r）应不小于 0.99；另精密称取本品适量，加水溶解并定量稀释制成每 1mL 中约含 0.5mg 的溶液，作为供试品溶液，同法测定，用线性回归方程计算供试品中硫酸盐的含量。按无水物计算应为 32.0%~35.0%。

4. 有关物质

取西索米星、小诺霉素标准品各适量，精密称定，加流动相溶解并定量稀释制成每 1mL 中约含西索米星和小诺霉素各 25μg、100μg 和 250μg 的溶液作为标准品溶液（1）、（2）、（3）。照庆大霉素 C 组分项下色谱条件试验，取标准品溶液（2）20μL 注入液相色谱仪，调节检测灵敏度，使主成分色谱法的峰高约为满量程的 20%，再精密量取上述三种溶

液各 $20\mu L$，分别注入液相色谱仪，记录色谱图，以标准品溶液浓度的对数值与相应的峰面积对数值计算线性回归方程，相关系数 (r) 应不小于 0.99；另取本品适量，精密称定，加流动相溶解并定量稀释制成每 1mL 中约含庆大霉素 2.5mg 的溶液，同法测定，供试品溶液色谱图中如有西索米星、小诺霉素峰，用相应的线性回归方程计算，含西索米星不得过 2.0%，小诺霉素不得过 3.0%。除硫酸峰外，其他杂质按小诺霉素线性回归方程计算，单个杂质不得过 2.0%，总杂质不得过 5.0%。

5. 水分

取本品，照水分测定法（附录Ⅷ M 第一法 A）测定，含水分不得过 15.0%。

6. 炽灼残渣

不得过 0.5%（附录Ⅷ N）。

7. 庆大霉素 C 组分

（1）色谱条件与系统适用性试验　用十八烷基硅烷键合硅胶为填充剂（pH 范围 0.8~8.0）；以 0.2mol/L 三氟醋酸-甲醇（92：8）为流动相；流速为每分钟 0.6mL；用蒸发光检测器检测（参考条件：漂移管温度 110℃，载气流量为每分钟 2.8L）。分别称取庆大霉素和小诺霉素标准品各适量，用流动相溶解并稀释制成每 1mL 中约含庆大霉素 1.0mg 与小诺霉素 0.2mg 的混合溶液，取 $20\mu L$ 注入液相色谱仪，记录色谱图，C 组分的出峰顺序从第二个主峰计，依次为：庆大霉素 C_{1a}、庆大霉素 C_2、小诺霉素、庆大霉素 C_{2a}、庆大霉素 C_1。小诺霉素和庆大霉素 C_2、庆大霉素 C_{2a} 之间的分离度均应符合要求，连续进样数次，小诺霉素峰面积的相对标准偏差应不大于 2.0%。

（2）测定法　取庆大霉素标准品适量，精密称定，加流动相溶解并定量稀释制成每 1mL 中约含庆大霉素 1.0mg、2.5mg 和 5.0ng 的溶液作为标准品溶液（1）、（2）、（3）。取上述三种溶液各 $20\mu L$，分别注入液相色谱仪，记录色谱图，计算标准品溶液各组分浓度的对数值与相应的峰面积对数值的线性回归方程，相关系数 (r) 应不小于 0.99；另取本品 2.5mg 适量，精密称定，加流动相溶解并定量稀释制成每 1mL 中约含庆大霉素 2.5mg 的溶液，同法测定，用庆大霉素各组分的线性回归方程分别计算供试品中对应组分的量 (X_{C_x})，并根据所得的各组分的量 (X_{C_x}) 按下面公式计算出各组分的含量。

$$C_x = \frac{X_{C_x}}{X_{C_{1a}} + X_{C_2} + X_{C_{2a}} + X_{C_1}} \times 100\% \tag{13-3}$$

式中　C_x——庆大霉素各组分的含量，%。

C_1 应为 25%~50%，C_{1a} 应为 15%~40%，$C_{2a}+C_2$ 应为 20%~50%。

8. 细菌内毒素

取本品，依法检查（附录Ⅺ E），每 1mg 庆大霉素中含内毒素的量应小于 0.50EU（供注射用）。

三、氨基糖苷类抗生素的含量测定

目前各国药典仍采用抗生素微生物检定法测定氨基糖苷类抗生素及各种制剂的含量。

［例 13-14］　硫酸庆大霉素的含量测定

精密称取本品适量，加灭菌水定量制成每 1mL 中含 1000U 的溶液，照抗生素微生物检定法（附录Ⅵ A 管碟法或浊度法）测定。可信限率不得大于 7%。庆大霉素 1000U 相当于 1mg 庆大霉素。

本 章 小 结

1. 抗生素及其分类

抗生素，是指在低微浓度下即可对某些生命活动有特异抑制作用的化学物质。抗生素主要是细菌、放线菌和真菌等微生物的代谢产物，对各种病原微生物有强大的抑制或杀灭作用。

抗生素种类很多，大致可分为以下类型：β-内酰胺类、氨基糖苷类、四环素类、大环内酯类、氯霉素类、多肽类、抗肿瘤类、林可霉素类及其他抗生素类等。

2. 抗生素类药物来源及特点

抗生素类药物多数通过微生物发酵（生物合成）而来，部分由化学合成或半合成方法制备。

与其他化学合成药物相比，抗生素类药物的特点如下。

(1) 化学纯度较低

(2) 活性组分易发生变异

(3) 稳定性

3. β-内酰胺类抗生素的基本结构

β-内酰胺类抗生素是由于其分子结构中均含有 β-内酰胺环，故统称为 β-内酰胺类抗生素。根据 β-内酰胺环是否连接其他杂环以及所连接杂环的化学结构，β-内酰胺类抗生素又可分为最常用的青霉素类与头孢菌素类以及新发展的头霉素类、硫霉素类、单环 β-内酰胺类等其他非典型 β-内酰胺类抗生素。本节主要学习临床最常用的青霉素类和头孢菌素类 β-内酰胺类抗生素。

青霉素和头孢菌素分子中均具有一个游离羧基和酰胺侧链。氢化噻唑环、氢化噻嗪环与 β-内酰胺环并和的杂环，分别构成二者的母核。青霉素分子的母核称为 6-氨基青霉烷酸（简称 6-APA）；头孢菌素分子的母核称为 7-氨基头孢烷酸（简称 7-ACA）。青霉素分子中含有三个手性碳原子（C3、C5、C6），头孢菌素分子中含有两个手性碳原子（C6、C7）。R 和 R^1 的不同，构成了不同的青霉素和头孢菌素。

4. β-内酰胺类抗生素的理化性质

(1) 性状

(2) 旋光性

(3) β-内酰胺环的不稳定性

(4) 紫外吸收光谱特征

5. β-内酰胺类抗生素的鉴别

(1) 青霉素类、头孢菌素类药物钾、钠盐的焰色反应

(2) 呈色反应

①硫酸-硝酸呈色反应；②变色酸-硫酸呈色反应；③与斐林试剂反应；④羟肟酸铁反应；⑤茚三酮反应；⑥与重氮苯磺酸呈色反应；⑦与铜盐呈色。

(3) 沉淀反应

①有机胺盐的特殊反应。包括：重氮化-偶合反应、三硝基苯酚反应。

②青霉素盐的沉淀反应。

(4) 光谱法

①红外分光光度法；②紫外-可见分光光度法。

（5）色谱法

①薄层色谱法；②高效液相色谱法。

6. 阿莫西林中杂质检查

检查项目包括：酸度、溶液的澄清度、有关物质、阿莫西林聚合物、残留溶剂（丙酮和二氯甲烷）及水分等。

7. β-内酰胺类抗生素的含量测定

（1）高效液相色谱法

（2）紫外-可见分光光度法

①酸水解法（铜盐法）；②硫酸汞盐法。

（3）滴定分析法

（4）碘量法

8. 氨基糖苷类抗生素及其特点

氨基糖苷类抗生素是由二个或三个氨基糖分子和一个非糖部分（称苷元）的氨基环醇通过醚键连接而成，分为天然和半合成两大类。这类药物的化学结构都是以碱性环己多元醇为苷元，与氨基缩合而成的苷，故称为氨基糖苷类抗生素。

氨基糖苷类抗生素的特点如下。

（1）化学性质稳定，均呈碱性，而其盐易溶于水。

（2）抗菌谱广而相同，抗菌作用相互间无显著性差异。

（3）临床起效快，不易产生耐药性等特点。

9. 氨基糖苷类抗生素的化学结构

以链霉素、硫酸庆大霉素为例，说明此类抗生素的结构特征。

（1）链霉素　链霉素是由链霉胍、链霉糖和 N-甲基-L-葡萄糖胺以糖苷键彼此相连结合而成的碱性苷。链霉素分子中有三个碱性中心，其中两个是链霉胍上的强碱性胍基（$pK_a=11.5$），另一个是葡萄糖胺上的甲氨基（$pK_a=7.7$）。因此，链霉素为碱性化合物，可与无机酸或有机酸形成可溶与水的盐，临床多用其硫酸盐。

（2）庆大霉素　庆大霉素是由绛红糖胺、脱氧链霉和加洛糖胺缩合而成的苷。临床应用的庆大霉素是庆大霉素 C 的复合物的硫酸盐。庆大霉素有五个碱性中心，其碱性相似，（$pK_a\approx8$），能与无机酸或有机酸形成可溶于水的盐，临床多用其硫酸盐。

10. 氨基糖苷类抗生素的理化性质

（1）性状

（2）水解性

（3）氧化还原性

（4）碱性

（5）旋光性

（6）紫外吸收光谱特征

11. 氨基糖苷类抗生素的鉴别

（1）茚三酮反应

（2）硫酸盐反应

（3）N-甲基葡萄糖胺反应

（4）麦芽酚的反应

（5）坂口反应

（6）Molisch 试验

（7）光谱法

①红外分光光度法；②紫外-可见分光光度法。

（8）薄层色谱法

（9）高效液相色谱法

12. 硫酸庆大霉素的杂质检查

检查项目包括：酸度、溶液的澄清度与颜色、硫酸盐、有关物质、水分、炽灼残渣、庆大霉素 C 组分及细菌内毒素。

13. 氨基糖苷类抗生素的含量测定

目前各国药典仍采用抗生素微生物检定法测定氨基糖苷类抗生素及各种制剂的含量。

复习思考题

1. β-内酰胺类抗生素的结构特点和性质如何？

2. β-内酰胺类抗生素的含量可采用多种理化方法测定。这些方法分别利用了该类药物的什么性质？

3. 阿莫西林中的特殊杂质有哪些？如何检查？

4. 什么是抗生素类药物？其与其他化学合成药物相比，具有哪些特点？

5. β-内酰胺类抗生素的鉴别方法，是根据其分子结构中的哪些基团的性质而拟定的？

6. 若要区分头孢氨苄和其他头孢菌素类抗生素，可借助何种反应？

7. 氨基糖苷类抗生素，有何特点？

8. 如何对氨基糖苷类抗生素进行鉴别？

自 测 题

一、选择题

1. 链霉素在碱性条件下，经扩环水解生成麦芽酚，该化合物与 Fe^{3+} 作用生成（　　）。

A. 蓝色配合物　　　　B. 绿色配合物　　　　C. 红色配合物　　　　D. 棕色配合物

2. 目前各国药典采用测定庆大霉素的含量的方法是（　　）。

A. GC 法　　　　　　B. HPLC 法　　　　　C. TLC 法　　　　　　D. 微生物检定法

3. 庆大霉素具有碱性中心的数目是（　　）。

A. 2 个　　　　　　　B. 3 个　　　　　　　C. 4 个　　　　　　　D. 5 个

4. 《中国药典》（2010 年版）规定，硫酸庆大霉素中庆大霉素 C 的检查采用（　　）。

A. GC 法　　　　　　B. HPLC 法　　　　　C. TLC 法　　　　　　D. 容量法

5. 碘量法测定青霉素类药物时，为克服降解产物等杂质的影响，可采用（　　）。

A. 空白实验　　　　　B. 平行对照实验　　　C. 生物法　　　　　　D. 降低 pH

6. 不属于庆大霉素组分的是（　　）。

A. C_1　　　　　　　B. C_{1a}　　　　　　C. C_2　　　　　　　D. C_3

7. 下列药物中，不属于氨基糖苷类抗生素的是（　　）。

A. 红霉素　　　　　　B. 链霉素　　　　　　C. 庆大霉素　　　　　D. 卡那霉素

8. 青霉素族抗生素在弱酸性条件下的降解产物为（　　）。

A. 青霉噻唑酸　　　　B. 青霉稀酸　　　　　C. 青霉醛　　　　　　D. 青霉胺

9. 下列方法不可用于青霉素测定的是（　　）。

A. 碘量法　　　　　B. 气相色谱法　　　　C. 酸碱滴定法　　　D. 紫外分光光度法

10. 青霉素和头孢菌素都属于抗生素的类型是（　　　）。

A. β-内酰胺　　　　B. 氨基糖苷　　　　　C. 四环素　　　　　D. 类红霉素

二、填空题

1. 链霉素水解产物链霉素胍的特有反应是＿＿＿＿＿＿＿＿。

2. 麦芽酚反应是＿＿＿＿＿＿＿＿的特有反应。

3. 青霉素和头孢菌素分子中的＿＿＿＿＿＿具有强酸性，故可与无机碱成盐。

4. 抗生素的常规检验，一般包括＿＿＿＿＿＿＿、＿＿＿＿＿＿＿、＿＿＿＿＿＿＿、＿＿＿＿＿＿＿四个方面。

5. 链霉素具有＿＿＿＿＿＿类结构，具有＿＿＿＿＿＿和＿＿＿＿＿＿的性质，可与茚三酮缩合成蓝紫色化合物。

6. 青霉素和头孢菌素都具有旋光性，因为青霉素分子中含有＿＿＿＿＿个手性碳原子，头孢菌素分子含有＿＿＿＿＿个手性碳原子。

7. 抗生素类药物多数通过＿＿＿＿＿＿而来，部分由＿＿＿＿＿＿或＿＿＿＿＿＿方法制备。

8. 链霉素分子结构中具有＿＿＿＿＿基，遇氧化剂如高锰酸钾、氯酸钾、过氧化氢等易被氧化成＿＿＿＿＿＿＿而失效；遇还原剂如维生素 C、葡萄糖、半胱氨酸等被还原为＿＿＿＿＿＿＿，毒性增加。

第十四章
药物制剂的检验

💡 **理论学习要点**

　　药物制剂及其类型；制剂分析及其特点；片剂的组成及其分析步骤；片剂常见附加剂的干扰和排除；胶囊剂及其分类；对胶囊剂的要求；注射剂的组成及其分析步骤；注射剂中常见附加剂的干扰和排除；复方制剂及其分析特点；复方制剂的分析方法；中药制剂及中药制剂分析；中药制剂分析的特点。

💡 **能力训练要点**

　　片剂的鉴别；片剂的常规检查；片剂含量均匀度及溶出度的检查；片剂的杂质检查；片剂的含量测定步骤及结果计算；乙酰螺旋霉素胶囊的鉴别；胶囊剂的检查；胶囊剂的含量测定；注射剂的鉴别；注射剂的检查；注射剂的含量测定；复方卡托普利的鉴别、检查及含量测定；中药制剂的鉴别；中药制剂的检查；中药制剂的含量测定。

💡 **应达到的能力目标**

　　1. 能够依据药典，对片剂进行质量检验。
　　2. 能够依据药典，对胶囊剂进行质量检验。
　　3. 能够依据药典，对注射剂进行质量检验。
　　4. 能够依据药典，对复方制剂进行质量检验。
　　5. 能够依据药典，对中药制剂进行质量检验。

案例14.1　对乙酰氨基酚片的质量检验

　　对乙酰氨基酚片，为白色片、薄膜衣或明胶包衣片，除去包衣后显白色；含对乙酰氨基酚（$C_8H_9NO_2$）应为标示量的 95.0%～105.0%。对乙酰氨基酚片，口服后吸收迅速而完全，吸收后在体内分布均匀，主要用于普通感冒或流行性感冒引起的发热，也用于缓解中度疼痛如关节痛、偏头痛、头痛、肌肉痛、牙痛、神经痛等。《中国药典》2010 年版二部"对乙酰氨基酚片"的质量标准指出，其检验内容包括：性状、鉴别、检查（对氨基酚、溶出度、其他）及含量测定等。对乙酰氨基酚片的含量测定采用紫外-可见分光光度法。

 案例分析

1. 对乙酰氨基酚片，属对乙酰氨基酚的片剂。欲检测其质量，须对其进行鉴别试验、杂质检查及含量测定。

2.《中国药典》2010 年版(二部)中，对乙酰氨基酚片的鉴别试验方法主要有：氯化铁呈色反应、重氮化-偶合反应及红外分光光度法。

3. 对乙酰氨基酚片的检查项目包括：对氨基酚、溶出度及其他(应符合片剂项下有关的各项规定)。《中国药典》2010 年版制剂通则的片剂(附录ⅠA)项下，规定片剂的常规检查项目为"重量差异"、"崩解时限"、"微生物限度"的检查；对于某些片剂，有时还需做"溶出度"、"含量均匀度"和释放度的检查。

4. 对乙酰氨基酚片的含量测定采用紫外-可见分光光度法。

理论基础

一、药物制剂概述

1. 药物制剂及其类型

药物在临床应用时，必须制成各种剂型，如片剂、注射剂、胶囊剂、栓剂等，目的是保证药物用法和用量的准确，使药物更好地发挥疗效，增加药物稳定性，便于服用、贮存和运输。原料药经过一定的生产工艺制成适当的剂型，称为药物制剂。药物制剂是一类为了适应医疗需要，更好地发挥药物的疗效，降低药物的毒性或副作用，便于使用、贮藏和运输，直接供广大消费者使用的一种产品。

药物的剂型很多，《中国药典》2010 年版收载的药物剂型有：片剂、注射剂、酊剂、栓剂、胶囊剂、软膏剂、眼膏剂、丸剂、滴眼剂、糖浆剂、气雾剂和喷雾剂、膜剂、颗粒剂、口服溶液剂、混悬剂、乳剂、散剂、滴耳剂、滴鼻剂、洗剂、搽剂、凝胶剂、透皮贴剂；根据制剂中所含药物数量的多少，制剂又分成单方制剂和复方制剂。片剂和注射剂是各类制剂中应用最广泛的两种剂型。

2. 制剂分析及其与原料药分析的区别

（1）制剂分析　制剂分析系根据药物的性质特点，采用适当的理化法、光谱法、色谱法及生物学法等，对药物制剂的质量进行全面的分析测定，以检验制剂是否符合质量标准的过程。

（2）制剂分析特点　从原料药制成制剂，要经过一定的生产工艺，加入了一定的附加成分，如赋形剂、稀释剂、稳定剂、抗氧剂、防腐剂和着色剂等。即药物制剂除原料药外，还含有各种附加剂（辅料），如淀粉、硬脂酸镁、蔗糖、乳糖等。这些附加成分的存在，往往会对主药分析产生一定影响，所以制剂分析与原料药分析有所不同，主要体现在以下几个方面。

① 分析方法不同。由于制剂的组成比较复杂，在选用分析方法时，应根据药物的性质、含量的多少以及辅料对测定是否有干扰来确定。测定方法除应满足准确度和精密度的要求外，还应注意专属性和灵敏度，所以原料药的测定方法不能照搬到制剂中。如附加剂对主药的测定有干扰时，应对样品进行预处理，或选择专属性更高的方法。

② 分析项目和要求不同。由于制剂是用符合要求的原料药和辅料制备而成，因此制剂

的杂质检查一般不需要重复原料药的检查项目，制剂主要是检查在制备和贮藏过程中可能产生的杂质。除杂质检查外，《中国药典》2010 年版中规定制剂还需做一些常规的检查项目，如重量差异、崩解时限、卫生学检查等；除对某些不稳定的药物制剂需增加必要的检查项目外，一般对小剂量片剂（或胶囊）等需检查均匀度；对具有某种物理特性的片剂（或胶囊）需检查溶出度；对某些特殊制剂（缓释、控释剂，肠溶制剂）需检查释放度等，以保证药物的有效、合理及安全。

③ 含量测定结果的表示方法及限度要求不同。制剂的含量限度范围，是根据主药含量、测定方法、可能产生的偏差制定的，其表示方法与原料药不同。

原料药的含量限度是以百分含量表示的，一般表示为含原料药不得少于百分之多少。制剂的含量测定是以标示量的百分比表示。标示量是指单位药品中所含主药的理论值（制剂的规定值），如异烟肼片的规格为 50mg、100mg、300mg，表示每片异烟肼中含纯异烟肼的理论值分别为 50mg、100mg、300mg，即标示量分别为 50mg、100mg、300mg。标示百分含量即单位药品的实际含量与标示量的比值。

$$标示量 = \frac{实际含量}{标示量} \times 100\% \tag{14-1}$$

例如，片剂的标示量可按下式计算：

$$标示量 = \frac{每片实际含量}{标示量} \times 100\% = \frac{\dfrac{W_{测得量}}{W_{称样量}} \times 平均片重}{标示量} \times 100\% \tag{14-2}$$

当制剂中主药含量与标示量相等时，其标示百分含量为 100.0%。若计算结果在规定范围内，即可判定含量符合标准。

④ 分析的复杂性。制剂分析的复杂性，一方面体现在拟定测定方案时，不仅要考虑主药的结构和性质，还要考虑附加成分对测定的影响，包括：附加成分有无干扰；干扰程度如何；干扰如何消除等。另一方面体现在进行测定时，更要注意测定条件，如不严格按规程进行，干扰因素未排除干净，就将造成测定结果中存在较大误差，从而产生严重后果。

由于附加成分的存在，原料药可使用的分析方法，制剂不一定适用；同一原料制成不同制剂，由于加入了不同的附加成分，且生产工艺也有所不同，其分析方法也不一定相同。特别是复方制剂，由于其所含药物不止一种，确定分析方法时，不仅要考虑附加成分的干扰，还要考虑有效成分之间的相互干扰，因此其分析更为复杂。

⑤ 分析的侧重性。制剂分析的侧重性一方面表现在其分析项目与其原料药的区别上。制剂分析检查项目多数不再去重复原料药已做过的部分，只是针对在制剂生产过程中或贮存过程中所产生的杂质进行检查。例如：盐酸普鲁卡因干燥时性质稳定，而在制成注射液和贮存过程中，往往会水解生成对氨基苯甲酸。因此该品的注射液增加了对氨基苯甲酸的检查。另外，《中国药典》附录对各种剂型应达到的质量要求均作出了规定，称为制剂通则，药物制剂分析均应按制剂通则规定的项目进行检查，并应符合规定。

制剂分析的侧重性另一方面表现在其分析方法的不同上。原料药不含附加成分，分析测定时干扰少，在方法的选择上应侧重准确度高的方法，因此容量分析法用得比较多；而在制剂分析中，排除附加成分的干扰是其主要考虑的因素，在方法的选择上则更侧重专属性的方法，因此仪器分析法用得比较多。

二、片剂概述

片剂，系指药物与适宜的辅料混合，通过制剂技术压制而成的圆片状或异形片状的固体制剂。片剂以口服普通片为主，另有含片、舌下片、口腔贴片、咀嚼片、分散片、可溶片、泡腾片、阴道片、阴道泡腾片、缓释片、控释片及肠溶片等。

1. 片剂的组成

片剂由主药和附加剂经过适当工艺加工而成。附加剂主要包含有：赋形剂（如淀粉、糊精、蔗糖、乳糖等）、润滑剂（如滑石粉、硫酸钙、硬脂酸镁等）等。

2. 片剂的分析步骤

片剂分析时，一般按照下面的操作步骤进行：

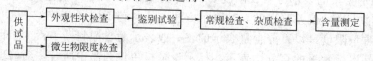

3. 片剂常见附加剂的干扰和排除

片剂中常用的附加剂有淀粉、糊精、蔗糖、乳糖、滑石粉、羧甲基纤维素钠、硬脂酸镁、硫酸钙等，这些附加剂的存在，将干扰药物制剂分析，需要予以排除。

（1）糖类 淀粉、糊精、蔗糖、乳糖等是片剂常用的稀释剂。乳糖本身具有还原性，淀粉、糊精、蔗糖易水解为具有还原性的葡萄糖，因此糖类可能干扰氧化还原滴定。在选择含糖类附加剂片剂的含量测定方法时，应避免使用氧化性强的滴定剂，同时可做阴性对照试验，若阴性对照试验消耗滴定剂，说明附加剂对测定有干扰，应换用其他的方法测定。

（2）硬脂酸镁 硬脂酸镁为片剂常用的润滑剂，其干扰作用可分为两个方面，一方面 Mg^{2+} 可干扰配位滴定法，另一方面硬脂酸根离子可干扰非水滴定法。

① 配位滴定法的干扰和排除。在碱性溶液中产生干扰，可使结果偏高，通常采用合适的指示剂或加掩蔽剂排除。

② 非水滴定法的干扰和排除：在非水滴定法中，硬脂酸根离子可被高氯酸滴定，干扰测定。若主药量小，硬脂酸镁含量大时，使滴定结果偏高，可采用以下方法排除。

a. 用适当的有机溶剂提取分离法；

b. 如被测物为有机碱盐，可加碱液碱化后提取分离；

c. 可加入无水草酸或酒石酸于醋酐溶液中做掩蔽剂。

（3）滑石粉 因滑石粉在水中不易溶解，而使溶液浑浊，当采用紫外-可见分光光度法、旋光度法及比浊度法测定片剂的主药含量时会发生干扰，一般可采用滤除法和提取分离法予以消除。

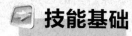

技能基础

一、片剂的鉴别

片剂的鉴别是已知物的确证试验。一般选用专属性强、附加成分无干扰或易于消除干扰的化学鉴别试验，即利用化学反应的外部特征（溶液颜色的改变，沉淀的生成或溶解，产生气体或荧光等）进行鉴别。片剂鉴别一般不采用红外吸收图谱法，因为片剂中提纯主药比较困难。

在片剂的鉴别中，有些片剂附加成分无干扰，可以直接鉴别。有些则要排除干扰后才能进行鉴别，如将片剂中的不溶性辅料滤过或离心沉淀，取滤液或上清液进行鉴别或者用有机溶剂提取主药后进行鉴别。为了增加鉴别试验的可靠性，也有一些试剂采用化学方法与其他理化方法相结合的方法做鉴别。常用的理化法有紫外-可见分光光度法、色谱法、熔点测定法和旋光度测定法等。

[**例 14-1**]　对乙酰氨基酚片的鉴别

方法一：取本品的细粉适量（约相当于对乙酰氨基酚 0.5g），用乙醇 20mL 分次研磨使对乙酰氨基酚溶解，滤过，合并滤液，蒸干。取上述残渣约 0.1g，加 5mL 水溶解，加氯化铁试液，即显蓝紫色。

方法二：取本品的细粉适量（约相当于对乙酰氨基酚 0.5g），用乙醇 20mL 分次研磨使对乙酰氨基酚溶解，滤过，合并滤液，蒸干。取上述残渣约 0.1g，加稀盐酸 5mL，置水浴中加热 40min，放冷；取 0.5mL，滴加亚硝酸钠试液 5 滴，摇匀，用水 3mL 稀释后，加碱性 β-萘酚试液 2mL，振摇，即显红色。

方法三：取本品细粉适量（约相当于对乙酰氨基酚 100mg），加丙酮 10mL，研磨溶解，滤过，滤液水浴蒸干，残渣经减压干燥，依法测定。本品的红外光吸收光谱应与对照的图谱（光谱集 131 图）一致。

对乙酰氨基酚的红外吸收图谱见图 14-1。

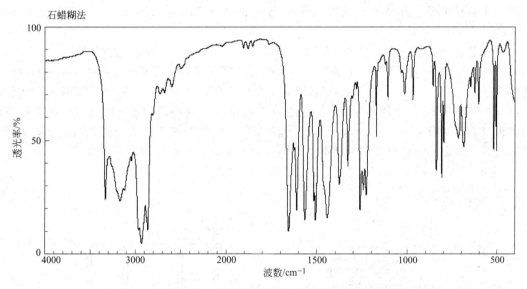

图 14-1　对乙酰氨基酚的红外吸收图谱

二、片剂的检查

1. 片剂的常规检查

《中国药典》2010 年版（二部）"制剂通则 片剂"（附录Ⅰ A）指出，除另有规定外，片剂应进行以下相应检查。

（1）重量差异　重量差异检查，是指按规定称量方法测定每片的重量与平均片重量之间的差异程度。

① 重量差异限度。《中国药典》2010 年版规定片剂重量差异不得超过表 14-1 限度的规定。

表 14-1　片剂重量差异限度

平均片重量或标示片重量	重量差异限度
0.30g 以下	±7.5%
0.30g 或 0.30g 以上	±5%

② 检查法。取药片 20 片，精密称量总重量，求得平均片重量后，再分别精密称定每片

的重量，每片重量与平均片重量相比较（凡无含量测定的片剂，每片重量应与标示片重量比较），按表14-1的规定，超出重量差异限度的药片不得多于2片，并不得有1片超出限度1倍。

③ 检查规定。糖衣片的片心应检查重量差异并符合规定，包糖衣后不再检查重量差异。

薄膜衣片应在包薄膜衣后检查重量差异并符合规定。

凡规定检查含量均匀度的片剂，可不进行重量差异的检查。

（2）崩解时限　崩解系指口服固体制剂在规定条件下全部崩解溶散或成碎粒，除不溶性包衣材料或破碎的胶囊壳外，应全部通过筛网。如有少量不能通过筛网，但已软化或轻质上漂且无重心者，可作符合规定论。

崩解时限系指固体制剂在规定的介质中，以规定的方法进行检查全部崩解溶散或成碎粒并通过筛网所需时间的限度。崩解时限检查一般采用崩解仪进行。

① 仪器装置。采用升降式崩解仪，主要结构为一能升降的金属支架与下端镶有筛网的吊篮，并附有挡板。升降的金属支架上下移动距离为55mm±2mm，往返频率为每分钟30~32次。

a. 吊篮。玻璃管6根，管长77.5mm±2.5mm，内径21.5mm，壁厚2mm；透明塑料板2块，直径90mm，厚6mm，板面有6个孔，孔径26mm；不锈钢板1块（放在上面一块塑料板上），直径90mm，厚1mm，板面有6个孔，孔径22mm；不锈钢丝筛网1张（放在下面一块塑料板下），直径90mm，筛孔内径2.0mm；以及不锈钢轴1根（固定在上面一块塑料板与不锈钢板上），长80mm。将上述玻璃管6根垂直置于2块塑料板的孔中，并用3只螺丝将不锈钢板、塑料板和不锈钢丝筛网固定，即得，见图14-2。

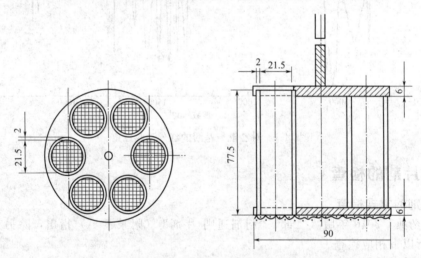

图14-2　升降式崩解仪吊篮结构（单位：mm）

b. 挡板。为一平整光滑的透明塑料块，相对密度1.18~1.20，直径20.7mm±0.15mm，厚9.5mm±0.15mm；挡板共有5个孔，孔径2mm，中央1个孔，其余4个孔距中心6mm，各孔间距相等；挡板侧边有4个等距离的V形槽，V形槽上端宽9.5mm，深2.55mm，底部开口处的宽与深度均为1.6mm，见图14-3。

② 检查法。吊篮通过上端的不锈钢轴悬挂于金属架上，浸入1000mL烧杯中，并调节吊篮位置使其下降时筛网距烧杯底部25mm，烧杯内盛有温度为37℃±1℃的水，调节水位高度使吊篮上升时筛网在水面下15mm处。

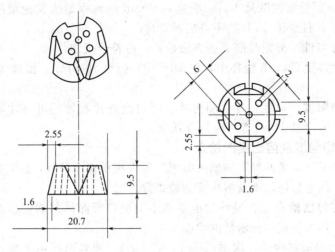

图 14-3　升降式崩解仪挡板结构（单位：mm）

除另有规定外，取药片 6 片，分别置上述吊篮的玻璃管中，启动崩解仪进行检查，各片均应在 15min 内全部崩解。如有一片不能完全崩解，应另取 6 片复试，均应符合规定。

③ 检查规定。薄膜衣片，按上述装置与方法检查，并可改在盐酸溶液（9→1000）中进行检查，应在 30min 内全部崩解。如有 1 片不能完全崩解，应另取 6 片复试，均应符合规定。

糖衣片，按上述装置与方法检查，应在 1h 内全部崩解。如有 1 片不能完全崩解，应另取 6 片复试，均应符合规定。

肠溶衣片，按上述装置与方法，先在盐酸溶液（9→1000）中检查 2h，每片均不得有裂缝、崩解或软化现象；继将吊篮取出，用少量水洗涤后，每管加入挡板 1 块，再按上述方法在磷酸盐缓冲液（pH6.8）中进行检查，1h 内应全部崩解。如有 1 片不能完全崩解，应另取 6 片复试，均应符合规定。

含片，除另有规定外，按上述装置与方法检查，各片均不应在 10min 内全部崩解或溶化。如有 1 片不符合规定，应另取 6 片复试，均应符合规定。

舌下片，除另有规定外，按上述装置与方法检查，各片均应在 5min 内全部崩解并溶化。如有 1 片不能完全崩解，应另取 6 片复试，均应符合规定。

可溶片，除另有规定外，水温为 15~25℃，按上述装置与方法检查，各片均应在 3min 内全部崩解并溶化。

结肠定位肠溶片，除另有规定外，按上述装置照各品种项下规定检查，各片在盐酸溶液（9→1000）及 pH6.8 以下的磷酸盐缓冲液中均应不释放或不崩解，而在 pH7.5~8.0 的磷酸盐缓冲液中 1h 内应全部释放或崩解，片心亦应崩解。如有 1 片不能完全崩解，应另取 6 片复试，均应符合规定。

泡腾片，取 1 片，置 250mL 烧杯中，烧杯内盛有 200mL 水，水温为 15~25℃，有许多气泡放出，当片剂或碎片周围的气体停止逸出时，片剂应溶解或分散在水中，无聚集的颗粒剩留。除另有规定外，同法检查 6 片，各片均应在 5min 内崩解。如有 1 片不能完全崩解，应另取 6 片复试，均应符合规定。

凡规定检查溶出度、释放度、融变时限或分散均匀性的制剂，不再进行崩解时限检查。

（3）发泡量　阴道泡腾片照下述方法检查，应符合规定。

取 25mL 具塞刻度试管（内径 1.5cm）10 支，各精密加水 2mL，置 37℃±1℃的水浴中

5min 后，各管中分别投入供试品 1 片，密塞，20min 内观察最大发泡量的体积，平均发泡体积应不少于 6mL，且少于 3mL 的不得超过 2 片。

（4）分散均匀性 分散片照下述方法检查，应符合规定。

取供试品 6 片，置 250mL 烧杯中，加 15～25℃的水 1000mL，振摇 3min，应全部崩解并通过二号筛。

（5）微生物限度 口腔贴片、阴道片、阴道泡腾片和外用可溶片等局部用片剂照微生物限度检查法（附录ⅩⅠ J）检查，应符合规定。

2. 片剂含量均匀度及溶出度的检查

片剂的检查除了"重量差异"、"崩解时限"等常规检查项目外，针对某些片剂，还需做一些特殊的检查，如含量均匀度及溶出度的检查等。

（1）含量均匀度检查 含量均匀度系指小剂量口服固体制剂、粉雾剂或注射用无菌粉末中的每片（个）含量偏离标示量的程度。

① 检查法。除另有规定外，取供试品 10 片（个），照各药片项下规定的方法，分别测定每片以标示量为 100 的相对含量 X，求其均值 $\overline{X}$ 和标准差 S 以及标示量与均值之差的绝对值 A。

$$S = \sqrt{\frac{\sum(X-\overline{X})^2}{n-1}} \qquad A = |100 - \overline{X}|$$

根据计算进行判断：

计算结果	$A+1.80S \leqslant 15.0$	$A+S > 15.0$	$A+1.80S > 15.0$,且 $A+S \leqslant 15.0$
判断	符合规定	不符合规定	不可确定,应复试

若 $A+1.80S > 15.0$，且 $A+S \leqslant 15.0$，则应另取 20 片（个）进行复试。根据初、复试结果，计算 30 片（个）的均值 $\overline{X}$、标准差 S 和标示量与均值之差的绝对值 A，然后按下述标准进行判断：

计算结果	$A+1.45S \leqslant 15.0$	$A+1.45S > 15.0$
判断	符合规定	不符合规定

② 注意事项。除另有规定外，片剂、胶囊剂或注射用无菌粉末，每片（个）标示量小于 10mg 或主药含量小于每片（个）重量 5%者；其他制剂，每个标示量小于 2mg 或主药含量小于每个重量 2%者，均应检查含量均匀度。复方制剂仅检查符合上述条件的组分。

凡检查含量均匀度的制剂，不再检查重量差异。

如该药品项下规定含量均匀度的限量为±20%或其他相应的数值，应将上述各判断式中的 15.0 改为 20.0 或其他相应的数值，但各判断式中的系数不变。

[例 14-2] 马来酸氯苯那敏片的含量均匀度检查

取本品 1 片，置 200mL 量瓶中，加水约 50mL，振摇使崩解后，加稀盐酸 2mL，用水稀释至刻度，照含量测定项下的方法测定含量，应符合规定（附录Ⅹ E）。

（2）溶出度检查 溶出度系指药物从片剂或胶囊剂等固体制剂在规定溶剂中溶出的速度和程度。

① 检查法。《中国药典》2010 年版规定溶出度测定方法有三种：转篮法、桨法和小杯法。后者主要用于测定小剂量制剂的溶出度。

三种方法的原理基本相同，即将某种固体制剂的一定量置于溶出仪的吊篮（或烧杯）

中，在 37℃±0.5℃恒温下，在规定的转速、介质中依法检查，在规定的时间内测定其溶出的量。

$$溶出度(\%)=\frac{溶出量}{标示量}\times100\% \tag{14-3}$$

② 结果判断。除另有规定外，应符合下列规定：取供试品 6 片（个），测定每片（个）的溶出量，按标示含量计算，进行判断。

限度（Q）：Q＝标示含量×70%

测定结果	6 片（个）中，每片（个）均不低于 Q	6 片（个）中，仅有 1～2 片（个）低于 Q，但不低于 $Q-10\%$，且其平均溶出量不低于 Q	6 片（个）中，有 1 片（个）低于 $Q-10\%$
判定	符合规定	符合规定	复试

复试方法：另取 6 片（个）进行测定，初、复试的 12 片（个）中仅有 2 片（个）低于 $Q-10\%$，且其平均溶出量不低于规定限度时，亦可判定为符合规定。

每 1 个转篮内供试品的取用量如为 2 片（个）时，算出每片（个）的平均溶出量，均不得低于规定限度（Q），不再复试。

［例 14-3］ 对乙酰氨基酚片的溶出度检查

取本品，照溶出度测定法（附录ⅩＣ第一法），以稀盐酸 24mL 加水至 1000mL 为溶出介质，转速为 100r/min，依法操作，经 30min 时，取溶液滤过，精密量取续滤液适量，用 0.04%氢氧化钠溶液稀释成每 1mL 中含对乙酰氨基酚 5～10μg 的溶液，照紫外-可见分光光度法（附录Ⅳ A），在 257nm 的波长处测定吸收度，按 $C_8H_9NO_2$ 的吸收系数（$E_{1cm}^{1\%}$）为 715 计算每片的溶出量。限度为标示量的 80%，应符合规定。

3. 片剂的杂质检查

片剂的杂质检查项目与原料药不同，主要检查在制备过程或贮存过程中可能产生的杂质，少数片剂需进行特殊杂质检查。检查项目一般有杂质吸收度、有关物质或指定的杂质。

片剂中的附加成分对杂质检查的干扰与附加成分的性质、加入量及检查方法有关。当附加成分无干扰时，可直接取样进行检查。对检查有干扰时，则应消除干扰后进行检查。

（1）　直接检查　如氢氧化铝片及硫糖铝片制酸力的检查，均是取片粉加入过量 HCl 滴定液，反应完全后，再用 NaOH 滴定液滴定剩余的 HCl。

（2）　消除干扰后检查

① 剥去糖衣（一般方法是用刀片将糖衣刮去，直到露出片芯为止），将片芯研成细粉，取细粉进行检查。例如富马酸亚铁片中高铁盐的检查，应除去糖衣后进行，否则糖衣的颜色将干扰终点的观察。

② 溶解滤过（离心或静置），取滤液进行检查。例如用薄层色谱法检查盐酸氯丙嗪片中的有关物质，除去糖衣后，用甲醇溶解样品，滤过，以滤液作为供试品溶液，消除了不溶性辅料的干扰。

③ 有机溶剂提取分离后检查。例如用目视比色法检查阿司匹林片中的水杨酸时，取细粉，加氯仿使水杨酸溶解，滤过，将滤液蒸干，残渣用无水乙醇溶解后，检查水杨酸。

三、片剂的含量测定

1. 测定步骤

含量测定一般包括：取样、溶液制备、测定三个步骤。

（1）　取样　取样必须具有代表性，由于每片药片除主药外，还含有附加剂，故每片的实际重量超过标示量，且在生产过程中，每片的重量也不完全一致，所以在分析时，一般取片剂 10 片或 20 片（糖衣片应除去糖衣），精密称定总重量后，计算出平均片重，全部研细，精密称取适量（约相当于规定的主药含量），按规定方法测定含量。

（2）溶液制备 供试品溶液制备过程中须注意：由于片剂在生产过程中，原料药经过制料、加压、成片等工艺过程，物理性质有所变化，测定时，应采取适当的方法如振摇、超声等物理手段，使待测成分溶解完全；若供试品溶液需过滤，初滤液含有少量来自滤纸及容器壁的杂质，一般应弃去，取续滤液测定。

（3）测定 按供试品项下规定的方法进行。

2. 结果计算

片剂的含量测定结果，通常用含量占标示量的百分比表示，即：

$$标示量(\%)=\frac{每片的实际含量}{标示量}\times100 \tag{14-4}$$

（1）用滴定分析法测定时

$$每片药物的实际含量=\frac{VTF}{W}\times平均片重 \tag{14-5}$$

$$标示量（\%）=\frac{VTF\times平均片重}{W\times标示量}\times100 \tag{14-6}$$

式中　V——供试品消耗滴定液的体积，mL；

　　　T——每 1mL 滴定液相当于被测组分的质量（即滴定度），g/mL；

　　　F——滴定液浓度校正因子，即 $c_实/c_理$；

　　　W——称取供试品的质量，g。

（2）用紫外-可见分光光度法测定时

$$每片药物的实际含量=\frac{\dfrac{A}{E_{1cm}^{1\%}}\times\dfrac{1}{100}VD\times平均片重}{W} \tag{14-7}$$

$$标示量(\%)=\frac{\dfrac{A}{E_{1cm}^{1\%}}\times\dfrac{1}{100}VD\times平均片重}{W\times标示量}\times100 \tag{14-8}$$

式中　V——供试品溶液体积，mL；

　　　D——稀释倍数；

　　　W——称取供试品的质量，g。

[**例 14-4**] 测定维生素 B_1 片的含量时，取本品（标示量为 0.01g）20 片，精密称定为 1.6090g，研细，精密称取片粉 0.2095g，置于 100mL 量瓶中，加盐酸溶液（9→1000）约 70mL，振摇 15min 使维生素 B_1 溶解，加盐酸溶液（9→1000）稀释至刻度，摇匀，用干燥滤纸滤过，精密量取续滤液 5mL，置另一 100mL 量瓶中，再加盐酸溶液（9→1000）稀释至刻度，摇匀，置 1cm 厚的石英吸收池中，在 246nm 的波长处测得吸收度为 0.533，按 $C_{12}H_{17}ClN_4OS\cdot HCl$ 的吸收系数（$E_{1cm}^{1\%}$）为 421 计算，试计算本品是否符合规定的含量限度。《中国药典》（2010 年版）规定本品含维生素 B_1 应为标示量的 90.0%～110.0%。

解　　　$$标示量(\%)=\frac{\dfrac{A}{E_{1cm}^{1\%}}\times\dfrac{1}{100}VD\times平均片重}{W\times标示量}\times100$$

$$标示量(\%)=\dfrac{\dfrac{0.553}{421}\times\dfrac{1}{100}\times100\times\dfrac{100}{5}\times\dfrac{1.6090}{20}}{0.2095\times0.01}\times100=100.9$$

答：本品含量为100.9%，符合《中国药典》2010年版的含量限度。

案例14.2　乙酰螺旋霉素胶囊的质量检验

乙酰螺旋霉素胶囊，为类白色或微黄色粉末或颗粒；含乙酰螺旋霉素应为标示量的90.0%～110.0%。乙酰螺旋霉素对金黄色葡萄球菌、肺炎链球菌、化脓性链球菌、粪肠球菌等革兰氏阳性球菌具有良好的抗菌作用。《中国药典》2010年版（二部）"乙酰螺旋霉素胶囊"的质量标准指出，其检验内容包括：性状、鉴别、检查（干燥失重、乙酰螺旋霉素组分测定、溶出度、其他）及含量测定。乙酰螺旋霉素胶囊的含量测定采用抗生素微生物检定法。

案例分析

1. 乙酰螺旋霉素胶囊，属乙酰螺旋霉素的胶囊剂。欲检测其质量，须对其进行鉴别试验、杂质检查及含量测定。

2.《中国药典》2010年版(二部)中，乙酰螺旋霉素胶囊的鉴别试验方法主要有：薄层色谱法、高效液相色谱法及紫外-可见分光光度法。

3. 乙酰螺旋霉素胶囊的检查项目包括：干燥失重、乙酰螺旋霉素组分测定、溶出度及其他(应符合胶囊剂项下有关的各项规定)。《中国药典》2010年版制剂通则的胶囊剂(附录Ⅰ E)项下，规定胶囊剂的常规检查项目为"装量差异"、"崩解时限"的检查。

4. 乙酰螺旋霉素胶囊的含量测定采用抗生素微生物检定法。

为完成乙酰螺旋霉素胶囊的检验工作，我们需掌握如下理论知识和操作技能。

理论基础

胶囊剂概述

1. 胶囊剂及其分类

胶囊剂，系指药物或加有辅料充填于空心胶囊或密封于软质囊材中的固体制剂。胶囊剂分为硬胶囊、软胶囊（胶丸）、缓释胶囊、控释胶囊和肠溶胶囊。主要供口服用。

硬胶囊（通称为胶囊），系指采用适宜的制剂技术，将药物或加适宜辅料制成粉末、颗粒、小片、小丸、半固体或液体等，充填于空心胶囊中的胶囊剂。

软胶囊，系指将一定量的液体药物直接包封，或将固体药物溶解或分散在适宜的赋形剂中制备成溶液、混悬液、乳状液或半固体，密封于球形或椭圆形的软质囊材中的胶囊剂。可用滴制法或压制法制备。软质囊材是由胶囊用明胶、甘油或其他适宜的药用材料单独或混合制成。

缓释胶囊，系指在规定的释放介质中缓慢地非恒速释放药物的胶囊剂。缓释胶囊应符合缓释制剂的有关要求并应进行释放度检查。

控释胶囊，系指在规定的释放介质中缓慢地恒速释放药物的胶囊剂。控释胶囊应符合控释制剂的有关要求并应进行释放度检查。

肠溶胶囊，系指硬胶囊或软胶囊是用适宜的肠溶材料制备而得，或用经肠溶材料包衣的颗粒或小丸充填胶囊而制成的胶囊剂。肠溶胶囊不溶于胃液，但能在肠液中崩解而释放活性成分。除另有规定外，照释放度检查法（附录Ⅹ D）检查，应符合规定。

2. 对胶囊剂的要求

胶囊剂在生产与贮藏期间均应符合下列有关规定。

（1）胶囊剂内容物不论其活性成分或辅料，均不应造成胶囊壳的变质。

（2）硬胶囊可根据下列制剂技术制备不同形式内容物充填于空心胶囊中。

① 将药物加适宜的辅料如稀释剂、助流剂、崩解剂等制成均匀的粉末、颗粒或小片。

② 将普通小丸、速释小丸、缓释小丸、控释小丸或肠溶小丸单独填充或混合后填充，必要时加入适量空白小丸作填充剂。

③ 将药物粉末直接填充。

④ 将药物制成包合物、固体分散体、微囊或微球。

⑤ 溶液、混悬液、乳状液等也可采用特制灌囊机填充于空心胶囊中，必要时密封。

（3）小剂量药物，应先用适宜的稀释剂稀释，并混合均匀。

（4）胶囊剂应整洁，不得有黏结、变形、渗漏或囊壳破裂现象，并应无异臭。

（5）胶囊剂的溶出度、释放度、含量均匀度、微生物限度等应符合要求。必要时，内容物包衣的胶囊剂应检查残留溶剂。

（6）除另有规定外，胶囊剂应密封贮存，其存放环境温度不高于 30℃，湿度应适宜，防止受潮、发霉、变质。

 技能基础

一、乙酰螺旋霉素胶囊的鉴别

1. 薄层色谱法

取本品内容物适量，加甲醇制成每 1mL 中约含乙酰螺旋霉素 5mg 的溶液，滤过，取续滤液作为供试品溶液；另取乙酰螺旋霉素标准品，加甲醇制成每 1mL 中含乙酰螺旋霉素 5mg 的溶液，作为标准品溶液；取等体积的供试品溶液和标准品溶液，混合，作为混合溶液。吸取上述三种溶液各 10μL，照乙酰螺旋霉素项下鉴别（1）项试验，混合溶液应显四个主斑点，供试品溶液所显四个主斑点的位置和颜色应与标准品溶液或混合溶液所显四个主斑点的位置和颜色相同。

2. 高效液相色谱法

在乙酰螺旋霉素组分测定项下记录的色谱图中，供试品溶液四个主组分峰的保留时间应与标准品溶液的四个主组分峰的保留时间一致。

3. 紫外-可见分光光度法

取本品内容物适量（约相当于乙酰螺旋霉素 0.1g），加甲醇 10mL，振摇，使乙酰螺旋霉素溶解，滤过，量取续滤液 1mL，再用甲醇溶液（1→5）稀释制成每 1mL 中含 20μg 的溶液，照紫外-可见分光光度法（附录Ⅳ A）测定，在 232nm 的波长处有最大吸收。

二、胶囊剂的检查

1. 外观检查

胶囊剂应整洁，不得有黏结、变形或破裂现象，并应无异臭。

2. 装量差异检查

装量差异照下述方法检查，应符合规定。

其检查方法为：除另有规定外，取供试品 20 粒，分别精密称定重量后，倾出内容物（不得损失囊壳），硬胶囊用小刷或其他适宜用具拭净，软胶囊用乙醚等易挥发性溶剂洗净，置通风处使溶剂自然挥尽，再分别精密称定囊壳重量，求出每粒内容物的装量与平均装量。每粒的装量与平均装量相比较，超出装量差异限度的胶囊不得多于 2 粒，并不得有 1 粒超出限度 1 倍。胶囊剂装量差异限度要求，见表 14-2。

表 14-2　胶囊剂装量差异限度

平均装量	装量差异限度
0.30g 以下	±10%
0.30g 或 0.30g 以上	±7.5%

凡规定检查含量均匀度的胶囊剂，一般不再进行装量差异的检查。

3. 其他项目检查

与片剂的检查相似，有崩解时限、溶出度或释放度、含量均匀度等项目的检查。凡规定检查溶出度或释放度的胶囊剂，不再进行崩解时限的检查。胶囊剂崩解时限要求见表 14-3。

表 14-3　胶囊剂崩解时限要求

剂型	崩解时限/min
硬胶囊	30
软胶囊	60
肠溶胶囊	60

[例 14-5]　乙酰螺旋霉素胶囊溶出度检查

取本品，照溶出度测定法（附录 Ⅹ C 第二法），以盐酸溶液（稀盐酸 24mL→1000mL）900mL 为溶出介质，转速为 50r/min，依法操作，45min 时，取溶液适量，滤过，精密量取续滤液适量，用溶出介质定量稀释制成每 1mL 中约含 20μg 的溶液，照紫外-可见分光光度法（附录Ⅳ A），在 232nm 的波长处测定吸光度；另取装量差异项下的内容物，混合均匀，精密称取适量（相当于 1 粒的平均装量），加乙醇适量（每 5mg 加乙醇 2mL）使溶解，按标示量用溶出介质定量稀释制成每 1mL 中含 100μg 的溶液，滤过，精密量取续滤液适量，用溶出介质定量稀释成每 1mL 中约含 20μg 的溶液，同法测定，计算每粒的溶出量。限度为75%，应符合规定。如因囊壳溶胀不崩而导致不符合规定，应以 0.32% 胃蛋白酶的0.1mol/L 盐酸溶液作为溶出介质，重新试验。

4. 杂质检查

胶囊剂主要检查在生产及贮存过程中产生的特殊杂质，如马来酸依那普利胶囊检查有关物质马来酸，使用高效液相色谱法测定。

三、胶囊剂的含量测定

1. 高效液相色谱法

[例 14-6]　诺氟沙星胶囊的含量测定

取装量差异项下的内容物，混合均匀，精密称取细粉适量（约相当于诺氟沙星125mg），置 500mL 量瓶中，加 0.1mol/L 盐酸溶液 10mL 使溶解后，用水稀释至刻度，摇匀，滤过，精密量取续滤液 5mL，置 50mL 量瓶中，用流动相稀释至刻度，摇匀，照诺氟沙星含量测定项下的方法测定（精密量取 20μL，注入高效液相色谱仪，记录色谱图；另取诺氟沙星对照品，同法测定，按外标法以峰面积计算），即得。

2. 紫外-可见分光光度法

[例 14-7] 吡嗪酰胺胶囊的含量测定

取装量差异项下的内容物，混合均匀，精密称取适量（约相当于吡嗪酰胺 0.1g），置 200mL 量瓶中，加水适量，振摇使吡嗪酰胺溶解，并用水稀释至刻度，摇匀，静置，滤过，精密量取续滤液 5mL，置 250mL 量瓶中，加水稀释至刻度，摇匀，照紫外-可见分光光度法（附录Ⅳ A），在 268nm 波长处测定吸光度；另取吡嗪酰胺对照品适量，精密称定，加水制成每 1mL 中约含 10μg 的溶液，同法测定，计算，即得。

3. 抗生素微生物检定法

[例 14-8] 乙酰螺旋霉素胶囊的含量测定

取装量差异项下的内容物，混合均匀，精密称取适量（约相当于乙酰螺旋霉素 0.1g），加乙醇（每 5mg 加乙醇 2mL）使溶解，加灭菌水制成每 1mL 中约含 1000U 的溶液，摇匀，静置，精密量取上清液适量，照乙酰螺旋霉素项下的方法〔抗生素微生物检定法（附录Ⅺ A 管碟法或浊度法）〕测定。

案例14.3 盐酸普鲁卡因注射液的质量检验

盐酸普鲁卡因注射液为盐酸普鲁卡因加氯化钠适量使成等渗的灭菌水溶液，为无色的澄明液体；含盐酸普鲁卡因（$C_{13}H_{20}N_2O_2 \cdot HCl$）应为标示量的 95.0%～105.0%。盐酸普鲁卡因注射液，属于局部麻醉药，用于浸润麻醉、阻滞麻醉、腰椎麻醉、硬膜外麻醉及封闭疗法等。《中国药典》2010 年版（二部）"盐酸普鲁卡因注射液"的质量标准指出，其检验内容包括：性状、鉴别、检查（pH、对氨基苯甲酸、细菌内毒素、其他）及含量测定等。盐酸普鲁卡因注射液的含量测定采用高效液相色谱法。

案例分析

1. 盐酸普鲁卡因注射液，属盐酸普鲁卡因的注射剂。欲检测其质量，须对其进行鉴别试验、杂质检查及含量测定。

2. 《中国药典》2010 年版(二部)中，盐酸普鲁卡因注射液的鉴别试验方法主要有：氯化物的鉴别反应、芳香第一胺类的鉴别反应、高效液相色谱法及红外分光光度法。

3. 盐酸普鲁卡因注射液的检查项目包括：pH、对氨基苯甲酸、细菌内毒素及其他(应符合注射剂项下有关的各项规定)。《中国药典》2010 年版制剂通则的注射剂(附录Ⅰ B)项下，规定注射剂的常规检查项目为装量、装量差异、渗透压摩尔浓度、可见异物、不溶性微量、无菌及细菌内毒素(或热原)。

4. 盐酸普鲁卡因注射液的含量测定采用高效液相色谱法。

为完成盐酸普鲁卡因注射液的检验工作，我们需掌握如下理论知识和操作技能。

理论基础

注射剂概述

注射剂，系指药物与适宜的溶剂或分散介质制成的供注入体内的溶液、乳状液或混悬液及供临用前配制或稀释成溶液或混悬液的粉末或浓溶液的无菌制剂。注射剂可分为注射液、注射用无菌粉末与注射用浓溶液。

1. 注射剂的组成

注射剂是由原料药溶解于溶剂中，配成一定的浓度，经过滤、灌封、灭菌而制成。其组成主要包含两部分，一是主药，二是溶剂，有时还有一些附加剂。

注射用的溶剂包括水性溶剂、植物油及其他非水性溶剂等。最常用的水性溶剂为注射用水，亦可用 0.9% 氯化钠溶液或其他适宜的水溶液。非水溶剂有乙醇、丙二醇、聚乙二醇的水溶液。常用的油溶剂为注射用大豆油。

2. 注射剂的分析步骤

注射剂分析时，一般按照下面的操作步骤进行：

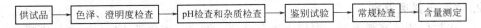

3. 注射剂中常见附加剂的干扰和排除

（1）常见的附加剂　注射剂中的附加剂种类较多，其主要作用是保证药液稳定，减少对人体组织刺激。常用的附加剂有：酸度调节剂、渗透压调节剂、助溶剂、抗氧剂（如亚硫酸钠、亚硫酸氢钠、焦亚硫酸钠、硫代硫酸钠和维生素 C 等）、抑菌剂（如三氯叔醇、苯酚等）、止痛剂（如苯甲醇）等。

（2）附加剂的干扰和排除

① 抗氧剂的干扰与排除。抗氧剂均为还原性物质，对氧化还原法会产生干扰；维生素 C 还具有紫外吸收能力，对紫外分光光度法测定亦可能产生干扰。

注射剂中抗氧剂的干扰，常用下述方法排除。

a. 加入掩蔽剂法。常用的掩蔽剂有甲醛与丙酮。注射剂中加入了亚硫酸钠、焦亚硫酸钠或亚硫酸氢钠作抗氧剂，主药测定采用碘量法、银量法、铈量法或重氮化法时，使用上述掩蔽剂可与抗氧剂发生加成反应从而排除其干扰。

b. 加酸分解法。注射剂中如有亚硫酸钠、亚硫酸氢钠、焦亚硫酸钠、硫代硫酸钠等抗氧剂存在，可加入酸并加热，使之分解为二氧化硫逸出。

c. 加入弱氧化剂氧化法。注射剂中的亚硫酸盐、亚硫酸氢盐抗氧剂可被一些弱氧化剂氧化，常用的弱氧化剂有过氧化氢或硝酸。但使用本法必须注意加入的弱氧化剂不能氧化待测组分，也不消耗滴定液。

d. 选择适当测定波长法。注射液中如使用了维生素 C 作抗氧剂，其最大吸收波长为 243nm，若主药的测定波长也在此波长附近，就会产生干扰。通常采用选择其他波长作测定波长的方法使主药有吸收，而维生素 C 几乎没有吸收。

② 等渗溶液的干扰及其排除。注射剂中常用氯化钠作为等渗调节剂，氯化钠的存在，对用银量法或离子交换法测定主药含量时会产生干扰，应根据不同的情况采用不同的方法予以排除。

③ 助溶剂的干扰及排除。某些注射剂中可能添加有帮助主药溶解的助溶剂，这些助溶剂的存在也常影响主药的含量测定，须控制其用量。

④ 溶剂水的干扰及排除。注射剂多以水作溶剂，当采用非水滴定法测定主药时，溶剂水的存在对测定产生干扰，必须先除去水后，再进行测定。除水的方法取决于主药的热稳定性。如果主药对热稳定，测定前，可在水浴上加热蒸发或在 105℃ 下干燥，除去水分后再用非水滴定法进行测定；如果主药遇热易分解，则在适当的 pH 条件下，用有机溶剂提取后，再按原料药的方法进行测定。

⑤ 溶剂油的干扰及排除。对于脂溶性的药物，一般将其注射液制成油溶液，且油溶液进行肌内注射时，可延长作用时间。注射用植物油中往往含有甾醇及三萜类物质，它们有可能对主药测定产生干扰。可用有机溶剂提取后再测定。

技能基础

一、注射剂的鉴别

1. 直接鉴别

多数注射液可采用原料药的方法进行直接鉴别，或将溶液浓缩或稀释后进行鉴别。例如，用紫外-可见分光光度法鉴别维生素 B_{12} 注射液，化学法和紫外-可见分光光度法鉴别烟酰胺，用薄层色谱法鉴别氢溴酸山莨菪碱注射液、硫酸庆大霉素注射液等即如此。

2. 消除干扰后鉴别

（1）将注射液的溶剂蒸干，取残渣进行鉴别。例如，用化学法鉴别盐酸异丙嗪注射液。

（2）用有机溶剂将主药提取分离后鉴别。例如，鉴别醋酸氢化可的松注射液时，用氯仿提取 2 次，蒸干，用化学显色反应与红外分光光度法联合鉴别。

[例 14-9] 盐酸普鲁卡因注射液的鉴别试验

取本品（约相当于盐酸普鲁卡因 80mg），水浴蒸干，残渣经减压干燥，依法测定。本品的红外光吸收图谱与对照的图谱（光谱集 397 图）一致。盐酸普鲁卡因的红外光吸收图谱见图 14-4。

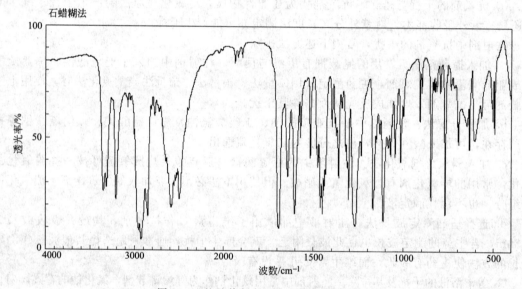

图 14-4 盐酸普鲁卡因的红外光吸收图谱

二、注射剂的检查

1. 一般检查

注射剂的一般检查项目有注射液的装量、装量差异、渗透压摩尔浓度、可见异物、不溶性微粒、无菌、细菌内毒素（或热原）。

（1）注射液的装量 注射液及注射用浓溶液照下述方法检查，应符合规定。

其检查法为：标示装量为不大于 2mL 者取供试品 5 支，2mL 以上至 50mL 者取供试品 3 支；开启时注意避免损失，将内容物分别用相应体积的干燥注射器及注射针头抽尽，然后注入经标化的量入式量筒内（量筒的大小应使待测体积至少占其额定体积的 40%），在室温下检视。测定油溶液或混悬液的装量时，应先加温摇匀，再用干燥注射器及注射针头抽尽后，同前法操作，放冷，检视，每支的装量均不得少于其标示量。标示装量为 50mL 以上的注射液及注射用浓溶液照最低装量检查法（附录 X F）检查，应符合规定。

（2）装量差异　除另有规定外，注射用无菌粉末照下述方法检查，应符合规定。

其检查法为：取供试品 5 瓶（支），除去标签、铝盖，容器外壁用乙醇擦净，干燥，开启时注意避免玻璃屑等异物落入容器中，分别迅速精密称定，倾出内容物，容器用水或乙醇洗净，在适宜条件干燥后，再分别精密称定每一容器的重量，求出每瓶（支）的装量与平均装量。每瓶（支）装量与平均装量相比较，应符合表 14-4 规定，如有 1 瓶（支）不符合规定，应另取 10 瓶（支）复试，应符合规定。

表 14-4　装置差异

平均装量	装量差异限度
0.05g 及 0.05g 以下	±15%
0.05g 以上至 0.15g	±10%
0.15g 以上至 0.50g	±7%
0.50g 以上	±5%

凡规定检查含量均匀度的注射用无菌粉末，一般不再进行装量差异检查。

（3）渗透压摩尔浓度　除另有规定外，静脉输液及椎管注射用注射液按各品种项下的规定，照渗透压摩尔浓度测定法（附录 IX G）检查，应符合规定。

（4）可见异物　除另有规定外，照可见异物检查法（附录 IX H）检查，应符合规定。

（5）不溶性微粒　除另有规定外，溶液型静脉用注射液、注射用无菌粉末及注射用浓溶液照不溶性微粒检测法（附录 IX C）检查，应符合规定。

（6）无菌　照无菌检查法（附录 XI H）检查，应符合规定。

（7）细菌内毒素（或热原）　除另有规定外，静脉用注射剂，按各品种项下的规定，照细菌内毒素检查法（附录 XI E）或热原检查法（附录 XI D）检查，应符合规定。

2. 特殊检查

少数以植物油为溶剂的注射液，有时还需检查植物油的碘值、酸值和皂化值。通常要求碘值为 79～128，酸值不大于 0.56，皂化值为 185～200。

3. 杂质检查

多数注射剂应检查 pH，例如葡萄糖注射液的 pH 应为 3.2～5.5，盐酸普鲁卡因注射液的 pH 应为 3.5～5.0；少数注射剂还须检查指定杂质和含量均匀度。例如硫酸罗通定注射液应做"颜色"检查，由于该品遇光或放置易被氧化为黄色的巴马汀，使成品颜色加深，因而需作颜色检查。

[例 14-10]　硫酸罗通定注射液的颜色检查

取本品 5mL，与黄绿色 9 号标准比色液（附录 IX A 第一法）比较，不得更深。

[例 14-11]　盐酸普鲁卡因注射液中对氨基苯甲酸的检查

精密量取本品适量，用水定量稀释制成每 1mL 中含盐酸普鲁卡因 0.2mg 的溶液，作为供试品溶液；取对氨基苯甲酸对照品，精密称定，加水溶解并定量制成每 1mL 中含 2.4μg 的溶液作为对照品溶液。照盐酸普鲁卡因中对氨基苯甲酸项下的方法测定，供试品溶液色谱图中如有与对氨基苯甲酸保留时间一致的色谱峰，按外标法以峰面积计算，不得过标示量的 1.2%。

三、注射剂的含量测定

1. 盐酸普鲁卡因注射液的含量测定

盐酸普鲁卡因注射液的含量测定，采用高效液相色谱法。

（1）色谱条件与系统适用性试验 用十八烷基硅烷键合硅胶为填充剂；以含 0.1% 庚烷磺酸钠的 0.05mol/L 磷酸二氢钾溶液（用磷酸调节 pH3.0)-甲醇（68∶32）为流动相；检测波长为 290nm，理论板数按盐酸普鲁卡因峰计算不低于 2000。盐酸普鲁卡因峰与相邻杂质峰的分离度应符合要求。

（2）测定法 精密量取本品适量，用水定量稀释制成每 1mL 中含盐酸普鲁卡因 0.02mg 的溶液，作为供试品溶液，精密量取 10μL，注入液相色谱仪，记录色谱图；另取盐酸普鲁卡因对照品，精密称定，用水溶解并定量稀释制成每 1mL 中含盐酸普鲁卡因 0.02mg 的溶液，同法测定。按外标法以峰面积计算，即得。

2. 注射剂含量测定结果的表示

注射剂的含量测定结果也用含量占标示量的百分比来表示，其定义为：

$$标示量(\%) = \frac{每支的实际含量}{标示量} \times 100 \tag{14-9}$$

（1）用滴定分析法测定时

$$每支的实际含量(\%) = \frac{VTF \times 每支容量}{V_样} \times 100 \tag{14-10}$$

$$标示量(\%) = \frac{VTF \times 每支容量}{V_样 \times 标示量} \times 100 \tag{14-11}$$

式中 V——供试品消耗滴定液的体积，mL；

T——每 1mL 滴定液相当于被测组分的质量，即滴定度，g/mL；

F——滴定液浓度校正因子，即 $c_实/c_理$；

$V_样$——量取供试品的体积，mL。

（2）用紫外分光光度法测定时

$$每支的实际含量 = \frac{A}{E_{1cm}^{1\%}} \times \frac{1}{100} D \times 每支容量 \tag{14-12}$$

$$标示量(\%) = \frac{\frac{A}{E_{1cm}^{1\%}} \times \frac{1}{100} D \times 每支容量}{标示量} \times 100 \tag{14-13}$$

式中 D——稀释倍数。

[例 14-12] 测定马来酸氯苯那敏注射液的含量时，精密量取本品（标示量为 1mL∶10mg）2mL，置 100mL 量瓶中，加盐酸溶液（稀盐酸 1mL 加水至 100mL）稀释至刻度，摇匀。精密量取稀释液 5mL，置 50mL 量瓶中，用同一浓度盐酸溶液稀释至刻度，摇匀。取该溶液置 1cm 厚的石英吸收池中，以相同盐酸溶液为空白，在 264nm 波长处测得吸收度为 0.432，按 $C_{16}H_{19}ClN_2 \cdot C_4H_4O_4$ 的吸收系数（$E_{1cm}^{1\%}$）为 217 计算，试计算本品是否符合规定的含量限度。《中国药典》2010 年版规定本品含马来酸氯苯那敏应为标示量的 95.0%～110.0%。

解：

$$标示量(\%) = \frac{\frac{0.432}{217} \times \frac{1}{100} \times \frac{100}{2} \times \frac{50}{5} \times 1}{\frac{10}{100}} \times 100 = 99.54$$

答：本品含量为 99.54%，符合《中国药典》2010 年版的含量限度。

案例14.4　复方卡托普利片的质量检验

复方卡托普利片为白色或类白色糖衣片，除去糖衣后显白色或类白色；每片中含卡托普利（$C_9H_{15}NO_3S$）应为 9.0～11.0mg，含氢氯噻嗪（$C_7H_8ClN_3O_4S_2$）应为 5.4～6.6mg。复方卡托普利片为抗高血压药，可单独应用或与其他降压药合用；也可单独应用或与强心利尿药合用，用于治疗心力衰竭。《中国药典》2010 年版（二部）"复方卡托普利片"的质量标准指出，其检验内容包括：性状、鉴别、检查（卡托普利二硫化物、含量均匀度、溶出度、其他）及含量测定。复方卡托普利片的含量测定采用高效液相色谱法。

案例分析

1. 复方卡托普利片，属于复方制剂。欲检测其质量，须对其进行鉴别试验、杂质检查及含量测定。

2. 《中国药典》2010 年版(二部)中，复方卡托普利片的鉴别试验方法主要有：呈色反应及高效液相色谱法。

3. 复方卡托普利片的检查项目包括：卡托普利二硫化物、含量均匀度、溶出度及其他(应符合片剂项下有关的各项规定，附录Ⅰ A)。

4. 复方卡托普利片的含量测定采用高效液相色谱法。

为完成复方卡托普利片的检验工作，我们需掌握如下理论知识和操作技能。

 ## 理论基础

复方制剂概述

1. 复方制剂及其分析特点

复方制剂是指含有两种或两种以上有效成分的药物制剂。

复方制剂的分析特点是干扰多。其干扰不仅来自于附加成分或辅料；也有来自于有效成分之间的相互干扰。因此复方制剂的分析比单方制剂及原料药复杂得多。

2. 复方制剂的分析方法

鉴于复方制剂的特点，其分析方法主要根据其是否需要分离后测定进行分类。

（1）不经分离测定　复方制剂中各有效成分在所选方法测定时不发生干扰，可不经分离直接分别测定各主药含量。

（2）分离后测定　复方制剂中各有效成分若相互有干扰，则需经适当处理或分离后进行测定。一般分离的原理是根据各成分的物理和化学性质的共同性和特殊性，利用相互间的差异性进行定量的分离，分离后通常可用原料药的方法进行测定。

某些复方制剂难以分别测定各主药的含量，但可测定其总量，也可通过测定其总量来控制其质量。如复方泛影葡胺注射液，由 1 份泛影酸钠与 6.6 份泛影葡胺加适量氢氧化钠制成，可采用在碱性条件下水解，用硝酸银滴定法测定泛影酸钠与泛影葡胺总量的方法达到控制其质量的目的。

当某些复方制剂中所含多种成分难于逐个测定或某些有效成分目前尚无适当的测定方法，则可对其中一、二个主要成分进行测定，但要注意所选测定方法不能受其他成分的干扰。

技能基础

一、复方卡托普利片的鉴别

1. 呈色反应

方法一：取本品 1 片，研细，加水 5mL，摇匀，加碱性亚硝基铁氰化钠试液适量，即显紫红色。

方法二：取本品 3 片，研细，加水 15mL，振摇使卡托普利溶解，滤过，取滤渣烘干，置试管中，加氢氧化钠试液 10mL，振摇使氢氯噻嗪溶解，滤过，取滤液 3mL，煮沸 5min，放冷，加变色酸试液 5mL，置水浴上加热，应显蓝紫色。

2. 高效液相色谱法

在含量测定项下记录的色谱图中，供试品溶液两主峰的保留时间应与对照品溶液相应的两主峰保留时间一致。

二、复方卡托普利片的检查

《中国药典》2010 年版规定复方卡托普利片的常规检查包括：卡托普利二硫化物、含量均匀度、溶出度及其他。

1. 卡托普利二硫化物

避光操作。精密称取本品的细粉适量（约相当于卡托普利 25mg），置 50mL 量瓶中，加流动相适量，超声处理 15min，放冷，用流动相稀释至刻度，摇匀，滤过，取续滤液作为供试品溶液（8h 内使用）；另取卡托普利二硫化物对照品，精密称定，加甲醇适量溶解，用流动相定量稀释制成每 1mL 中约含 15μg 的溶液，作为对照品溶液。照卡托普利二硫化物项下的方法测定，供试品溶液的色谱图中如有与卡托普利二硫化物保留时间一致的色谱峰，按外标法以峰面积计算，不得过卡托普利标示量的 3.0%。

2. 含量均匀度

取本品 1 片，置 1000mL 量瓶中，加流动相适量，超声处理使溶解，放冷，加流动相稀释至刻度，摇匀，滤过，取续滤液照含量测定项下的方法测定，应符合规定（附录 X E）。

3. 溶出度

取本品，照溶出度测定法（附录 X C 第一法），以盐酸溶液（24→1000）为溶出介质，转速为 100r/min，依法操作，经 30min 时，取溶液 10mL，滤过，取续滤液作为供试品溶液；另精密称取卡托普利与氢氯噻嗪对照品适量，用溶出介质溶解并定量稀释制成每 1mL 中约含卡托普利 20μg 与氢氯噻嗪 6μg 的混合溶液，作为对照品溶液。照含量测定项下的方法测定，计算每片中卡托普利与氢氯噻嗪的溶出量，限度均为标示量的 70%，应符合规定。

4. 其他

应符合片剂项下有关的各项规定（附录 I A）。

三、复方卡托普利的含量测定

《中国药典》2010 年版（二部）采用高效液相色谱法（附录 V D）测定复方卡托普利片的含量。

1. 色谱条件与系统适用性试验

用十八烷基硅烷键合硅胶为填充剂；以 0.01mol/L 磷酸二氢钠溶液-甲醇-乙腈（70：

25∶5)（用磷酸调节 pH 至 3.0）为流动相；检测波长为 215nm；柱温 40℃

2. 测定法

取本品 20 片，精密称定，研细，精密称取适量（约相当于卡托普利 10mg），置 100mL 量瓶中，加流动相适量，超声处理 20min 使卡托普利与氢氯噻嗪溶解，放冷，加流动相稀释至刻度，摇匀，滤过，精密量取续滤液 10μL，注入液相色谱仪，记录色谱图；另取卡托普利与氢氯噻嗪对照品，精密称定，加流动相溶解并定量稀释制成每 1mL 中约含卡托普利 0.1mg 与氢氯噻嗪 0.06mg 的溶液，同法测定。按外标法以峰面积计算，即得。

案例14.5　益母草口服液的质量检验

益母草口服液为棕红色的澄清液体；味甜、微苦；本品具有活血调经的作用，主要用于血瘀所致的月经不调、产后恶露不绝，症见经水量少、淋漓不净、产后出血时间过长；产后子宫复旧不全见上述证候者。《中国药典》2010 年版（一部）"益母草口服液"的质量标准指出，其检验内容包括：性状、鉴别、检查（相对密度、pH、其他）及含量测定等。益母草口服液（盐酸水苏碱）的含量测定采用薄层色谱扫描法。

案例分析

1. 益母草口服液，属中药制剂。欲检测其质量，须对其进行鉴别试验、杂质检查及含量测定。

2.《中国药典》2010 年版(一部)中，益母草口服液的鉴别试验方法采用薄层色谱法。

3. 益母草口服液的检查项目包括：相对密度、pH 及其他 (应符合合剂项下有关的各项规定)。

4. 益母草口服液 (盐酸水苏碱) 的含量测定采用薄层色谱扫描法。

为完成益母草口服液的检验工作，我们需掌握如下理论知识和操作技能。

理论基础

中药制剂概述

1. 中药制剂及中药制剂分析

中药制剂，系根据中医药理论和用药原则由单味或多味中药材（粉碎物、浸出物或提取物等）按规定的处方和方法加工而成的单方或复方制剂。中药制剂是祖国传统中医药宝库中的重要组成部分，它为中华民族的繁衍生息，为我国人民的防病治病起着积极的作用。近年来中药制剂在品种、产量、生产规模、新产品开发方面都有了较大的发展，在国际上也享有较高的声誉。

中药制剂分析，系以中医药理论为指导，运用现代分析理论和方法研究中药制剂质量的一门技术。中药制剂分析的对象应是制剂组方中起主要作用的有效成分、毒性成分或影响疗效的化学成分。

2. 中药制剂分析的特点

（1）原料药材质量差异较大　中药材的质量与产地、生长环境、采收季节有密切的关系，不同产地的同一品种的药材所含化学成分的种类有较大差异；同一产地的同一品种药材由于生长环境、采收季节和贮藏条件的不同，化学成分的含量也可能有较大差异，因此使得中药制剂品质差异较大。药典规定中药制剂，其原料药必须符合规定后才能投料生产。

（2）成分复杂，各种有效成分含量高低不一　每味中药都含有几种甚至数十种不同结构类型的化合物，这些化合物理化性质各异，含量差别很大。在中药制剂中，各种成分的含量高低不一，许多成分的含量很低，有的甚至为十万分之几、百万分之几，这就给中药制剂的质量控制带来一定的困难。实际工作中，一般只对其中一个或几个成分进行检测；对含量百万分之一以下的成分，由于目前检测技术所限，只能进行定性鉴别或限量检查，不能用于含量测定。

（3）有效成分难以确定　某一化学成分在一种药材中为有效成分，在另一种药材中就可能是无效成分。如鞣质，在麻黄中为无效成分，而在地榆中为有效成分，有止血之功效。因此，质量分析中应综合考虑。

（4）不同提取分离方法对测定结果影响较大　中药制剂的质量控制过程中，化学成分的提取、溶剂的选择及提取工艺等因素，对分析结果会产生直接的影响。因此，在研究中药制剂的质量控制时，必须考察不同的提取、分离条件，选择高效而稳定的分析方法。

（5）剂型对分析方法影响大　中药制剂传统剂型较多，因制备方法不一，存在状态不同，各有特点。所以在含量测定方法上除了考虑方法的专属性、灵敏性外，尚需注意药材在制剂中的存在形式、辅料对测定的影响及各成分间的干扰等。

中药制剂的分析，应根据各剂型的特点、制备工艺、被测成分在制剂中的存在状况及其他成分产生的干扰等进行综合考虑。对含药材粉末的制剂，如散剂、丸剂等，显微鉴别可作为鉴定的主要方法；进行成分分析时，需用有效的提取方法，将被测成分从植物组织中完全提取出来，如采用浸渍法、溶剂回流提取法或超声波振荡提取法等；对经溶剂提取后制成的制剂，如合剂、酊剂等，则以理化检测为主。被测成分含量较高的制剂，可采用重量法、容量法测定，如甘草浸膏中甘草酸的测定；反之，在制剂中被测成分含量较低时，如人参口服液中人参皂苷，宜采用灵敏度高的分析方法如薄层色谱扫描法、比色法、紫外分光光度法等。

 技能基础

一、中药制剂的鉴别

中药制剂的鉴别，即利用一定的方法来确定中药制剂中是否含有原药材成分或其所含化学成分，从而判断该制剂的真伪。常用方法有性状鉴别、显微鉴别、理化鉴别等。

1. 性状鉴别

性状鉴别主要用于生药材，包括形状、颜色、表面特征、质地、气味等。药材制成制剂后，性状鉴别的重要性远不如原药材，但目前它在中药制剂的定性鉴别上仍有一定的参考价值，药典上收载的品种均有此项检查。在描述制剂性状时，要以中医理论为指导。如牛黄解毒丸为黄棕色大蜜丸，有冰片香气，味微甜而后苦、辛；纯阳正气丸为棕黄色至棕红色的水丸，气芳香，味苦、辛。这些性状特征，为鉴别制剂的真伪提供了一定的参考依据。

2. 显微鉴别

显微鉴别是利用显微镜来观察中药制剂中原药材的组织、细胞或内含物等特征，从而鉴别制剂处方组成的方法。凡以药材粉碎后直接制成制剂或添加有粉末药材的制剂，由于其在制作过程中原药材的显微特征仍保留到制剂中，因此均可用显微鉴别法进行鉴别。对于用药材浸膏制成的中药制剂，如其原药材的显微特征在制剂中仍有保留，也可用此法进行鉴别。

[例 14-13]　青箱子的鉴别

本品粉末灰黑色。种皮外表皮细胞暗红棕色，表面观多角形至长多角形，有多角形网格状增厚纹理。种皮内层细胞淡黄色或无色，表面观多角形，密布细直纹理。胚乳细胞充满淀粉粒和糊粉粒，并含脂肪油滴和草酸钙方晶。

3. 理化鉴别

（1）薄层色谱法　薄层色谱法是目前中药制剂定性鉴别中最常用的方法之一，薄层色谱法鉴别中药制剂有以下几种情况。

① 对照品对照。系用中药制剂中某味药材所含有效成分的对照品制成标准对照液，与样品液点于同一薄层板上，展开，显色后，比较与对照品相同 R_f 值位置上有无同一颜色（或荧光）的斑点，来控制制剂中该有效成分。

② 阴阳对照。系把制剂中要鉴别的某味药材，按制剂的制法处理后，以制剂相同的比例、条件、方法提取，所得提取液称为该味药的阳性对照液；而把制剂处方中要鉴别的味药除去，剩下的各味药，按制剂方法处理后，按制剂相同的比例、条件、方法提取，所得提取液称为该味药的阴性对照液。将阴阳性对照液及样品溶液点于同一薄层板上，展开，显色后，若样品溶液与阳性对照液在相同 R_f 值位置上有相同色泽斑点，而阴性对照液无此斑点，则可用此斑点鉴别该味药。

③ 对照药材对照。系把制剂中某味药的对照药材制成标准对照液，与样品溶液同时点于薄层板上，展开，显色后，观察样品溶液在与标准对照液相应位置上斑点的有无以及颜色是否一致，来确定该味药的有无。

此外，紫外分光光度法、气相色谱法、高效液相色谱法也常用于中药制剂的鉴别。

[例 14-14]　益母草口服液的鉴别

取盐酸水苏碱对照品，加 70％乙醇制成每 1mL 含 2mg 的溶液，作为对照品溶液。照薄层色谱法（附录Ⅵ B）试验，吸取含量测定项下的供试品溶液及上述对照品溶液各 5μL，分别点于同一硅胶 G 薄层板上，以丙酮-无水乙醇-盐酸（10：6：1）为展开剂，展开，取出，晾干，在 105℃加热 15min 至展开剂中残留盐酸完全挥尽，放冷，喷以 10％硫酸乙醇溶液，在 105℃烘干，再喷以稀碘化铋钾试液-1％氯化铁乙醇溶液（10：1）混合溶液至斑点显色清晰。供试品色谱中，在与对照品色谱相应的位置上，显相同颜色的斑点。

（2）一般化学反应鉴别法　中药所含有效成分很复杂，目前已知有生物碱、苷类、挥发油、蹂质、糖类、氨基酸、蛋白质、多肽、黄酮类、蒽醌类、有机酸、内酯、香豆素等。这些成分，有一部分有明显生理活性并有一定医疗作用。如黄连中有抗菌消炎作用的小檗碱；麻黄中有平喘作用的麻黄碱；洋地黄中具有强心作用的强心苷类；薄荷中有解毒作用的挥发油。因此将药材制成制剂后，就可利用这些成分的理化性质进行鉴别。其中利用颜色反应及沉淀反应，对中药制剂进行定性鉴别既重要又方便易行。但是由于制剂中各成分间的相互干扰，因此应用此方法最好制备阴、阳对照液进行对比试验，以提高结果的准确性，同时也要注意假阳性反应。

在对中药制剂进行一般化学反应鉴别时，应根据剂型和化学成分性质，选择适宜的提取、净化、分离方法，制备样品溶液，方可得到满意的结果。若样品为丸剂、散剂、胶囊等固体制剂，需选用合适的溶剂进行提取。如用醇、水等溶剂回流提取，使被检成分提取出来。若样品为液体制剂或半固体制剂，则可用溶剂进行提取或滤取。

[例 14-15]　二妙丸中苍术的鉴别

取本品粉末 2g，置具塞试管中，加乙醚 10mL，振摇 10min 取上清液 2mL，置具塞试管中，加高锰酸钾试液 2 滴，振摇 1min 红色即消失。

这是由于本品由苍术、黄柏二味药组成，苍术中含有挥发性成分苍术酮、苍术炔等，均含有不饱和基团，能使高锰酸钾还原为二价锰离子而使红色褪去。

（3）纸上荧光（或显色）鉴别法　中药制剂中所含的某些化学成分，在可见光下能产生一定颜色，或在紫外光下能产生一定颜色的荧光，依此可对中药制剂进行鉴别。通常取中药制剂的浸出液或提取液点于滤纸或试纸上进行观察，有些则加一定试剂显色后再进行观察。

［例 14-16］　冰硼散的鉴别

取样品 1g，加水 6mL，振摇，加盐酸使成酸性后，滤过，分取滤液 3mL，点于姜黄试纸上使润湿，即显橙红色，放置干燥，颜色变深，再置氨气中熏变为绿黑色。

（4）升华鉴别法　此法可鉴别中药制剂中某些具有升华性质的化学成分。这些成分，在一定温度下能升华与其他成分分离。再取升华物在显微镜下观察有一定形状，或在可见光下观察有一定颜色，或在紫外光下观察显出不同颜色荧光，或者加一定试剂处理后显出不同颜色或荧光。本法操作简便迅速，是对含有升华成分的中药制剂一个较好的鉴别方法。

二、中药制剂的检查

中药制剂的检查主要是控制药材或制剂中可能引入的杂质或与中药制剂质量有关的项目，主要有以下三种类型。

1. 一般杂质检查

如酸不溶物、砷盐灰分、重金属等的检查，以及卫生学检查和样品农药残留量的检查等。

2. 特殊杂质检查

指某些药材的伪品、有毒成分的检查，如含大黄制剂中检查土大黄苷、川乌等。

3. 制剂通则常规检查

如酊剂、酒剂要求测含醇量、总固体等。

［例 14-17］　益母草口服液的检查

（1）相对密度　应为 1.01～1.03（附录Ⅶ A）。

（2）pH 值　应为 5.0～6.0（附录Ⅶ G）。

（3）其他　应符合合剂项下有关的各项规定（附录Ⅰ J）。

三、中药制剂的含量测定

有效成分的含量测定是中药制剂内在质量控制的重要方法，以含量测定结果评价产品的优劣。中药制剂组成复杂，大多数中药制剂的有效成分还不十分清楚，因而有效成分的含量测定尚不能普遍应用。中药制剂含量测定过程中应充分考虑以下问题。

（1）对有效成分明确的中药制剂要进行有效成分的含量测定。例如延胡止痛片具有明显而持久的镇痛作用，其主要镇痛成分为延胡索总碱和延胡素乙素，因此应分别对延胡索总碱和延胡素乙素的含量进行测定。

（2）大致明确有效成分的中药制剂，如生物碱、黄酮、挥发油、皂苷等，要求测定这些成分的总量。

（3）对有效成分已知但尚无理想的测定方法的中药制剂，可通过测定其中某些化学成分的含量来间接地控制有效成分的含量。如板蓝根注射液以其苷水解还原糖含量作为控制质量的指标；板蓝根冲剂，其原料药材为板蓝根、大青叶，其所含主要成分有氨基酸、靛玉红、吲哚苷等，可以测定总氮量作为此冲剂的质量控制标准之一。

(4) 对有效成分不明确的中药制剂可采用以下方法：选择一个或几个认为可能的有效成分或主要指示性成分进行含量测定，如测定水浸出物量、醇浸出物量、乙醚浸出物量等，但此方法不能真正控制有效成分的含量。

(5) 含量过低的成分较难真正反映制剂的内在质量，不宜选作测定成分。

(6) 测定成分的选择应遵循中医药理论和用药原则，首先要进行处方分析，分清各味药在处方中的君、臣、佐、使地位。着重选君药或臣药作为测定对象，当君、臣药无明显特征或有效成分不明确而难以检测时，方考虑检测其他味药。当然如果有条件，对处方中诸药均进行检测，则最为理想，但目前还很难做到。

(7) 所测成分应归属于某一单一味药。如制剂中含有两种以上味药具有相同成分或同系物（母核相同），最好不选此指标，因无法确证某一药材原料的存在及保证所投入的数量和质量。但若处于君药地位，或其他指标难于选择测定，也可测定其总含量，但同时须分别测定药材原料所含该成分的含量，并规定限度。在保证各味药质量的基础上，达到控制制剂质量的目的。如黄连与黄柏、川芎与当归等常同时处于同一处方中，并居君药地位，则可测定制剂中的小檗碱、阿魏酸等，并同时分别控制各药材原料有关成分的含量。

(8) 对于因药材原料产地和等级不同而含量差异较大的成分，需注意检测指标的选定和产地的限定。如麻黄主要含左旋麻黄碱和右旋伪麻黄碱，由于我国麻黄产地分布极广，从东北至西北的各产地麻黄中左旋麻黄碱含量递减，而右旋伪麻黄碱含量递增，目前检测技术虽然可以同时分别检测数种生物碱，但在质量评价上仍以测定总碱为宜，只有在制剂中测总碱有干扰时才测定某种生物碱如左旋麻黄碱，但需要限定取材于适宜的产地，否则难于保证质量。

(9) 检测成分应尽可能与中医用药的功能主治相近，如山楂在制剂中若以消食健胃功能为主，则应测其有机酸含量；若以活血止痛治疗心血管病为主，则测其所含黄酮类成分，因其具有降压、增强冠脉流量、强心、抗心律不齐等作用。

(10) 贵重药材如西洋参、人参、牛黄、麝香在制剂中应加以测定。

(11) 制剂中含有剧毒性成分则要测定其含量，如含马钱子、川乌、蟾酥、斑蝥等的制剂须测定其有毒成分的含量。

中药制剂的含量测定对象为提取纯化后的某单一或某类别化学成分，所以可用容量分析法、重量分析法、定氮法、光谱法及色谱法等进行测定。《中国药典》2010 年版一部所收载的中药制剂的测定主要以薄层扫描法及 HPLC 法为主。各操作方法同化学药物分析。

[例 14-18]　益母草口服液的含量测定

精密量取本品 10mL，用稀盐酸调节 pH 至 1～2，通过 732 钠型氢离子交换树脂柱（内径为 2cm，柱高为 15cm），用水洗脱至流出液无色，弃去洗脱液，再用氨溶液（2→13）200mL洗脱，收集洗脱液，蒸干，残渣用 70% 乙醇溶解并转移至 10mL 量瓶中，加 70% 乙醇至刻度，摇匀，滤过，取续滤液作为供试品溶液。另取盐酸水苏碱对照品适量，精密称定，加 70% 乙醇制成每 1mL 含 2mg 的溶液，作为对照品溶液。照薄层色谱法（附录Ⅵ B）试验，精密吸取供试品溶液 $8\mu L$、对照品溶液 $2\mu L$ 与 $8\mu L$，分别交叉点于同一硅胶 G 薄层板上，以丙酮-无水乙醇-盐酸（10:6:1）为展开剂，展开，取出，晾干，在 105℃加热 15min 至薄层板上残留盐酸完全挥尽，放冷，喷以 10% 硫酸乙醇溶液，在 105℃烘干，再喷以稀碘化铋钾试液-1% 三氯化铁乙醇溶液（10:1）混合溶液至斑点显色清晰，晾干，在薄层板上覆盖同样大小的玻璃板，周围用胶布固定，照薄层色谱法（附录Ⅵ B 薄层色谱扫描法）进行扫描，波长 $\lambda_s=527nm$，测量供试品吸光度积分值与对照品吸光度积分值，计算，即得。

本品每 1mL 含盐酸水苏碱（$C_7H_{13}NO_2 \cdot HC$）不得少于 0.90mg。

本 章 小 结

1. 药物制剂及其类型

原料药经过一定的生产工艺制成适当的剂型，称为药物制剂。

《中国药典》2010 年版收载的药物剂型有：片剂、注射剂、酊剂、栓剂、胶囊剂、软膏剂、眼膏剂、丸剂、滴眼剂、糖浆剂、气雾剂和喷雾剂、膜剂、颗粒剂、口服溶液剂、混悬剂、乳剂、散剂、滴耳剂、滴鼻剂、洗剂、搽剂、凝胶剂、透皮贴剂。

根据制剂中所含药物数量的多少，制剂又分成单方制剂和复方制剂。

2. 制剂分析及其与原料药分析的区别

制剂分析是根据药物的性质特点，采用适当的理化法、光谱法、色谱法及生物学法等，对药物制剂的质量进行全面的分析测定，以检验制剂是否符合质量标准的过程。制剂分析与原料药分析相比，具有以下区别：

（1）分析方法不同

（2）分析项目和要求不同

（3）含量测定结果的表示方法及限度要求不同

（4）分析的复杂性

（5）分析的侧重性

3. 片剂及其组成

片剂，系指药物与适宜的辅料混合，通过制剂技术压制而成的圆片状或异形片状的固体制剂。片剂以口服普通片为主，另有含片、舌下片、口腔贴片、咀嚼片、分散片、可溶片、泡腾片、阴道片、阴道泡腾片、缓释片、控释片及肠溶片等。

片剂由主药和附加剂经过适当工艺加工而成。附加剂主要包含有：赋形剂（如淀粉、糊精、蔗糖、乳糖等）、润滑剂（如滑石粉、硫酸钙、硬脂酸镁等）等。

4. 片剂的鉴别

片剂的鉴别是已知物的确证试验。一般选用专属性强、附加成分无干扰或易于消除干扰的化学鉴别试验，即利用化学反应的外部特征（溶液颜色的改变，沉淀的生成或溶解，产生气体或荧光等）进行鉴别。

在片剂的鉴别中，有些片剂附加成分无干扰，可以直接鉴别；有些则要排除干扰后才能进行鉴别；也有一些试剂采用化学方法与其他理化方法相结合的方法做鉴别。

5. 片剂的检查

（1）片剂的常规检查　《中国药典》2010 年版二部"制剂通则　片剂"（附录Ⅰ A）指出，除另有规定外，片剂应进行以下相应检查：重量差异、崩解时限、发泡量、分散均匀性、微生物限度。

（2）片剂含量均匀度及溶出度的检查

（3）片剂的杂质检查

①直接检查；②消除干扰后检查。

6. 片剂的含量测定

（1）测定步骤　含量测定一般包括：取样、溶液制备、测定三个步骤。

（2）结果计算　片剂的含量测定结果，通常用含量占标示量的百分比表示，即：

$$标示量(\%) = \frac{每片的实际含量}{标示量} \times 100$$

7. 胶囊剂及其分类

胶囊剂，系指药物或加有辅料充填于空心胶囊或密封于软质囊材中的固体制剂。胶囊剂分为硬胶囊、软胶囊（胶丸）、缓释胶囊、控释胶囊和肠溶胶囊。

8. 乙酰螺旋霉素胶囊的鉴别方法

（1）薄层色谱法

（2）高效液相色谱法

（3）紫外-可见分光光度法

9. 胶囊剂的检查

（1）外观检查

（2）装量差异检查

（3）其他项目检查：崩解时限、溶出度或释放度、含量均匀度等

（4）杂质检查

10. 胶囊剂的含量测定

（1）高效液相色谱法

（2）紫外-可见分光光度法

（3）抗生素微生物检定法

11. 注射剂及其组成

注射剂，系指药物与适宜的溶剂或分散介质制成的供注入体内的溶液、乳状液或混悬液及供临用前配制或稀释成溶液或混悬液的粉末或浓溶液的无菌制剂。注射剂可分为注射液、注射用无菌粉末与注射用浓溶液。

注射剂是由原料药溶解于溶剂中，配成一定的浓度，经过滤、灌封、灭菌而制成。其组成主要包含两部分，一是主药，二是溶剂，有时还有一些附加剂。

12. 注射剂的鉴别

（1）直接鉴别

（2）消除干扰后鉴别

13. 注射剂的检查

（1）一般检查　注射剂的一般检查项目有注射液的装量、装量差异、渗透压摩尔浓度、可见异物、不溶性微量、无菌、细菌内毒素（或热原）。

（2）特殊检查　如植物油的碘值、酸值和皂化值等。

（3）杂质检查　如 pH、含量均匀度等。

14. 注射剂含量测定结果的表示

注射剂的含量测定结果也用含量占标示量的百分比来表示，其定义为：

$$标示量(\%) = \frac{每支的实际含量}{标示量} \times 100$$

15. 复方制剂及其分析特点

复方制剂是指含有两种或两种以上有效成分的药物制剂。

复方制剂的分析特点是干扰多。

16. 复方制剂的分析方法

（1）不经分离测定

（2）分离后测定

17. 中药制剂及中药制剂分析

　　中药制剂，系根据中医药理论和用药原则由单味或多味中药材（粉碎物、浸出物或提取物等）按规定的处方和方法加工而成的单方或复方制剂。

　　中药制剂分析，系以中医药理论为指导，运用现代分析理论和方法研究中药制剂质量的一门技术。中药制剂分析的对象应是制剂组方中起主要作用的有效成分、毒性成分或影响疗效的化学成分。

　　18. 中药制剂分析的特点

　　（1）原料药材质量差异较大

　　（2）成分复杂，各种有效成分含量高低不一

　　（3）有效成分难以确定

　　（4）不同提取分离方法对测定结果影响较大

　　（5）剂型对分析方法影响大

　　19. 中药制剂的鉴别

　　中药制剂的鉴别，即利用一定的方法来确定中药制剂中是否含有原药材成分或其所含化学成分，从而判断该制剂的真伪。

　　常用方法有性状鉴别、显微鉴别、理化鉴别等。

　　20. 中药制剂的检查

　　（1）一般杂质检查　如酸不溶物、砷盐灰分、重金属等。

　　（2）特殊杂质检查　指某些药材的伪品、有毒成分的检查。

　　（3）制剂通则常规检查　如酊剂、酒剂要求测含醇量、总固体等。

　　21. 中药制剂的含量测定

　　中药制剂的含量测定对象为提取纯化后的某单一或某类别化学成分，所以可用容量分析法、重量分析法、定氮法、光谱法及色谱法等进行测定。《中国药典》2010年版一部所收载的中药制剂的测定主要以薄层扫描法及 HPLC 法为主。各操作方法同化学药物分析。

复习思考题

　　1. 简述药物制剂分析的特点。

　　2. 片剂的常规检查项目有哪些？其基本要求如何？

　　3. 片剂中的常见辅料有哪些？它们对分析的干扰及其排除方法如何？

　　4. 何谓胶囊剂？它可分为哪几种类型？

　　5. 注射剂的一般检查项目有哪些？其基本要求如何？

　　6. 注射剂的常见辅料有哪些？它们对分析的干扰及其排除方法如何？

　　7. 简述复方制剂的分析特点。

　　8. 何谓制剂分析？它与原料药分析相比较有哪些不同？

　　9. 何谓复方制剂？复方制剂分析有何特点？

　　10. 中药制剂分析有何特点？

自　测　题

一、选择题

　　1. 下列说法不正确的是（　　）。

　　A. 凡规定检查溶解度的制剂，不再进行崩解时限检查

　　B. 凡规定检查释放度的制剂，不再进行崩解时限检查

C. 凡规定检查融变时限的制剂，不再进行崩解时限检查

D. 凡规定检查重量差异的制剂，不再进行崩解时限检查

2. 对于平均片重在 0.30g 以下片剂，我国药典规定其重量差异限度为（　　　）。

A. ±3％　　　　　　B. ±5％　　　　　　C. ±7.5％　　　　　D. ±10％

3. 片剂重量差异限度检查法中应取药片的数目是（　　　）。

A. 6 片　　　　　　B. 10 片　　　　　　C. 15 片　　　　　　D. 20 片

4. 含量均匀度检查主要针对（　　　）。

A. 小剂量的片剂　　　　　　　　　　B. 大剂量的片剂

C. 所有片剂　　　　　　　　　　　　D. 难溶性药物片剂

5. 非水滴定中，硬脂酸镁干扰的排除采用（　　　）。

A. 草酸　　　　　　B. HCl　　　　　　C. HAC　　　　　　D. H_2SO_4

6. 注射剂中加入抗氧剂有许多，下列答案不属于抗氧剂的为（　　　）。

A. 亚硫酸钠　　　　B. 焦亚硫酸钠　　　C. 硫代硫酸钠　　　D. 连四硫酸钠

7. 药典规定，采用碘量法测定维生素 C 注射液的含量时，加入何种掩蔽剂，消除抗氧剂的干扰（　　　）。

A. 氯仿　　　　　　B. 丙酮　　　　　　C. 乙醇　　　　　　D. 甲酸

8. 《中国药典》规定，凡检查含量均匀度的制剂，可不再检查（　　　）。

A. 水分　　　　　　B. 崩解时限　　　　C. 重量差异　　　　D. 溶解度

9. 制剂分析含量测定结果表示方法为（　　　）。

A. 百分含量　　　　　　　　　　　　B. 相当于标示量的百分含量

C. 效价　　　　　　　　　　　　　　D. 浓度

10. 《中国药典》2010 年版（一部）所收载的中药制剂的测定，主要以下列何种方法为主（　　　）。

A. 紫外-可见分光光度法　　　　　　B. 非水滴定法

C. 红外分光光度法　　　　　　　　　D. 薄层扫描法

二、填空题

1. 原料药经过_____制成适当的剂型，称为药物制剂。根据制剂中所含药物数量的多少，制剂又分成_____制剂和_____制剂。

2. 片剂由_____和_____经过适当工艺加工而成。

3. 片剂的常规检查《中国药典》2010 年版（二部）"制剂通则 片剂"（附录Ⅰ A）指出，除另有规定外，片剂应进行以下相应检查：_____、_____、_____、_____、_____。

4. 胶囊剂可分为_____、_____、_____、_____和_____。

5. 注射剂是由原料药溶解于溶剂中，配成一定的浓度，经_____、_____、_____而制成。其组成主要包含两部分，一是_____，二是_____，有时还有一些_____。

6. 注射剂中的附加剂种类较多，其主要作用是_____，减少对人体组织刺激。常用的附加剂有：_____剂、_____剂、_____剂、_____剂、_____剂、_____剂等。

7. 中药制剂，系根据_____和_____由单味或多味中药材（粉碎物、浸出物或提取物等）按规定的处方和方法加工而成的_____或_____制剂。

8. 鉴别中药制剂，常用的方法有_____、_____、_____等。

三、计算题

1. 测定某乳酸钠注射液的含量时，精密量取该品（标示量为 20mL：2.24g）1mL，置锥形瓶中，在 105℃ 干燥 1h，加冰醋酸 15mL 与醋酐 2mL，加热使溶解，放冷，加结晶紫指示液 1 滴，用高氯酸滴定液（0.1011mol/L）滴定至溶液显蓝绿色，消耗 10.26mL，并将滴定结果用空白试验校正，消耗 0.03mL。每 1mL 高氯酸滴定液（0.1mol/L）相当于 11.21mg 的乳酸钠（$C_3H_5NaO_3$）。试计算该注射液品是否符合规定的含量限度（《中国药典》2010 年版规定本品含乳酸钠应为标示量的 95.0%～110.0%）。

2. 取醋酸偌尼松片 10 片，精密称定总重量为 0.721g，研细，称取细粉 0.304g，加无水乙醇稀释至 100mL 量瓶中，并定溶至刻度过滤。弃出初滤液，取续滤液 5mL 置另一 100mL 量瓶中，加无水乙醇至刻度，于 223nm±1nm 处测得 $A=0.401$，按 $E_{1cm}^{1\%}=385$ 求片剂标示量？（标示量＝0.005g/片）

自测题答案

第一章　药物检验基础知识

一、选择题
1. B；2. C；3. A；4. D；5. C；6. D；7. ABD；8. ABC

二、填空题
1. 药典
2. 法定标准、企业标准
3. 国家食品药品监督管理局
4. 中文、汉语拼音、英文
5. 理化、生物、判断药物的真伪
6. 药品质量检定、正文、附录、质量检定
7. 千分之一、百分之一、±10%
8. 制剂通则、通用检测方法、指导原则
9. 安全、有效、取样（样品收审）、鉴别、检查、含量测定、写出报告
10. 鉴别、检查、含量测定
11. 最低、准确度、精密度
12. 精密度

第二章　物理常数检测技术

一、选择题
1. C；2. A；3. B；4. D；5. C；6. B；7. A；8. B；9. C；10. C

二、填空题
1. 水、20℃
2. 液体、比重瓶、韦氏比重秤、韦氏比重秤
3. 易粉碎的固体药品、不易粉碎的固体药品、凡士林及其类似物质、第一
4. 初熔、全熔
5. 平衡
6. 动力黏度、运动黏度、特性黏数、纯度检查
7. 1dm、1g、$[\alpha]_\lambda^t$、浓度
8. 钠、D
9. 棱镜、水
10. 5.5～7.0

第三章　药物的鉴别

一、选择题
1. B；2. D；3. B；4. B；5. C；6. C；7. C；8. B

二、填空题
1. 分子结构、理化性质
2. 化学鉴别法、光谱鉴别法、色谱鉴别法、生物学法
3. 共同化学结构、各种药物的化学结构差异

4. 溶液的浓度、溶液的温度、溶液的酸碱度、干扰成分

5. 干法、湿法

6. 共轭双键

7. 压片、糊、膜、溶液、气体吸收池

8. 色谱行为、检测结果、薄层色谱鉴别、气相色谱鉴别、高效液相色谱鉴别

9. 检测灵敏度、比移值、分离效能

10. 理论板数、分离度、重复性、拖尾因子

第四章   杂质及其检查方法

一、选择题

1. B；2. D；3. D；4. A；5. B；6. C；7. C；8. C；9. B；10. D

二、填空题

1. 无治疗作用、稳定性、疗效

2. 降解产物、已知、未知

3. 生产、传递

4. 信号、SO_4^{2-}

5. 硫酸铁铵、硫酸

6. 硫代乙酰胺、硫化钠

7. 金属锌、酸、砷化氢、黄、棕

8. 目视法、分光光度法、色差计法

9. 物理性质、化学性质、色谱行为

10. 对照、灵敏度、比较

第五章   醇、醚、醛和酮类药物的检验

一、选择题

1. A；2. C；3. C；4. D；5. A；6. D；7. C；8. ABCD；9. ABCD；10. BCD

二、填空题

1. 碘仿反应、显色反应、丙烯醛反应、沉淀反应

2. 扑米酮、吡喹酮、富马酸酮替芬

3. 麻醉乙醚

4. 特征反应、红外分光光度法

5. 酸碱滴定法

6. 氮测定、非水滴定、高效液相色谱

第六章   芳酸及其酯类药物的检验

一、选择题

1. C；2. A；3. A；4. C；5. C；6. C；7. B；8. CD；9. ABD；10. BCD

二、填空题

1. 白、易溶、微溶、溶解、分解

2. 酚羟、紫堇、4～6

3. 乙酰水杨酸、弱、强

4. 芳伯氨基、酸

5. 中、米黄

6. 黄、绿、深蓝、棕绿

7. 中性乙醇、氢氧化钠

自测题答案

8. 紫外-可见分光光度、红外分光光度

9. 酸碱滴定、银量、高效液相色谱

10. 高效液相色谱

三、计算题

1. 99.5%

2. 99.3%

第七章　胺类药物的检验

一、选择题

1. D；2. D；3. B；4. D；5. C；6. B；7. D；8. A；9. A；10. D；11. C；12. C；13. C；14. A；15. A；16. BC；17. BCD；18. ABC

二、计算题

1. 99.0%

2. 97.5%

第八章　巴比妥类药物的检验

一、选择题

1. A；2. B；3. D；4. D；5. C；6. A；7. D；8. C；9. B；10. A；11. BCD；12. CD；13. BCD；14. ABD；15. ABC

二、填空题

1. 巴比妥酸的环状丙二酰脲、苯巴比妥及其钠盐、苯巴比妥及其钠盐、异戊巴比妥及其钠盐、司可巴比妥钠、注射用硫喷妥钠

2. 1,3-二酰亚胺、弱酸、强碱

3. 钠盐、一银盐、二银盐白色

4. 浓硫酸、棕红

5. 玫瑰红、区别苯巴比妥和其他巴比妥类药物

6. 氢氧化钠、乙醚

7. 银量、溴量、紫外-可见分光光度、高效液相色谱

三、计算题

1. 99.61%

2. 99.27%

第九章　杂环类药物的检验

一、选择题

1. A；2. B；3. A；4. D；5. B；6. A；7. C；8. C；9. A；10. D；11. D；12. A；13. C；14. C

二、计算题

1. 104.6%，符合规定。

2. 99.6%，符合规定。

第十章　维生素类药物的检验

一、选择题

1. B；2. A；3. D；4. D；5. A；6. D；7. C；8. B；9. D；10. C

二、填空题

1. 维他命、有机、活性、脂溶性、水溶性

2. 盐酸、盐酸硫胺

3. 酸、碱、遮光、凉

4. 硫化钠、黑

5. L-抗坏血酸、白、结晶、微黄

6. 还原、碘量、醋酸酸性

7. 天然、合成

8. 硝酸酸性

第十一章　生物碱类药物的检验

一、选择题

1. A；2. B；3. D；4. B；5. C；6. D；7. A；8. A；9. A；10. B；11. A；12. D；13. B；14. D

二、计算题

1. 100.7%

2. 0.1%

第十二章　甾体激素类药物的检验

一、选择题

1. C；2. D；3. D；4. B；5. D；6. C；7. B；8. D；9. B；10. C；

二、填空题

1. 甾体、四环脂肪烃、环戊烷骈多氢菲

2. 肾上腺皮质激素、性激素、雄甾烷、雌甾烷、孕甾烷

3. 氧化铜、黑

4. 蓝紫、淡橙

5. 薄层色谱、高效液相色谱

6. 钼蓝对照品比色法

7. 皮质激素

8. 雌激素

第十三章　抗生素类药物的检验

一、选择题

1. C；2. D；3. D；4. B；5. A；6. D；7. A；8. B；9. C；10. A

二、填空题

1. 坂口反应

2. 链霉素

3. 游离羧基

4. 性状、鉴别、检查、含量测定

5. 氨基糖苷，羟基胺类，α-氨基酸

6. 3、2

7. 微生物发酵（生物合成）、化学合成、半合成

8. 醛、链霉酸、双氢链霉素

第十四章　药物制剂的检验

一、选择题

1. B；2. C；3. D；4. A；5. A；6. D；7. B；8. C；9. B；10. B

二、填空题

1. 一定的生产工艺、单方、复方

2. 主药、附加剂

3. 重量差异、崩解时限、发泡量、分散均匀性、微生物限度

4. 硬胶囊、软胶囊（胶丸）、缓释胶囊、控释胶囊、肠溶胶囊

5. 过滤、灌封、灭菌、主药、溶剂、附加剂

6. 保证药液稳定、酸度调节、渗透压调节、助溶、抗氧、抑菌、止痛

7. 中医药理论、用药原则、单方、复方

8. 性状鉴别、显微鉴别、理化鉴别

三、计算题

1. 本品含量为103.5%，符合《中国药典》2010年版的含量限度。

2. 98.6%

参 考 文 献

[1] 梁颖. 药物检验技术. 北京：化学工业出版社，2008.

[2] 张惠. 药物分析. 北京：科学出版社，2011.

[3] 刘文英. 药物分析. 第六版. 北京：人民卫生出版社，2008.

[4] 季一兵，陈建秋，李书兰等. 药物分析技术与方法. 北京：中国医药科技出版社，2012.

[5] 毕开顺. 使用药物分析. 北京：人民卫生出版社，2011.

[6] 朱伟军. 分析测试技术. 北京：化学工业出版社，2010.

[7] 史景江，马熙中. 色谱分析法. 重庆：重庆大学出版社，1995.

[8] 杭州大学化学系分析化学教研室. 分析化学手册：第一分册. 第2版. 北京：化学工业出版社，1997.

[9] 黄一石，吴朝华，杨小林编. 仪器分析. 第2版. 北京：化学工业出版社，2008.

[10] 安登奎. 药物分析. 济南：济南出版社，1992.

[11] 安登奎. 现代药物分析选论. 北京：中国医药科技出版社，2000.

[12] 国家药典委员会. 中华人民共和国药典（2010版一部）. 北京：中国医药科技出版社，2010.

[13] 国家药典委员会. 中华人民共和国药典（2010版二部）. 北京：中国医药科技出版社，2010.

[14] 盛龙生. 药物分析. 北京：化学工业出版社，2003.

[15] 苏勤. 药物质量检验技术. 北京：中国医药科技出版社，2003.

[16] 中国药品生物制品检定所. 中国药品检验标准操作规程. 北京：中国医药科技出版社，2005.

[17] 霍燕兰. 药物分析技术. 北京：化学工业出版社，2005.

[18] 崔福德. 药剂学. 北京：中国医药科技出版社，2002.